医療用ゲルの最新技術と開発

The Latest Technology and Development of Medical Gels

《普及版／Popular Edition》

監修 吉田　亮

シーエムシー出版

普及版の刊行にあたって

本書は2008年に『医療用ゲルの最新技術と開発』として刊行されました。普及版の刊行にあたり，内容は当時のままであり加筆・訂正などの手は加えておりませんので，ご了承ください。

2013年4月

シーエムシー出版　編集部

執筆者一覧（執筆順）

吉田　　亮　東京大学　大学院工学系研究科　准教授

伊藤耕三　東京大学　大学院新領域創成科学研究科　教授

原口和敏　㈶川村理化学研究所　所長

中島　　祐　北海道大学大学院　理学院　生命理学専攻　生命構築科学講座　ソフト＆ウェットマターの科学研究室

龔　　剣萍　北海道大学大学院　理学研究院　生命理学部門　生命融合科学分野　ソフト＆ウェットマターの科学研究室　教授

浜地　　格　京都大学　工学研究科　合成・生物化学専攻　教授

川口春馬　慶應義塾大学　理工学部　教授

箕浦憲彦　東京工科大学　バイオニクス学部　教授

市野正洋　筑波大学　数理物質科学研究科　物性・分子工学専攻

長崎幸夫　筑波大学　大学院数理物質科学研究科　物性・分子工学専攻；学際物質科学研究センター；先端学際領域研究センター；大学院人間総合科学研究科　フロンティア医科学専攻　教授

須丸公雄　㈱産業技術総合研究所　バイオニクス研究センター　バイオナノマテリアルチーム　主任研究員

杉浦慎治　㈱産業技術総合研究所　バイオニクス研究センター　バイオナノマテリアルチーム　研究員

金森敏幸　㈱産業技術総合研究所　バイオニクス研究センター　バイオナノマテリアルチーム　チーム長

原田敦史　大阪府立大学　大学院工学研究科　物質・化学系専攻　応用化学分野　准教授

竹岡敬和　名古屋大学大学院　工学研究科　准教授

宮田隆志　関西大学　化学生命工学部　化学・物質工学科　准教授

青　柳　隆　夫　鹿児島大学大学院　理工学研究科　ナノ構造先端材料工学専攻　教授

平　谷　治　之　㈱メニコン　経営企画室　M&A／R&D・商品戦略チーム　マネージャー
秋　山　義　勝　東京女子医科大学　先端生命医科学研究所　助教
岡　野　光　夫　東京女子医科大学　先端生命医科学研究所　所長；教授
戸井田　さやか　東京医科歯科大学　生体材料工学研究所　有機材料分野　秋吉研究室
秋　吉　一　成　東京医科歯科大学　生体材料工学研究所　教授
大　石　　　基　筑波大学　大学院数理物質科学研究科　物性・分子工学専攻；学際物質科学研究センター；先端学際領域研究センター　講師
長　濱　宏　治　関西大学大学院　工学研究科　応用化学専攻　博士後期課程
大　矢　裕　一　関西大学　化学生命工学部　准教授
金　野　智　浩　東京大学　大学院工学系研究科　マテリアル工学専攻　助教
石　原　一　彦　東京大学　大学院工学系研究科　マテリアル工学専攻　教授
加　藤　紀　弘　宇都宮大学　工学部　応用化学科　教授
上　村　　　涉　東京大学医学部附属病院　ティッシュエンジニアリング部　特任助教
小　山　博　之　東京大学医学部附属病院　ティッシュエンジニアリング部　准教授
安　積　欣　志　㈱産業技術総合研究所　セルエンジニアリング研究部門　人工細胞研究グループ長
水　谷　　　文　共立薬科大学大学院　薬学研究科　創薬物理化学講座
金　澤　秀　子　共立薬科大学大学院　薬学研究科　創薬物理化学講座　教授
松　﨑　典　弥　大阪大学　大学院工学研究科　助教
吉　田　裕安材　大阪大学　大学院工学研究科
明　石　　　満　大阪大学　大学院工学研究科　教授

執筆者の所属表記は，2008 年当時のものを使用しております。

目　　次

序論　ゲルの生医学分野への応用とその新展開　　吉田　亮

【材料編】

第1章　環動ゲルの機能と生体適合材料・医療材料への応用　　伊藤耕三

第2章　ナノコンポジットゲルの創製と医療材料への展開　　原口和敏

第3章　軟骨に匹敵する高強度・低摩擦ゲルの創製と生体機能材料への展開

中島　祐，龔　剣萍

第4章　超分子ヒドロゲルの創製とバイオテクノロジーへの展開

浜地　格

第5章　スマート粒子の設計とバイオ分野等への応用

川口春馬

第6章　分子インプリンティングによる分子認識機能ゲルの創製

箕浦憲彦

第7章　ゲルの微細加工と細胞のマイクロパターニング

市野正洋，長崎幸夫

第8章　光応答収縮ゲル

須丸公雄，杉浦慎治，金森敏幸

第9章　バイオコンジュゲートを用いた機能性ゲルの創製　原田敦史

第10章　構造色ゲルを利用したグルコースセンサーへの展開　竹岡敬和

【応用編】

第1章　生体分子応答性ゲル　宮田隆志

第2章　DDS用刺激応答ゲル　青柳隆夫

第3章　薬物徐放化ゲルコンタクトレンズ　　平谷治之

第4章　温度応答性ゲルによる細胞シート工学　　秋山義勝，岡野光夫

第5章　バイオマテリアルのためのナノゲル工学

戸井田さやか，秋吉一成

第6章 ナノゲルによるピンポイント治療・診断システムへの展開

大石 基，長崎幸夫

第7章 ポリ乳酸系ゲルのバイオマテリアルへの応用

長濱宏治，大矢裕一

第8章 自発的一可逆的にゲル化する生体内ソフトデバイスとしてのリン脂質ポリマーハイドロゲル

金野智浩，石原一彦

第9章　ゲルを用いた細胞機能発現制御　　加藤紀弘

第10章　血管新生を促すゲルと線維芽細胞増殖因子の複合材料

上村　渉，小山博之

第11章　人工筋肉としてのアクチュエータゲル　　安積欣志

第12章　温度応答性高分子を用いた医薬品・生理活性物質の分離

水谷　文，金澤秀子

第13章　バイオインスパイアードゲルの再生医療への応用

松崎典弥，吉田裕安材，明石　満

序論　ゲルの生医学分野への応用とその新展開

吉田　亮*

1　はじめに

過去20～30年程度の間に急激な進歩を遂げた高分子材料学の分野の一つが高分子ゲルである。ゲルの特性に関する理論的体系化はすでに1940年代にP. J. Floryによって進められ，熱力学に基づいた吸水性の原理が明らかにされている。またゲルの応用研究についてもその歴史は古く，1960年代にソフトコンタクトレンズが開発されたことを契機とし，薬物放出担体など医学・薬学分野で広く用いられてきた。また，1970年代に米国で自重の約千倍もの水を吸収するポリマーが開発されて以来，高吸水性ポリマーとして生理用品や紙おむつなどを中心に利用されている。このように，高分子ゲルは古くから衛生・生活日用品，食品，医療，農業・園芸，土木など種々の分野で応用されてきた材料である。さらに1978年，外界の変化（溶媒組成，温度，pH変化など）に対してゲルが可逆的かつ不連続にその体積を変化させる現象（体積相転移現象）がMITの田中らにより発見されると，ゲルを機能性材料として利用する研究が活発となった。とくに1990年代前半くらいからは，外界の情報を感知し（センサー機能），判断して（プロセッサー機能），行動を起こす能力（アクチュエータ機能）を材料自身が併せ有する「インテリジェント材料（スマート材料）」として，数多くの機能性ゲルの開発が試みられた。その後現在に至るまで，合成手法，構造・物性解析，生成機構の解明，分子設計による機能制御など，基礎から応用に至るまで多岐にわたる研究が行われている。併せて，いわゆるバイオミメティックス，すなわち生物が有する優れた物質や機能を広く人工的に取り入れ，生物類似あるいはそれを超える機能を有する物質系やシステムを実現する，という観点から種々のバイオミメティックゲルが創製されている。これらのゲルに関する種々の研究・応用例は以下の成書を参考にされたい。

・長田義仁，梶原莞爾編，“ゲルハンドブック”，エヌ・ティー・エス（1997）
・阿部正彦，村勢則郎，鈴木敏幸編，“ゲルテクノロジー”，サイエンスフォーラム（1997）
・長田義仁編，“バイオミメティックスハンドブック”，エヌ・ティー・エス（2000）等

*　Ryo Yoshida　東京大学　大学院工学系研究科　准教授

2　刺激応答型材料システムへの応用

このように刺激応答性ゲルの機能性材料への応用が種々研究されているが，機能別に分類すると，運動機能，物質輸送機能，情報変換・伝達機能に大別することができよう[1,2)]。とくに生医学的な応用を目指した代表例をあげると表1のようになる。この中の多くの項目については次章以降に各著者により解説されているが，代表例を簡単に概説すると次のとおりである。

運動機能をもったゲルへの応用は古くから試みられ，温度を変えたり電場を与えたりすることによって物をもちあげたりつかんだりする人工筋肉やロボットハンド，屈曲を繰り返して泳ぐ人工魚，レールの上を歩く人工尺取り虫，等が注目された。現在はとくに種々の電場駆動型高分子アクチュエータ材料が開発されており，人工筋肉への期待が高まっている。また生体筋では，生化学反応（酵素反応）のエネルギーを力学的な変化に変える仕組みが備わっているが，同様な化学エネルギー→機械エネルギー変換機構をもつバイオケモメカニカルシステムの試みも種々行われている。

また，物質を取り込んだり放出したりする機能や，物質を分離したり精製したりする機能をもったゲルを薬物治療など生医学的な分野に応用する研究が盛んに行われてきた。たとえば病気のときにだけ薬を放出し，治療がすめばただちに薬の放出を停止するフィードバック機構をそなえたDDSへの応用が代表例である。ゲルの中に薬物を埋め込んでおき，体温が上昇したときだけ自動的に解熱剤を放出するシステムや，体内のグルコース濃度が上昇するとそれを感知して自動的にインスリンを放出するシステムといった，インテリジェントな薬物放出システムが期待されている。

これらの放出制御技術は，膨潤収縮に伴う構造変化によるゲルの溶質透過性変化や拡散性変化を利用している。一方，材料表面に刺激応答性高分子を導入したり，酵素などの生理活性物質の表面を刺激応答性高分子で修飾することにより，その表面特性（親疎水性）や溶解性を外部信号によってコントロールし，分離・精製，診断・分析等に応用する手法がある。とくに温度応答性

表1　刺激応答性ゲルの機能とその応用例

機能	応用例
運動機能	アクチュエータ（人工筋肉），ケモメカニカルシステム，etc.
物質輸送機能	ドラッグデリバリーシステム（DDS），細胞培養（パターニングも含む），生理活性物質の分離精製（クロマトグラフィーなど），固定化酵素，透過制御バルブ，etc.
情報変換・伝達機能	形状記憶材料，分子認識材料，バイオセンサー，光学材料，etc.

高分子であるポリ（*N*–イソプロピルアクリルアミド）（PNIPAAm）を表面に固定した細胞培養皿を用いて細胞シートを培養・回収する技術は，現在再生医療の分野で最も注目を集めている技術の一つである[3)]。また，クロマト担体であるシリカ表面にNIPAAm共重合体ポリマーを導入し，担体表面／物質間の相互作用を温度でコントロールすることによって混合物を高速分離する新しいタイプの温度応答性クロマトグラフィーが開発されている[4)]。

さらに，分子設計により情報を記憶したり変換したりする新しい機能を付加する研究も盛んである。代表的な手法の一つとして，調整時にターゲット分子を共存させることにより，分子レベルでゲルに構造を記憶させる分子インプリント法がある。これにより，抗原など特定の生体分子を特異的に認識して膨潤変化するゲル[5)]や金属イオンの選択的吸着などが実現されている。また三次元の規則的空隙構造を有するコロイド結晶を鋳型に用いて逆オパール構造を形成させることにより，特定波長の光を選択反射する光学的変換機能を持った構造色ゲルが作られている[6)]。膨潤収縮により周期間隔が変わるため色変化する。この手法でグルコース濃度に応答して色変化するゲルが作られ，血糖値センサーとしての応用が期待されている。

3　超分子・分子組織体を基盤とした機能性ゲルの設計

刺激応答材料システムへの応用以外にも，革新的な合成技術，超分子・分子組織体を基盤とした材料設計による機能性ゲルの創製に関する多数の研究がある。例えば，ポリロタキサンに含まれるシクロデキストリン同士を分子間で架橋することにより，8の字架橋点を形成する新しいゲル（環動ゲル）が合成されている[7)]。架橋点が自由に動けるためゲル内部の構造および応力の不均一が分散され（滑車効果），透明かつ強靱なゲルとなる。このような特性を生かして，ソフトコンタクトレンズ，人工関節など生体材料への展開が期待されている。一方，合成時に水膨潤性粘土鉱物（クレイ）を均一分散させることにより，クレイを架橋点とした温度応答性高分子ゲルが作成された[8)]。この有機／無機コンポジットゲル中では架橋点間距離が長くかつ均一で，高分子があたかもリニアポリマーのように自由な振る舞いをする結果，優れた透明性（構造均一性），力学物性，熱応答性を有する。一方，ゲルの欠点である脆弱性を改善するため，一つのゲル中に独立した二つの網目を有するダブルネットワーク構造を持たせることにより，圧縮や切断に対して極めて高い機械的強度（高含水率を保ちながらMPaオーダーの高い圧縮破断強度）を有する超高強度ゲルが作成されている[9)]。また通常，ゲルは膨潤に伴う可塑化効果によって軟らかくなる。これに対し，主鎖のプロトン化とともに柔軟なグロービュル状態から剛直なロッド状態に弾性転移するポリサイラミンを架橋することにより，膨潤とともに弾性率が大きく上昇するユニークな特性をもつpH応答性ゲルが作成されている[10)]。

ゲルを用いてアクチュエータや薬物放出などへの応用を図る場合，膨潤収縮の応答速度が重要な問題となる。ゲルの形状・サイズやそのマクロな不均質性を制御する種々の方法が試みられる一方で，微視的なゲルの架橋網目構造をナノオーダーレベルで分子設計することによって応答速度を早める検討が行われ注目を集めている。その手法として，温度応答性 PNIPAAm ゲルの網目主鎖に同じ直鎖状 PNIPAAm 鎖をグラフトした，新しい櫛形構造のゲルが作成された[11)]。このグラフトゲルでは，自由末端を有するグラフト鎖が網目の収縮に先立ってすばやく脱水和し疎水性の核を形成するため，網目間の疎水性相互作用が高められ収縮力が増加する。その結果，従来の網目構造のゲルと比較して収縮速度は非常に速くなる。またグラフト鎖が長いほど凝集力が増加して早く収縮することが明らかにされている。また別のメカニズムとして，界面活性剤をグラフトしたゲルが高速収縮する現象も報告されている[12)]。

4　ゲルの微小化・微細加工

ゲルの微小化に関しては，分子シャペロン機能など生体機能の付加や診断・治療への応用を目的としたナノ～マイクロオーダーのゲル微粒子の創製に関する研究が活発化してきている。ゲルを微小化・微粒子化させることの意義は，微粒子化により特有の機能を付加させることができる点にある。まず，サイズが小さいので当然応答が素早い。次に，表面積が大きくなることから，吸着やアフィニティーといった界面での相互作用を利用した機能制御ができる。たとえば粒子の表面に抗体を担持させ，抗原抗体反応を利用した凝集により免疫診断を行ったり，生体反応の解析などへ応用されている。また微粒子に機能物質を内包させ，その運搬体として利用することができる。とくに抗ガン剤や遺伝子のドラッグキャリアとして用いたターゲティングシステムは，DDS の中で最も注目される技術の一つである。また粒子同士の相互作用により自己組織化（自己集合）し，自発的に秩序構造を形成する。その結果生じる回折現象を利用した光学機能材料への応用も試みられている。その他コアシェル粒子，ヘア粒子といった機能制御のための形態設計も可能である。以上のような特徴から，優れた機能性材料として利用できる。

また MEMS や μ-TAS などへの応用では，最近では，リソグラフィー等の半導体製造技術を駆使したゲルの微細加工が試みられている[13)]。自由自在な形やパターンに刺激応答性ゲルを微細加工する技術に対して，新しいソフトマイクロアクチュエータやマイクロバルブ，ゲルディスプレイ等の製造，細胞のパターン培養技術などへの期待が高まっている。二光子励起法を用いた高分子の重合はすでにマイクロマシンの作製や化学集積回路の作製に応用されているが，この技術を応用した刺激応答性ゲルの光造形も行われている。これら機能性ゲルの微粒子化や微細加工によるマイクロ・ナノシステムの設計は今後もますます重要になってくるものと思われる。

5　その他の新しい機能性ゲル

このように，刺激応答性ゲルの研究発展とともに種々の新しい機能性材料への応用展開が可能になった。しかしいずれの場合においても，その形態や物性変化を起こすためには，スイッチとして常に外部からの刺激（温度や電場など）による on–off 駆動が必要になる。これらの刺激応答性ゲルに対し，近年，心臓の拍動のように刺激を必要とせず一定条件下で自発に周期的リズム運動を行う新しい自励振動ゲルが開発された[14〜18]。生体の代謝反応（TCA 回路）の化学モデルにもなっている，循環する反応回路を持つ振動反応（BZ 反応）をゲル内で引き起こし，その化学エネルギーを力学エネルギーに転換する分子設計を行うことによりゲルの周期的な膨潤収縮振動を生み出すことに成功している。自ら周期運動するマイクロアクチュエータ，自己拍動型や蠕動運動型のマイクロポンプなど，新しいバイオミメティックな機能性材料への展開が期待される。

6　おわりに

ゲルは生体組織のような柔軟性を持ち合わせたソフトマテリアルであるだけでなく，外界とエネルギー・物質のやりとりができる開放系マテリアルである。このため情報処理能力を内蔵させたインテリジェント化が可能である。高分子鎖の動的挙動は網目の協同的な動きに展開されることから，精巧な分子設計によって，機能団の受けたミクロな刺激を分子間相互作用の協調と同期によって増幅・伝播させ，マクロな変化を誘起することができる。このような特性を生かすことにより，機能性ゲルを用いた新しい材料システムの創成が期待される。

このような観点から種々の機能性ゲルに関する研究が盛んに行われているが，本書ではとくに，医療への応用を目指した最新の技術に焦点をあてる。ゲルの物性をコントロールし如何に機能を創出するかについてまとめた材料編，実際の応用を目指した応用編の二つに分け，各分野で研究を行っている著名な先生方に執筆いただいた。すでに実用化されている，あるいはそれに近いところまできている技術，将来の応用を目指した新規な技術など，様々な技術が紹介されており，ゲルの医療技術への最新動向を知ることができよう。

文　献

1）R. Yoshida, *Curr. Org. Chem.*, **9**, 1617 (2005)
2）吉田亮，“高分子先端材料　One Point　2 高分子ゲル”，共立出版（2004）
3）M. Yamato and T. Okano, *Materials Today,* 42 May (2004)
4）H. Kanazawa, K. Yamamoto, Y. Matsushima, N. Takai, A. Kikuchi, Y. Sakurai and T. Okano, *Anal. Chem.,* **68**, 100 (1996)
5）T. Miyata, N. Asami and T. Uragami, *Nature,* **399**, 766 (1999)
6）Y. Takeoka and M. Watanabe, *Adv. Mater.,* **15**, 199 (2003)
7）Y. Okumura and K. Ito, *Adv. Mater.,* **13**, 485 (2001)
8）K. Haraguchi and T. Takehisa, *Adv. Mater.,* **14**, 1120 (2002)
9）J. P. Gong, Y. Katsuyama, T. Kurokawa and Y. Osada, *Adv. Mater.,* **15**, 1155 (2003)
10）Y. Nagasaki, L. B. Luo, T. Tsuruta and K. Kataoka, *Macromol. Rapid Commun.,* **22**, 1124 (2001)
11）R. Yoshida, K. Uchida, Y. Kaneko, K. Sakai, A. Kikuchi, Y. Sakurai and T. Okano, *Nature,* **374**, 240 (1995)
12）Y. Noguchi, K. Okeyoshi and R. Yoshida, *Marcomol. Rapid Commun.,* **26**, 1913 (2005)
13）D. J. Beebe, J. S. Moore, J. M. Bauer, Q. Yu, R. H. Liu, C. Devadoss and B. H. Jo, *Nature,* **404**, 588 (2000)
14）R. Yoshida, T. Sakai, S. Ito and T. Yamaguchi, *J. Am. Chem. Soc.,* **124**, 8095 (2002)
15）R. Yoshida, K. Takei and T. Yamaguchi, *Macromolecules,* **36**, 1759 (2003)
16）T. Sakai and R. Yoshida, *Langmuir,* **20**, 1036 (2004)
17）Y. Hara and R. Yoshida, *J. Phys. Chem. B,* **109**, 9451 (2005)
18）S. Maeda, Y. Hara, T. Sakai, R. Yoshida and S. Hashimoto, *Adv. Mater.,* **19**, 3480 (2007)

材料編

第1章　環動ゲルの機能と生体適合材料・医療材料への応用

伊藤耕三*

1　はじめに

ゲルは，食品，医療品，工業製品等に幅広く利用されており，用いられる高分子の種類も多様である。しかし架橋構造という視点から眺めてみると，物理ゲルと化学ゲルのわずか2種類しかない[1)]。物理ゲルは，ゼラチン，寒天などのように自然界によく見られるゲルであり，また生体組織の大半も多種多様な物理ゲルが占めている。この物理ゲルは，高分子（ひも状分子）間にはたらく水素結合や疎水性相互作用などの物理的引力相互作用に起因する擬似架橋点によってネットワークを構成している。試料の調製が比較的容易という利点もあるが，長時間経過すると逆に収縮・結晶化し，また物理的相互作用が失われる条件（高温や溶けやすい溶媒中）では液化してしまうなどの欠点がある。

一方，化学ゲルは高分子合成が盛んになった今世紀後半になって急速に発展したゲルであり，高分子間を共有結合で直接架橋することでネットワークを形成する。もともとは，1839年のグッドイヤーの弾性ゴムの発見に端を発する。化学ゲルはゲルのネットワーク全体が共有結合で直接つながった巨大な1分子であるため良溶媒中でも溶けない長所がある反面，架橋点が固定されているため架橋反応において不均一な構造ができやすく，機械強度の面で高分子本来の強度に比べ大幅に劣っている。

このような物理ゲルや化学ゲルとは異なり，分子の幾何学的拘束を用いてネットワークが形成されているゲルをトポロジカルゲル（Topological Gel）と呼ぶことにする[2)]。分子の幾何学的拘束としては，紐状分子をたくさんの環状分子に通してその両端を脱けないように留めたポリロタキサン，環状分子が知恵の輪のようにつながったカテナンなどがよく知られており，このポリロタキサン構造を利用した様々なポリロタキサンゲル（Polyrotaxane Gel）が現在までに報告されている（表1）[2~5)]。その中でも，ポリロタキサン上の環状分子の数を抑制し，環状分子どうしを架橋して架橋点が自由に動ける構造を持たせた環動ゲル（Slide-Ring Gel）は，従来の物理ゲルや化学ゲルとは大きく異なる物性を示す点で基礎・応用両面から注目されている。特に，1980

---

*　Kohzo Ito　東京大学　大学院新領域創成科学研究科　教授

表1　架橋構造に注目したゲルの分類
環動ゲルはポリロタキサンゲルの1種として位置付けられる。

化学ゲル	重合と同時架橋
	架橋剤による架橋
	放射線架橋
	光架橋
	プラズマ架橋
物理ゲル	水素結合架橋
	疎水性相互作用による架橋
	配位結合架橋
	イオン性相互作用による架橋
	ヘリックス形成による架橋
トポロジカルゲル（分子の幾何学的拘束を利用したゲル）	ポリロタキサンゲル
	カテナンゲル
	包接を利用したゲル

年代以降，高分子多体系の絡み合い効果を説明するために盛んに研究されてきたスリップリンクモデルを具現化した材料という点からも興味が持たれている[6)]。本稿では，ポリロタキサンゲルの中でも特に環動ゲルについて，医療用材料という視点から，作成法，構造・物性，応用分野などについて紹介する。

2　環動ゲルの合成法

まず，TEMPO酸化を用いて，高分子量（平均分子量2万～50万）のポリエチレングリコール（PEG）の両末端をカルボキシル化し，次にα-シクロデキストリン（α-CD）との包接錯体（ポリロタキサン）を形成する[7)]。高分子量のPEGを用いるとシクロデキストリンがすかすかに包接した低密度のポリロタキサンが容易に調整できる。図1 (a) のようなポリロタキサン中のα-CDが1分子当たり18個の水酸基を有するのとは対照的に，主鎖であるPEGは両末端以外には官能基がない。このため，ポリロタキサンの溶液中に塩化シアヌルやカルボニルジイミダゾールなど水酸基に反応する架橋剤を投入すると，必然的にポリロタキサンに含まれるシクロデキストリン間が化学架橋されて図1 (b) のような「8の字架橋点」を形成し，透明で強いゲルが得られる。ゲル中において両端がかさ高い置換基でとめられた高分子鎖は，図1 (c) に示すように8の字架橋点により位相幾何学的に（トポロジカルに）拘束されることで線状高分子のネットワークを保持している。

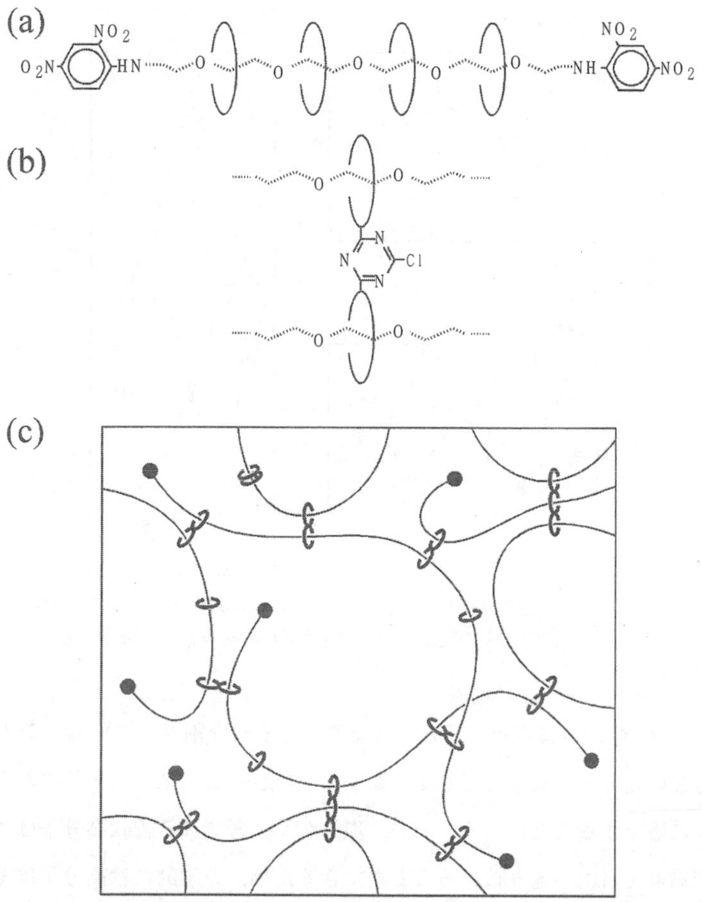

図１　(a) ポリロタキサン，(b) ８の字架橋点，(c) 環動高分子材料の模式図

実際にゲルのネットワークがトポロジカルな拘束で保持されていることを検証するため，以下のような実験が行われた[2)]。まず，両端がかさ高い置換基でとめられたPEGとα-CDをポリロタキサンと同じ組成で混合して同様の架橋反応を行ったところ，トポロジカルな拘束がないためにゲル化が起こらない。またこのゲル中の高分子鎖の末端の置換基を強アルカリ中で加熱して切断するとゲルは液化する。したがって図１(c)のような８の字架橋点によってゲルが実際に構成されており，しかも架橋点に拘束された状態でも高分子が分子鎖に沿った方向に自由に動けることが明らかになった。このような環状分子が自由に動ける構造を持つゲルを特に環動ゲルと呼ぶことにする。

図２に化学架橋によりネットワークを形成している化学ゲルと環動ゲルを伸長させたときの比較の模式図を示す。化学ゲルでは高分子溶液のゲル化に伴って，動かない化学架橋点により本来

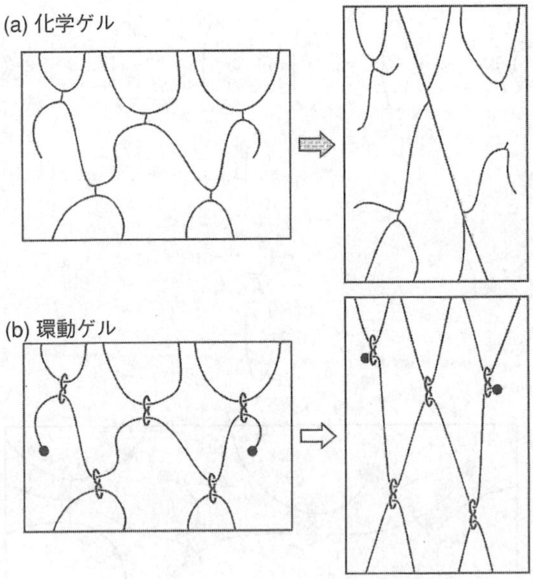

図2　化学ゲルと環動ゲルの伸長の比較
(a) 化学ゲルの破壊と (b) 環動ゲルの滑車効果のイメージ

1本だった高分子が力学的には別々で長さが異なる高分子に分割されている。そのため，外部からの張力が最も短い高分子に集中してしまい順々に切断されるため，高分子の潜在的強度を生かすことなく容易に破断することになる。一方，環動ゲルに含まれる線状高分子は，架橋点を大量に導入しても架橋点を自由に通り抜けることができるため，力学的には高分子は1本のままとして振る舞うことができる。滑車効果と呼ばれているこの協調効果は，1本の高分子内にとどまらず，架橋点を介して繋がっている隣り合った高分子同士でも有効なため，ゲル全体の構造および応力の不均一を分散し，高分子の潜在的強度を最大限に発揮することが可能だと考えられる。この効果は，線状高分子の長さの不均一性を解消し，大幅な体積変化や優れた伸長性などを生み出していると考えられ，従来の物理ゲル，化学ゲルとは大きく異なる環動ゲルの特性をもたらす要因になっている。

膨潤収縮挙動についても，化学ゲルと環動ゲルでは大きな違いが生じる。化学ゲルでは膨潤の限界が一番短い高分子鎖で決まってしまい，長い高分子鎖は膨潤に何ら寄与しないのに対して，環動ゲルでは滑車効果によって高分子鎖どうしで長さを互いにやり取りできるため，化学ゲルに比べて大きな膨潤収縮挙動が予想される。実際に，環動ゲルは乾燥重量の約24,000倍と大幅に膨潤・収縮をすることが明らかになっている。また環動ゲルを伸長したときには，架橋の程度にもよるが最高で24倍にも伸長することも分かっている。さらに環動ゲルは透明・均一なゲルであり，長期にわたってその透明度が維持される。以上のような環動ゲルの特性は，滑車効果と密接に関連していると考えられている。

3　環動高分子材料の力学特性[8)]

物理ゲルは疎水性相互作用や結晶化などの非共有結合いわゆる物理架橋により高分子がネットワークを形成しているが，その一軸応力伸長特性は，通常の加硫ゴムでよく見られるＳ字曲線とは大きく異なり，伸長とともに下に凸のカーブを描くＪ字曲線となる点や，応力伸長曲線が大きな履歴を伴う点などに特徴がある。物理ゲルの場合には，伸長に伴い架橋点が組み変わるために，Ｓ字曲線から大きく外れるだけでなく，力を緩めても同じカーブ上を元に戻らない。これに対し，化学ゲルはゴムと同様のＳ字状の応力－伸長曲線を示す。すなわち，低伸長領域では上に凸の曲線を描き，高伸長領域では高分子鎖の伸び切りに起因して急速に立ち上がるLangevin関数的挙動を示す。ゴム風船を膨らましていくと，最初は強い圧力を感じ，次に弱くなり，最後にまた強くなるような気がするのはこのためである。

化学ゲルの応力伸長曲線は，ゴムと同様に固定された３方向の高分子鎖の変形を考える固定架橋点モデルによって説明されている。化学ゲルの場合には架橋点が固定されているので，３方向の高分子鎖の長さが一定であるため，アフィン変形の仮定を導入すると，よく知られている次式が得られる。

$$\sigma = \nu kT\left(\lambda - \lambda^{-2}\right) \tag{1}$$

ここで，σは応力，λは伸長度，νは架橋点密度，kTは熱エネルギーを表す。高分子材料を変形させると，材料中の高分子もそれに比例して変形することになる（アフィン変形の仮定）。このとき，伸長方向に平行な高分子鎖は伸長とともに伸びるのに対して，垂直な高分子鎖は逆に圧縮されることになる。伸びた高分子の寄与は，(1) 式の右辺カッコ内の第１項に現れている。すなわち，伸びた高分子鎖は，伸びに比例する応力を発生させる。もし，材料内部の高分子鎖がすべて伸長するのであれば，通常のバネのように伸びと力は比例するはずである。ところが，架橋点が固定されている場合には，前述したように必ず圧縮される高分子鎖も存在する。この圧縮された高分子鎖は，(1) 式の右辺カッコ内の第２項を与える。したがって，一軸応力伸長特性が低伸長領域で上に凸になるのは，この圧縮された高分子に起因するものである。

これに対し環動ゲルの場合には，架橋点が自由に動けるために，化学ゲルのように３方向の高分子鎖のそれぞれの長さが一定なのではなく，その総和のみが一定と考えられる。このような束縛条件に基づいて自由エネルギーを最小にすれば，応力の伸長度依存性が解析的に求まる。これを自由架橋点モデルと呼ぶことにする。このとき，x，y，z 方向を向いた３本の高分子鎖の状

態数 W は以下の式で与えられる。

$$W(N_x,N_y,N_z\,;R_x,R_y,R_z)=\left(\frac{3}{2\pi b^2}\right)^{9/2}(N_xN_yN_z)^{-3/2}\exp\left[-\frac{3}{2b^2}\left(\frac{R_x{}^2}{N_x}+\frac{R_y{}^2}{N_y}+\frac{R_z{}^2}{N_z}\right)\right] \tag{2}$$

ここで，N_x，N_y，N_z はそれぞれ x，y，z 方向の高分子の長さ，R_x，R_y，R_z はそれぞれ x，y，z 方向の高分子の末端間距離，b はセグメント長を表す。環動ゲルを伸長率 λ で z 方向に一軸伸長した場合に，固定架橋点モデルと同様にアフィン変形を仮定すれば，$R_x=R_y=R_0/\sqrt{\lambda}$，$R_z=\lambda R_0$（ここで $R_0=\sqrt{N}b$）であることから，エントロピーは以下のように与えられる（k はボルツマン定数）。

$$S(N_x,N_y,N_z\,;\,\lambda)=-\frac{3k}{2}\left[\ln(N_xN_yN_z)+\frac{N}{\lambda N_x}+\frac{N}{\lambda N_y}+\frac{\lambda^2 N}{N_z}\right]+\frac{9k}{2}\ln\left(\frac{3}{2\pi b^2}\right) \tag{3}$$

このとき，N_x，N_y，N_z に対してエントロピー最大の条件 $\partial S/\partial N_x=\partial S/\partial N_y=0$ を課すと，$N_x=N_y$ および $N_z(\lambda)$ が以下の3次方程式の解として与えられる。

$$\frac{1}{N_z}-\frac{\lambda^2 N}{N_z{}^2}=\frac{2}{3N-N_z}-\frac{4N}{\lambda(3N-N_z)^2} \tag{4}$$

応力 σ は，自由エネルギー

$$F(\lambda)=\frac{n}{2}kTV\left[\ln\frac{N_z(3N-N_z)^2}{4}+N\left(\frac{\lambda^2}{N_z}+\frac{4}{\lambda(3N-N_z)}\right)\right] \tag{5}$$

より，$\sigma(\lambda)=\partial F(\lambda)/\partial(\lambda V)$ で与えられる。ここで，n と V は，架橋点間の高分子鎖数，ゲルの体積をそれぞれ表し，kT は熱エネルギーである。

図3に，固定架橋点モデルおよび自由架橋点モデルの一軸応力伸長曲線を示す。図からわかるように，固定架橋点モデルでは応力伸長特性は上に凸の曲線を描くのに対して，自由架橋点モデ

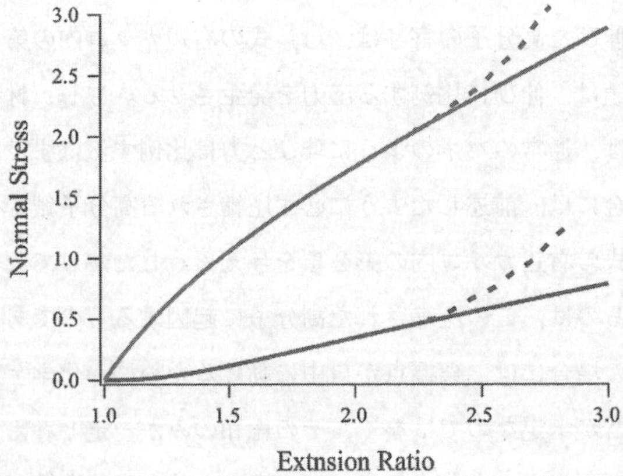

図3　固定架橋点モデル（上）と自由架橋点モデル（下）の一軸応力伸長曲線の比較
点線は，高伸長領域でのガウス鎖からのずれを表している。

ルでは，図３からも推察されるように，伸長の初期には架橋点の移動のみが起こるので応力がほとんどゼロになっており，その後，直線状に上昇していく。これは，自由架橋点モデルでは，高分子鎖の圧縮が起こらずに，すべての高分子鎖が伸長されていることを示している。両方のモデルとも高分子はガウス鎖を仮定しているが，高伸長領域ではガウス鎖からずれるので，その影響がそれぞれの点線で表されている。その結果，固定架橋点モデルはＳ字型の応力伸長特性を示すのに対して，自由架橋点モデルの場合にはＪ字型の応力伸長特性を与えることになる。すなわち，環動ゲルは通常の架橋点が固定された高分子材料とは本質的に異なる力学特性を示す。

図４に環動ゲルの応力伸長特性を示す。架橋時間の短い環動ゲルでは，自由架橋点モデル理論と同様に下に凸のＪ字型の応力伸長特性が現れており，実験と理論は定性的に一致していることが分かる。一方，架橋密度が高くなると，応力伸長曲線が下に凸から固定架橋点モデルと同様に上に凸の形に変化している。これは，架橋密度の増加に伴い，３個以上のシクロデキストリンが架橋し，その結果，いわゆる滑車効果が十分に機能しなくなっていることを示していると解釈している。

図５に，固定架橋点モデルと自由架橋点モデルの一軸応力圧縮曲線の比較を示す。固定架橋点モデルでは，圧縮するとすぐに力が発生するのに対して，自由架橋点モデルは応力がしばらくはゼロのままであり，半分程度に圧縮されたあたりから応力が著しく立ち上がることになる。これは，固定架橋点モデルでは，一軸方向に圧縮すると，圧縮と垂直方向に高分子が伸長されるのに対して，自由架橋点モデルの場合には，圧縮もまた均等に起こることを示している。このような力学特性の本質的な違いは，環動ゲルを応用する場合にきわめて重要な基礎的知見であり，材料開発の具体的な処方箋を与えるものである。特に，環動ゲルを人工軟骨として利用する場合に，

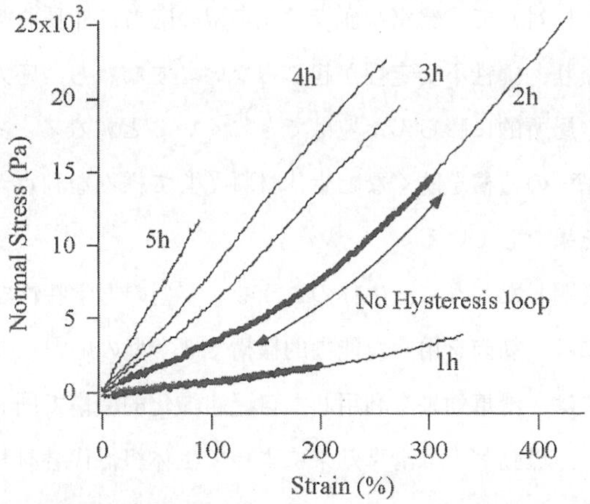

図４　異なるゲル化時間における環動ゲルの応力－伸長曲線（ゲル化時間１時間～５時間）
太線は伸長してから０％へ戻すときの履歴曲線。

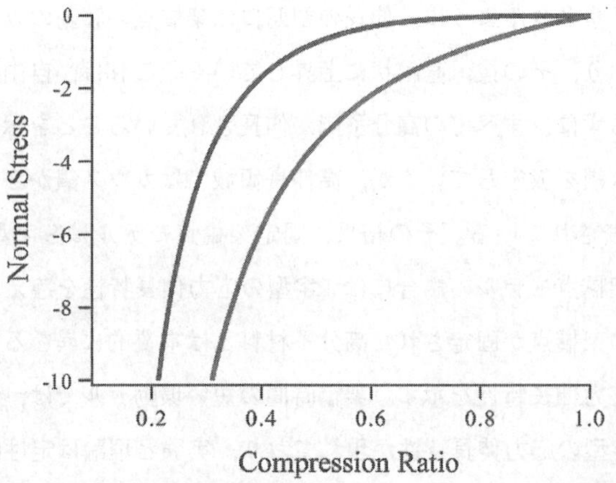

図５　固定架橋点モデル（下）と自由架橋点モデル（上）の一軸応力圧縮曲線の比較

従来の架橋点が固定された高分子材料に比べて大きな優位性がある可能性を示唆している。

このようなＪ字型の応力－伸長曲線は，哺乳類の皮膚や筋肉，血管などの生体組織でよく見られる[9)]。すなわち皮膚などの場合は，小さな力では柔らかくよく伸びるのに対して，ある程度伸びたところでは突然伸びなくなり大きな抵抗力が発生する。このような特性は，皮膚などの場合には亀裂を防いだり，血管の場合には動脈瘤を作りにくくするなど，生体機能の上で重要な意味を持っている。たとえば，応力－伸長曲線がＳ字曲線になる場合には，弾性不安定性と呼ばれ，圧力の伸長比依存性が負になる領域が生じることが知られている。このとき，ある圧力に対して，２つの安定な伸長比が存在することになる。細長い風船を強く膨らますと，所々に膨らんだ塊ができるのはこのためである。つまり，応力－伸長曲線がＳ字曲線を描く円筒状の材料には，局所的に膨らんだ塊ができやすい。このことは，健康でない血管に動脈瘤が生じやすい原因の１つと言われている。これに対して，健康な血管はＪ字型の応力－伸長曲線を描くため，圧力の伸長比依存性が常に正となり，弾性不安定性が起こらない。すなわち，応力－伸長曲線がＪ字曲線を描く健康な血管では，局所的に膨らんだ塊はできにくいことになる。その他にも，Ｊ字型の力学特性は，破壊エネルギーの蓄積を防ぐなど生体材料として様々な利点があり，生体機能の維持にきわめて重要な役割を果たしている。

環動ゲルは，上記で説明したように，生体のようなＪ字型の力学特性を滑車効果によって実現している。生体の場合には，筋肉を用いた能動的機構でＪ字型の応力－伸長特性が現れるのに対して，環動ゲルの場合には，滑車効果を利用した自己組織化的機構で同じ特性を実現している点が異なる。以上のように，環動ゲルは滑車効果によって生体組織代替材料としては理想的な力学特性を示すことが分かる。

4　環動高分子の構造解析[10~12)]

ゲルのナノスケールでの構造や不均一性を調べるのに中性子散乱やＸ線小角散乱はよく使われる有効な手段である。通常の化学ゲルを一軸方向に延伸しながら小角中性子散乱パターンを測定すると，延伸方向に伸びたパターンが観測される。これをアブノーマルバタフライパターンと呼んでいる。延伸によってその方向に高分子鎖が配向すると，延伸と垂直方向に引き伸ばされたパターン（ノーマルバタフライパターン）が見られるはずであり，実際に高分子溶液やフィルムではそのようなパターンが観測されている。これに対し，ゲル中には固定した架橋点分布の不均一性が存在するため，高分子鎖の配向よりもむしろ凍結した揺らぎの影響の方が大きくなるために，アブノーマルバタフライパターンが生じるものと考えられている。しかも，延伸に伴い不均一性が増大するため，散乱強度も増加するという傾向が一般的である。

一方，環動ゲルでは，図６に示すように，架橋されたゲルとして初めてノーマルバタフライパターンが観測された。これは，環動ゲルの架橋点が自由に動くために，ゲル内部の不均一な構造・ひずみを緩和するような配置を自己組織的にとった結果であると考えている。また，延伸に伴い散乱強度の減少が見られた。以上の結果は，可動な架橋点を持つ環動ゲルが，架橋点が固定された通常の化学ゲルと大きく異なる特性を持つということを顕著に示している。すなわち，環動ゲルと化学ゲルの架橋点におけるナノスケールの構造の違いが，マクロな物性に大きな影響を与えていることになる。

架橋点に電荷を持ったイオン性環動ゲルを様々な溶媒で膨潤させ，このゲルを一軸伸張させて二次元Ｘ線小角散乱（SAXS）パターンを観察することで，構造の変化および滑車効果の有効性が評価された。図７に示すように，良溶媒である水酸化ナトリウム水溶液中では，散乱強度が非

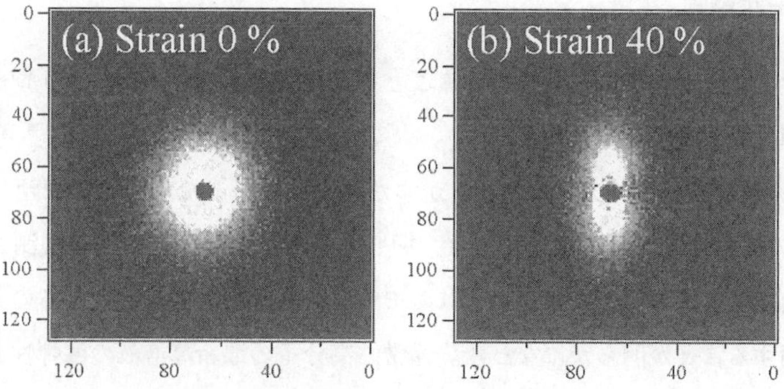

図６　(a) 伸長していない（Strain 0％）環動ゲルの散乱パターンと，(b) 横に伸長した環動ゲル（Strain 40％）で観察されたノーマルバタフライパターン
ゲルで観察された初めてのノーマルバタフライパターンであり，環動ゲルがきわめて均一であることを表している。

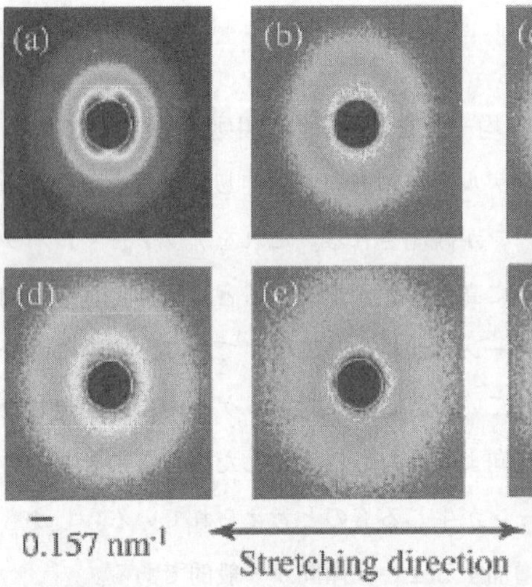

図7　環動ゲルの1軸伸長下における2次元X線小角散乱パターン[12)]
溶媒がNaOH水溶液のときにはノーマルバタフライパターンが観測されるのに対して，NaCl水溶液中ではアブノーマルバタフライパターンが観測される。

常に弱くノーマルバタフライパターンが観察された。これは，強アルカリにより8の字架橋点の水酸基が電離して水素結合を抑制するため架橋点が自由に動き，滑車効果により構造が均一化されていると考えられる。一方，NaCl水溶液中では著しく散乱が増大してアブノーマルバタフライパターンを示した。NaClの遮蔽効果により，8の字架橋点が凝集して滑車効果が抑制され，不均一構造が解消されないためと考えられる。以上の結果は，溶媒環境を変化させることにより環動ゲルの滑車効果を制御できることを示している。

5　準弾性光散乱[13)]

環動ゲル中の架橋点が実際に運動していることを直接観察するために，ポリロタキサンおよび環動ゲルの準弾性光散乱が測定された。

充填率が25％程度とシクロデキストリンがすかすかに詰まったポリロタキサンの準希薄溶液（濃度10％）の準弾性光散乱を測定すると，図8のように3つのモードが観測される。それぞれのモードの角度依存性の測定から，いずれのモードも散乱ベクトルの大きさの2乗に比例するため拡散に起因することが明らかになった。通常，高分子の準希薄溶液の準弾性光散乱を測定すると，自己拡散モードと協同拡散モードが観測され，この2つのモードの濃度依存性が逆になることが知られている。ポリロタキサンの濃度を変化させながら準弾性光散乱を測定した結果，最も早いモードがポリロタキサンの協同拡散に対応し，最も遅いモードが自己拡散に対応すること

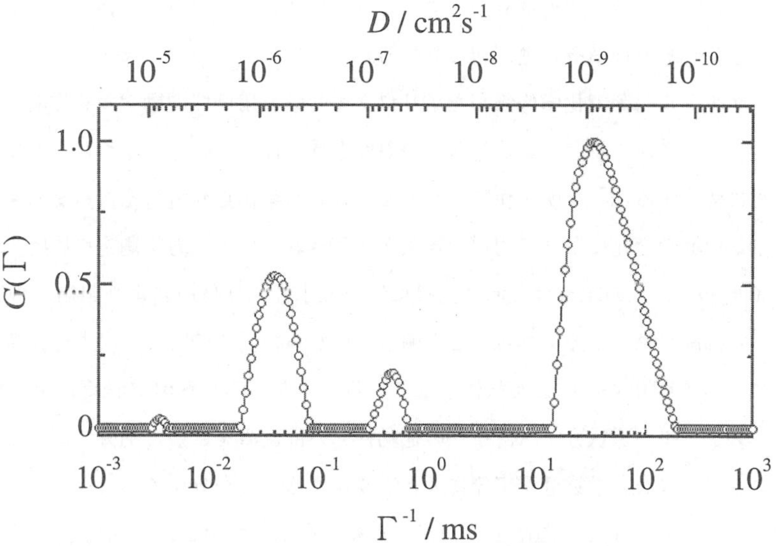

図8　ポリロタキサン溶液（充填率 25 %，濃度 10 %）の準弾性光散乱の CONTIN 解析結果

が明らかになった。濃度に依存しないモードは，ポリロタキサン中のシクロデキストリンの拡散に起因したスライディングモードであることが考えられる。これを検証するため，充填率が 65 % と高いポリロタキサンの準弾性光散乱が測定されたところ，2つのモードしか観測されなかった。これは，充填率が高くなるとポリロタキサン中のシクロデキストリンがほとんど動けなくなることを示している。すなわち，トポロジカルゲルで架橋点が自由に動くためには，シクロデキストリンが疎に包接したポリロタキサンを調整する必要がある。

次に，シクロデキストリンがすかすかに詰まったポリロタキサンを架橋してゲル化しながら，準弾性光散乱が測定された。ゲル化に伴い，通常の化学ゲルと同様に自己拡散モードが消失するが，協同拡散モード（ゲル化した後にはゲルモードと呼ばれている）およびスライディングモードはほとんど変化しない。このことは，ゲル化後も環動ゲル中の架橋点がスライディングしていることを示している。スライディングモードの解析から，ポリロタキサン中を運動するシクロデキストリンの拡散定数は，シクロデキストリンの自由な拡散に比べ2桁ほど小さいことが分かった。

6　刺激応答性環動高分子[14~17)]

外部環境の変化に応じて可逆的に物性を変化させることのできる高分子材料は，基礎と応用の両見地から強く関心が持たれている。もし環動ゲルの滑車効果が外部刺激によって自由自在に制御できれば，ゲルの力学特性が外部刺激によって劇的に変化し，柔らかく良く伸びるゲルが突然硬く伸びなくなる，あるいはその逆が起こり得る。

筆者らは，アルキル基等で化学修飾したポリロタキサンを用いて環動ゲルを作成したところ，低温領域で透明で柔らかく膨潤した環動ゲルが温度上昇に伴い，転移的かつ可逆的に白濁し硬く収縮したゲルに変化することを明らかにした。また8の字架橋点が電荷を持ったイオン性環動ゲルでは，イオン環境の変化によって同様の現象が観察されている。力学測定や放射光を用いた小角X線散乱測定から，この現象は，温度上昇に伴い疎水性相互作用により架橋点の凝集が起こり，滑車効果が抑制されたためであることが明らかになった。このとき，応力伸長特性がJ字型からS字型に大きく変化することが報告されている。すなわち，トポロジカルゲル独特の自由度であるナノスケールの環状分子（滑車）の運動性を外部刺激を用いて制御することが可能であり，これによりマクロな力学物性が実際に大きく変化することが分かる。

この温度応答性環動ゲルで，温度上昇に伴う凝集力を制御すると，体温付近（37℃）で数十秒の間に熱可逆的な転移を示す環動ゲルが作成できる。すなわち，室温において透明で膨潤している環動ゲルが，皮膚に当てるとすぐに白濁と収縮を示すことになる。これまでの同様の温度応答性ゲル材料に比べ，環動ゲルでは白濁から透明状態へ戻るのがきわめて速いことが特徴である。これは，環動ゲルの場合には動く架橋点の凝集により転移が起こるという機構の違いによるものと考えている。このような新規機能性ゲル材料は，医療への応用展開が期待される。

また，環状分子上にカルボキシル基などのイオン性の修飾基を導入することにより，温度変化の場合と同様に，電場やイオン環境などの外部刺激により架橋点の運動および力学特性の制御が可能なゲルが作成できる。このとき，環動ゲルは体積相転移を示さずに，連続的かつ可逆的にきわめて大きな体積変化を示すことが明らかになった。通常のイオン性化学ゲルの場合には，不連続な体積相転移によって大きな膨潤・収縮が起こることが良く知られている。環動ゲルの特徴的な体積変化についてはX線小角散乱で詳細に調べ，これがミクロ相分離によって起こることが明らかになった。さらに，膨潤収縮挙動の時間変化を調べた結果，きわめて大きなオーバーシュートを示すことが分かった。たとえば，塩濃度の変化により2,000倍に膨潤する場合には，一度5,000倍まで膨潤してから20分程度で2,000倍に収縮するという奇妙な動的特性が見られた。しかも，このような大きなオーバーシュートは収縮過程でも観察された。これらの特異なオーバーシュート現象は，環動ゲルの滑車効果を反映したものと考えている。

さらに，環動ゲルのシクロデキストリン環の水酸基に光応答性アゾベンゼンを導入し，さらに環動ゲルの架橋部位にアゾベンゼンを導入することによって，膨潤性を光で制御可能な光応答性環動ゲルが作成された。その挙動は一旦大きく膨潤した後に収縮がおき平衡状態に達するという，環動ゲル固有のオーバーシュート挙動を示した。紫外光および可視光照射によって可逆的に膨潤収縮が誘起され，大きいものでは100％程度の体積変化が観測された。これはアゾベンゼン系光応答ゲルの体積変化としては従来に無い大きな応答であり，大きな伸張が可能な環動ゲルの特徴が反映されたものと考えている。

7　環動ゲルの応用

以上のように，環動ゲルは滑車効果により，従来の架橋点が固定された高分子材料とは異なる力学特性と構造を示す。このような特徴は，程度の差はあるものの，ゲルだけに限らず液体を含まない環動高分子材料全般に及ぶものと考えている。前述したように，環動高分子の特徴的な力学特性は，バイオマテリアルへの応用という点で高い優位性を示すだけでなく，繊維，塗料，接着などへの応用も期待されている[18]。

液体を含む高分子ゲルの材料としての最大の特徴は，構成成分がほとんど液体でありながら液体を保持し固体（弾性体）として振舞う点である。従来の化学ゲルの材料設計では，高い液体分率と機械強度は相反するベクトル軸を形成していた。これに対して環動ゲルは，可動な架橋点を導入することで高分子を最大限に効率よく利用することにより，従来のゲル材料では実現不可能であった高い液体分率と機械強度を両立させることが可能である。以上のような理由から，環動ゲルの応用先としては，ゲルのあらゆる分野に及ぶと考えられている。特に，ポリエチレングリコールとシクロデキストリンからなる環動ゲルは生体に対する安全性・適合性が高いので，生体適合材料・医療材料分野への応用が期待されている。具体的には，ソフトコンタクトレンズ，眼内レンズ，人工血管，人工関節，化粧品などへの応用展開が進められている。本技術については，物質に限定されない基本特許が日米中で成立している[19]ことから，2005年3月に本技術の実用化を促進するためのベンチャー「アドバンスト・ソフトマテリアルズ株式会社」が設立された。

環動ゲルが示す様々な物性の中には，我々の予想を超えるもの，まだ十分に説明できていないものも少なくない。今後，環動ゲルの応用展開が急速に進む中で，基礎的にも高分子科学におけるこの新規分野をさらに発展させていきたいと考えている。

文　　献

1）　長田義仁ほか編，ゲルハンドブック，エヌ・ティー・エス（2003）
2）　Y. Okumura and K. Ito, *Adv. Mater.*, **13**, 485 (2001)

3） J. Li, A. Harada and M. Kamachi, *Polym, J.,* **26**, 1019 (1993)
4） J. Watanabe, T. Ooya, N. Yui, *J. Artif. Organs,* **3**, 136 (2000)
5） T. Oku, Y. Furusho, T. Takata, *Angew . Chem. Int. Ed.,* **43**, 966 (2004)
6） S. Granick and M. Rubinstein, *Nature Mater.,* **3**, 586 (2004)
7） J. Araki, C. Zhao and Kohzo Ito, *Macromolecules,* **38**, 7524 (2005)
8） K. Ito, *Polymer J.,* **39**, 488 (2007)
9） DoITPoMS, University of Cambridge,
http//www.doitpoms.ac.uk/tlplib/bioelasticity/index.php.
10） T. Karino, M. Shibayama, Y. Okumura and K. Ito, *Macromolecules,* **37**, 6177 (2004)
11） T. Karino, Y. Okumura, C. Zhao, T. Kataoka, K. Ito and M. Shibayama, *Macromolecules,* **38**, 6161 (2005)
12） Y. Shinohara, K. Kayashima, Y. Okumura, C. Zhao, K. Ito and Y. Amemiya, *Macromolecules,* **39**, 7386 (2006)
13） C. Zhao, Y. Domon, Y.Okumura 1, S. Okabe, M. Shibayama and K. Ito, *J. Phys., Condensed Matter,* **17**, S 2841 (2005)
14） M. Kidowaki, C. Zhao, T. Kataoka and K. Ito, *Chem. Commun.,* 4102 (2006)
15） T. Kataoka, M. Kidowak, C. Zhao, H. Minamikawa, T. Shimizu and K. Ito, *J.Phys. Chem.,* B, **110**, 24377 (2006)
16） T. Karino, Y. Okumura, C. Zhao, M. Kidowaki, T. Kataoka, K. Ito and M. Shibayama, *Macromolecules,* **39**, 9435 (2007)
17） T. Sakai, H. Murayama, S. Nagano, Y. Takeoka, M. Kidowaki, K. Ito and T. Seki, *Adv. Mater.,* **19**(15), 2023 (2007)
18） J.Araki, T. Kataoka, N. Katsuyama, A. Teramoto, K. Ito and K. Abe, *Polymer,* **47**, 8241 (2006)
19） 奥村泰志，伊藤耕三，特許第 3475252 号，米国特許番号，中国特許番号 ZL 01808727.2

第2章　ナノコンポジットゲルの創製と医療材料への展開

原口和敏*

1　はじめに

生体にとって水は必要不可欠な成分であり，例えば，眼，肝臓，小腸などは70～99％が水で構成されており，全体としても人体の約60％は水からできている。また，生命体を維持するためには，継続的な水分補給が必要不可欠である。別の視点からいうと，水は生体に対してもっとも安全な素材（分子）といえる。

ヒドロゲルはこの水を主成分とした材料である。特に，高分子の三次元網目の中に多量の水を安定して含んだ高分子ヒドロゲルは，生体内組織の多くがそれにより構成されているほか，安全性，柔軟性，機能性に優れた人工的な医療材料としても重要性を増している。今後，予測される医療分野，健康分野での治療（技術）および装置（器具）の大きな革新・進歩に併せて，より優れた物性・機能性・安全性を有する高分子ヒドロゲルが必要となると考えられる。

2　ナノコンポジットゲルの創製と意義

2.1　化学架橋高分子ゲルの課題

高分子ヒドロゲル（以下，高分子ゲルと略す）には，構成する高分子や架橋構造により，数多くの種類がある[1)]。この内，合成高分子を用いた高分子ゲルの最も一般的な合成法は，共有結合により高分子鎖間を架橋するもので，水溶性モノマーを重合する過程で二官能有機架橋剤（例:メチレンビスアクリルアミド:BIS）を共重合させるか，高分子水溶液に放射線（例:電子線，ガンマ線）を照射する方法が用いられる。いずれの場合も，得られた化学架橋高分子ゲル（以下，ORゲルと呼ぶ）は，図1 (a) に示すように，多数の架橋点がゲル内にランダムに分布するため，平均架橋点間分子量が小さく，かつ該分子量（$\propto$ 架橋点間鎖長）が幅広い分布を有することになる。このためゲルを一軸方向に延伸すると，図1 (b) に示すように応力集中により短い分子鎖から次々と破壊され，結果として非常に弱い力，短い延伸歪みでゲルが破断されることにな

---

* Kazutoshi Haraguchi ㈶川村理化学研究所　所長

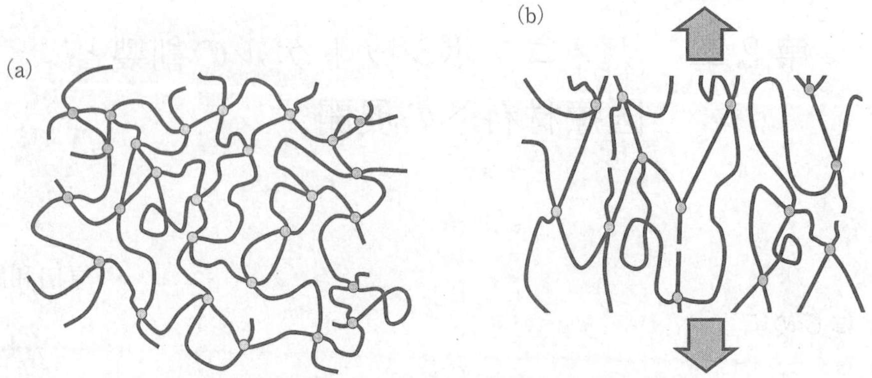

図１　(a) 有機架橋ゲルの構造と (b) 延伸時の破壊モデル

る[2)]。実際の有機架橋ゲルの引っ張りによる破壊の様子を図２に示す（図２(a)：延伸，図２(b)：圧縮)。延伸の場合はナイフで切断したような破断面となるのに対して，圧縮の場合は粉々に崩れた状態となる。かかる脆弱な破壊は架橋密度（架橋剤濃度や放射線照射量）を変化させても殆ど同じである。

OR ゲルのネットワーク構造に起因する問題点（限界）は，上で述べた (a) 力学物性のみならず，(b) 機能性や (c) 構造均一性についても同様に観測される。例えば (b) については，高分子ゲル中の構成高分子鎖が多くの架橋点により強く束縛されているため，高分子鎖が本来有する機能性（例：温度応答による体積収縮）が十分に発揮できなくなる。架橋点数（架橋密度）を極端に少なくすると機能性の低下は防げるが，その場合はしっかりとしたヒドロゲルが構築されなくなる。また，(c) に関しては，組成および合成条件により構造が不均一になりやすい問題がある。例えば，架橋剤濃度を上げることでゲルが白濁する[3)]（図２ (b)：OR５ゲル)。これは架橋点数が増加することで多くの架橋点が密集した不均一架橋構造を形成し，光散乱を生じるためである[4)]。

以上の (a)～(c) の課題の全てを同時に解決すること，即ち，優れた力学物性を有し，構造が均一で透明性が高く，かつ架橋による束縛が少なく優れた機能性を発現できる高分子ゲルを合成することは夢の課題であった。これに対して，筆者らは nm スケールで制御された特異的な有機／無機ネットワークの構築により，従来 OR ゲルの持つこれら全ての課題を同時に解決できることを見出した[3,5,6)]。次項では，従来の高分子ゲルの常識を変えた特性を有する，新規な有機・無機複合ヒドロゲル（ナノコンポジット型ヒドロゲル：NC ゲルと呼ぶ）の創製と機能について概説する。

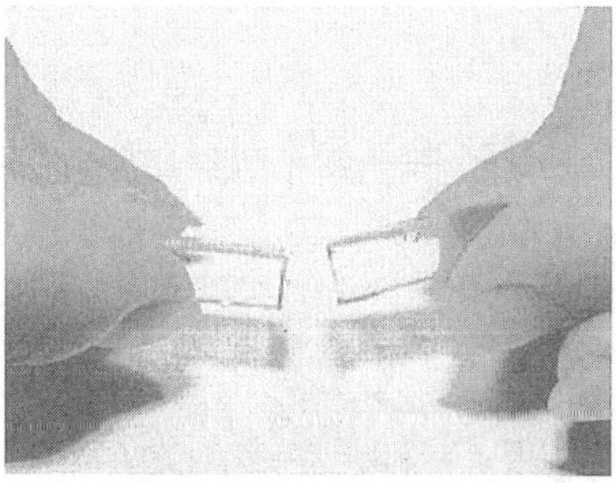

(a) OR 1 ゲル（延伸破断）

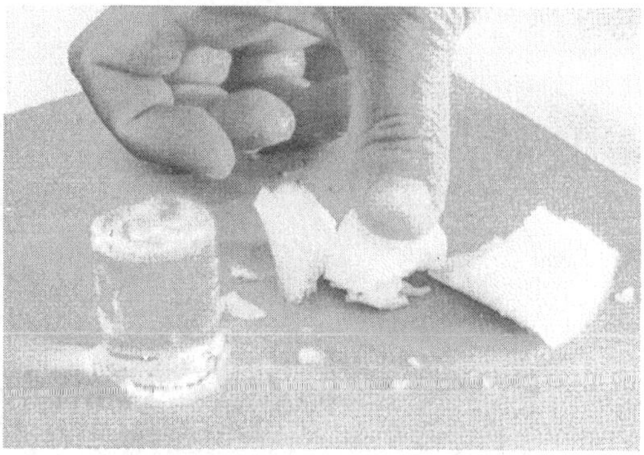

(b) OR 1 ゲル，OR 5 ゲル（圧縮破断）

(c) NC ゲルの延伸（左）／曲げ（右）

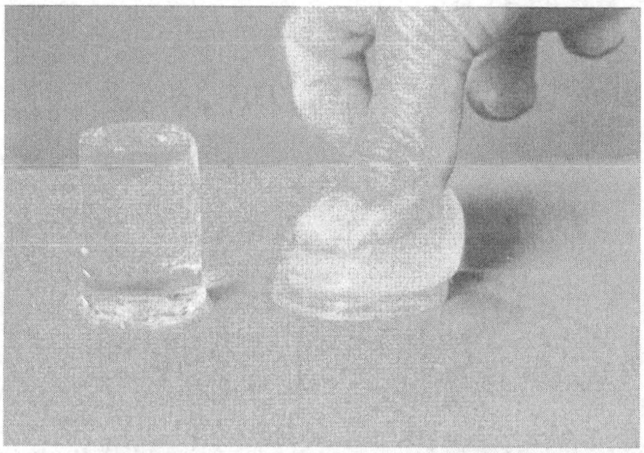

(d) NC ゲルの圧縮

図2　化学架橋ゲル（OR ゲル）の破壊（a, b）と NC ゲルの変形（c, d）

2.2 ナノコンポジットゲルの創製

NC ゲルは，図3 (a) に示す構造を有する膨潤性無機粘土鉱物（例：ヘクトライト）を水溶液中で層状剥離して微分散させ，その存在下（*in-situ*）で水溶性ビニルモノマー（例：*N*-イソプロピルアクリルアミド（NIPA），*N*，*N*-ジメチルアクリルアミド（DMAA））をラジカル重合させることにより，均一透明なゲル状物質として合成される。NC ゲルの最も大きな特徴は優れた力学物性である。図2 (a)，(b) に示すように，従来の OR ゲルが脆弱で延伸，曲げ，圧縮などに

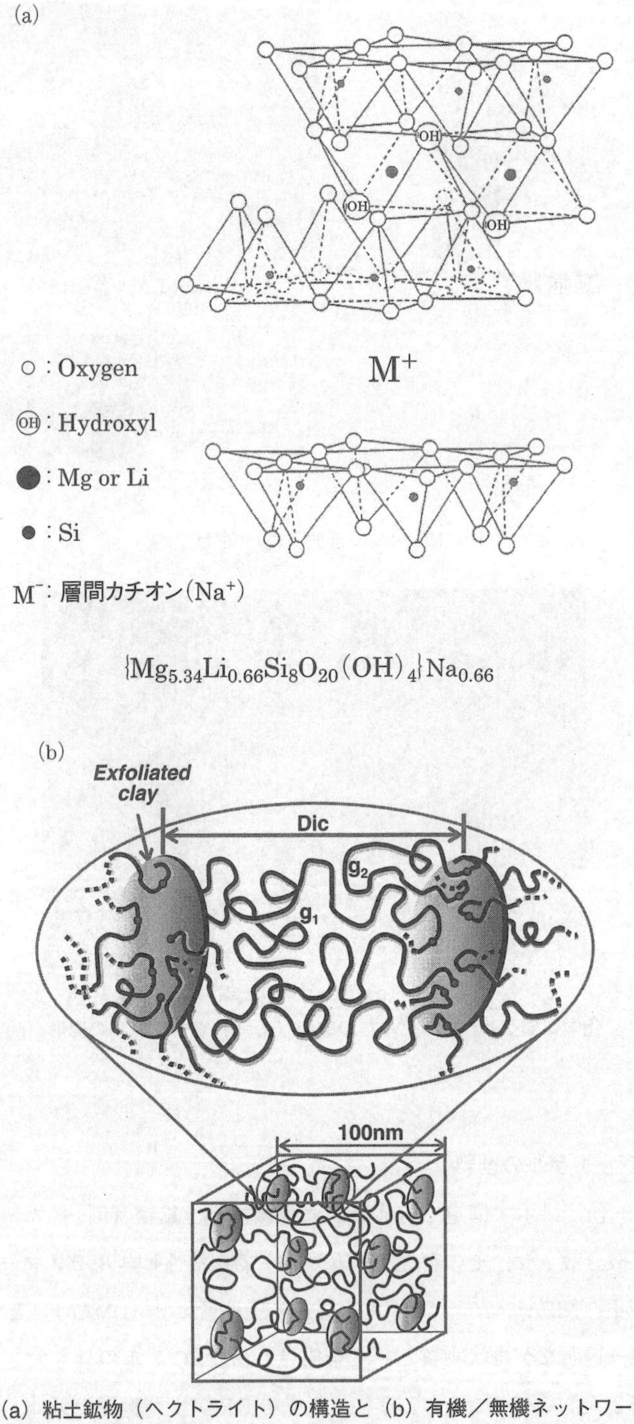

図3 (a) 粘土鉱物(ヘクトライト)の構造と (b) 有機/無機ネットワーク構造

より容易に破壊するのに対して，NCゲルは1000％以上の超延伸性および90％に達する耐圧縮性を示す（図2（c），図2（d））。また，NCゲルの強度・弾性率はゲルの組成（例:クレイ，ポリマー濃度）により大きく変化させられ（図4）[7]，非常に柔らかい伸縮性に富んだ材料から固い硬質ゴムに近いものまでが容易に制御して合成される。高強度ゲルとしては，1 MPaの延伸強度（900％破断歪）が含水率80％以上で達成される[8]。これを破壊エネルギーで比較すると，NCゲルは，同一水分・ポリマー組成のORゲルの3000倍に達する驚異的なタフネスを持つことを意味する。また，かかるNCゲルの広範囲に制御された力学物性は，透明性を保持したままで達成される特徴を有する。ORゲルでは架橋密度が大きくなると構造不均一性が急激に増加し白濁する（図2（b））が，NCゲルでは透明性（構造均一性）を高クレイ濃度においても維持している（図4（a））[7,8]。更に，NCゲルはORゲルと比べて高い水膨潤性を示し，感温性高分子（PNIPA）を用いた場合は，高感度な温度応答性（例:高い膨潤／収縮比，急速な収縮速度，明確な透明／不透明変化）が発現される[3]。

かかるNCゲルの特性は，その特異的なネットワーク構造（図3（b））に起因する。即ち，層状剥離したクレイ層（1 nm厚×30 nm径）が水媒体中にナノメートルスケールで均一に分散し，

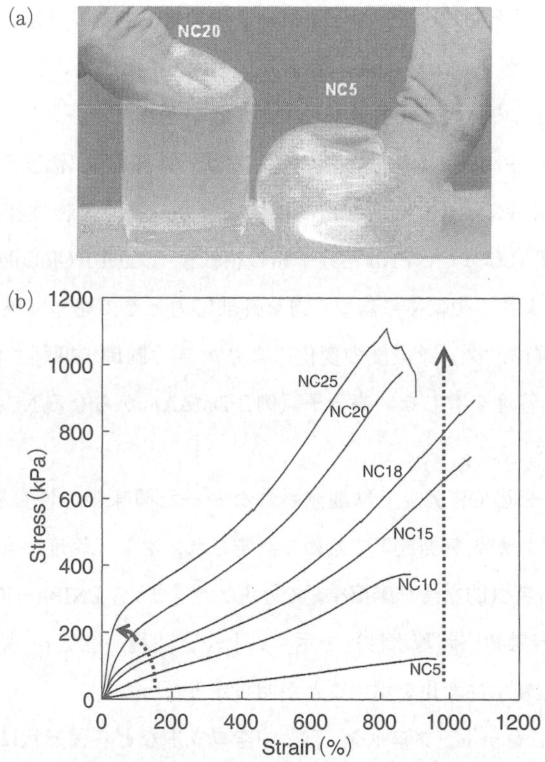

図4　NCゲルの応力歪み曲線（クレイ濃度依存性）と柔／硬NCゲル

隣接するクレイ層間を多数の屈曲高分子鎖が連結することで（分子レベルのミクロエクスパンダーを構成ユニットとした）ネットワークを形成している。言い換えれば，クレイは高分子鎖に対する超多官能架橋剤として働いており，クレイ1枚当たりの架橋分子鎖数は応力歪み曲線の解析から数十以上と見積もられた[6]。図3のネットワーク構造は，TEM，DSC，XRD，TG，SANS，DLS，力学測定等により確認された[3,5,6,9~11,]。また該ネットワークの形成過程においては，ORゲルや線状ポリマーの重合では観察されない特異的な光透過率のダイナミクスが観察され，クレイ表面での選択的な重合開始とクレイーブラシ粒子の形成によるネットワーク形成機構が推定された[12]。

2.3 ナノコンポジットゲルの機能

NCゲルは，室温で可逆的な大変形が可能な，高い透明性を有するソフトマテリアル（ゴム状物質）である。SBR，ウレタンゴム，シリコンゴムなど既存のゴムと比べて最も高い延伸性（ε_b＝1000～1600％）を有し[3,6]，また透明性（光透過率≈90％）にも優れている。一方，NCゲルの屈折率は主成分である水の値（＝1.33）に近く，有機高分子からなる前記ゴムと比べて最も低い屈折率を有する。また，水を主成分とするORゲルは，一般に光学的に等方性であるが，NCゲルは（臨界クレイ濃度以上において）ネットワーク中の自発的クレイ配向に由来する光学異方性を示す[8]。さらに一軸伸張下においては，ポリマー／クレイ両成分の配向に応じて変化する特異的な異方性変化（複屈折の極大と正負逆転現象）が観察された[13]。

刺激応答性高分子（例：PNIPA）からなるNCゲルでは，外部刺激（温度や塩濃度などの変化）によりゲルの透明性が瞬時に変化（透明⇔白濁）[3]するほか，多くの物性変化が観測された。例えば，下限臨界共溶温度（LCST）でPNIPA分子鎖の相転移（Coil-to-Globule転移）が生じるが，NCゲルを用いることにより，相転移に基づく力を外部応力として始めて検出することに成功した[14]。また，この相転移は，クレイ濃度の変化により大きく制御・抑制されることが明らかとなった[7]。一方，温度応答性を有しない高分子（例:PDMAA）からなるNCゲルでは，温度によらず安定した透明性を示した[6]。

NCゲルの表面も，従来のORゲルでは観測されなかった興味深い性質を示す。例えば，NCゲル表面での滑り摩擦特性が大気開放下で始めて測定され，クレイ濃度，含水率，そして周囲環境により大きく変化する特徴的な滑り摩擦挙動を示した[15]。また，PNIPA-NCゲル表面では，100～151°に達する高い水接触角（超疎水性）を示すことや，環境（空気or水）を変えることにより，表面が超疎水性⇔超親水性変化を示すことが明らかとなった[16]。

NCゲルは，フィルム，シート，ブロック，球，中空ロッドなど各種形状に成形可能であり[17]，またその表面は平滑もしくはマイクロメートルレベルの凹凸を有するように加工することもできる[18)]。更に，部分的また全面的に着色することも容易に行える。このように，目的・用途に応じて多種多様な NC ゲルが合成される。

3　医療材料への展開

医療材料に NC ゲルを用いる場合，安全性と機能性が最も重要である。安全性の基準は（体内埋込，体外使用など）用いる条件により異なるが，ここでは，まず一般的な NC ゲルの安全性について述べ，次いで NC ゲルの医療材料への検討例を紹介する。

3.1　ナノコンポジットゲルの安全性

3.1.1　NC ゲル成分

NC ゲルは，層状無機クレイと有機高分子と水からなる。層状無機クレイとしては，種々の水膨潤性クレイ（例：モンモリロナイト，ヘクトライト，サポナイト，雲母など）が使用できるが，医療材料として用いる場合は，不純物が少なく，かつ，十分な層状剥離性を有するものが好ましい。従って，天然産のモンモリロナイトなどより，化粧品用途にも使用されている純度の高い合成物（例：合成ヘクトライト「ラポナイト XLG」）が医療用 NC ゲルの原料として好ましい。ラポナイト XLG には，水熱合成時に残留した硫酸マグネシウムなどが少量含まれており，溶媒洗浄・凍結乾燥により予め精製して用いられる。一方，水溶性有機高分子としては，ポリ *N*-アルキルアクリルアミド類（例：PNIPA，PDMAA など）が用いられ，いずれも，医療関連材料としての実績（例：PDMAA は従来のコンタクトレンズに使用）がある。一方，これら NC ゲル成分を培地中に添加した場合の安全性は，HepG 2（human hepatoma cells）を用いた細胞培養試験により確認された[19)]。NC ゲルは，合成～精製条件の最適化により，残留有機モノマーが含まれない（抽出試験で検出されない）ようにでき，また，前節で述べたように高分子鎖及びクレイ層は全てネットワークの中に組み込まれているため，抽出試験でポリマー成分やクレイが遊離してくることは殆どない。

3.1.2　NC ゲルの安全性評価

NC ゲルを実際の医療材料（例：創傷被覆材）として用いる場合は，厚生労働省通知・医薬審発第 0213001 号「医療用具の製造（輸入）承認申請に必要な生物学的安全性試験の基本的考え方について」に定められた第一次評価のためのガイドラインによる以下の三つの生物学的安全性試験にパスすることが必要である。①細胞毒性試験，②感作性試験，③刺激性試験。NC ゲル（温度安定型，PDMAA-NC ゲル）は，これら三項目の予備試験において，いずれもパスすることが確認された。

3.1.3　NC ゲルの生体適合性

温度安定型 NC ゲルをウサギ体内（筋肉）に短期埋込試験を行った結果，炎症などが生じることなく回収された[20]。更に，中～長期の動物体内埋込試験（ヤギ，皮下）においても，クレイ濃度（架橋密度）により変化するが，全体として良好な結果が得られつつある。また，温度応答型 NC ゲルは 37 ℃において，良好な抗血栓性を示すことが確認された[20]。

3.1.4　NC ゲルの滅菌

NC ゲルを医療材料として用いる場合，滅菌処理を施すことが必要となる場合が多い。一般に，滅菌処理法としては，EOG 処理，放射線（電子線または γ 線）処理，オートクレーブ処理があり，NC ゲルの場合，後者 2 法が適用可能であった[20]。但し，放射線滅菌処理においては力学物性の低下，オートクレーブ処理においては気泡の発生やクリープ抑制などの課題に対する技術対応（例：多重架橋によるネットワーク変性[21]など）が必要である。EOG 処理は，有害ガス（EOG）のヒドロゲル内への残留可能性から適切では無い。

3.2　ナノコンポジットゲルの医療材料への展開

3.2.1　高機能湿潤型創傷被覆材

創傷（火傷，裂傷，褥瘡など）を治癒する方法として，従来は滅菌したガーゼにより被覆する乾式法がとられていたが，近年，ハイドロコロイドなどで創傷を覆って，湿潤環境下で傷の治癒を促進する方法が注目されている。これは，傷口表面を細菌から保護し，傷口から出てくる浸出液を吸収し，かつ，乾いた創傷面にも湿潤環境を供与し，傷の痛みを軽減しつつ，治癒の促進を図る治療法である。

成♂ヤギの背中に作成した創傷に対する，NC ゲル創傷被覆材を用いた動物実験（治癒実験）の様子を図 5 に示す。実験は国立循環器病センター研究所先進医工学センター（人工臓器部）と共同で行った。深傷度の異なる創傷（表皮，真皮，皮下組織に達する傷）を作成し，NC ゲルシート（温度安定型 NC ゲル，厚み 2 mm）（図 5 (a)）を被覆した。コントロールとしては，ガーゼ処理，市販ハイドロコロイド，市販ヒドロゲルなどを用いた。いずれの創傷に対しても，NC ゲル被覆により効果的な治癒が達成された。図 6 に治癒過程を示す。特に NC ゲルの場合は，従来の市販ハイドロコロイドや市販ヒドロゲルと比べて，透明性，力学物性，吸収性に優れ，多用な部位への適用，褥瘡を含む深い傷，大面積への適用などが容易であった。NC ゲル創傷被覆材の特徴をまとめて下記に示す。

(1)　柔軟性に優れ，凹凸のある創傷にもよくフィット。

(2)　伸縮性に優れ，間接部の動きにも無理なく追従。

(3)　浸出液の吸収性に優れ，吸収後の形状保持性も良好。

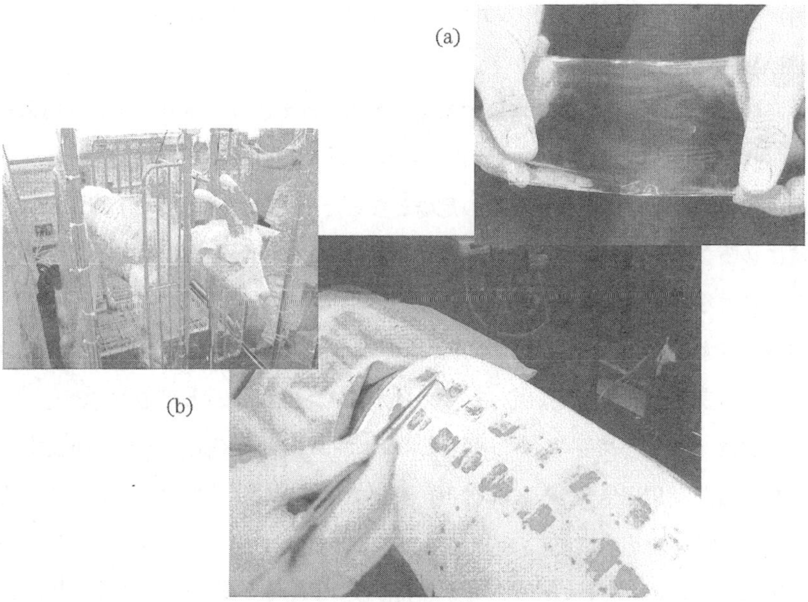

図5　NC ゲル創傷被覆材を用いた動物実験
(a) NC ゲル創傷被覆材，(b) 動物実験

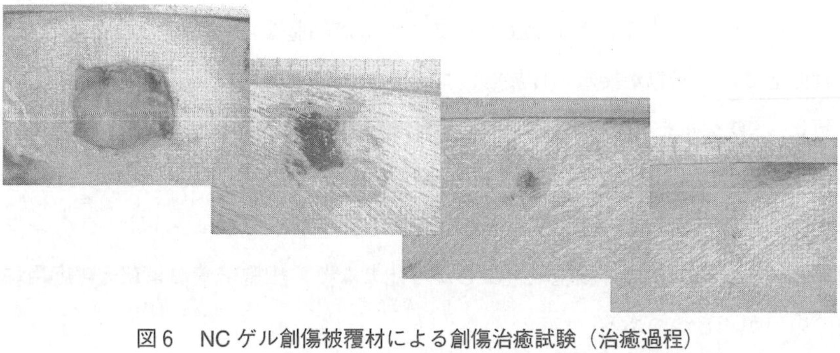

図6　NC ゲル創傷被覆材による創傷治癒試験（治癒過程）

(4)　非粘着性のため，創傷面への固着がない。

(5)　厚型および大面積タイプを使用することで，深い傷口や広範囲創傷にも対応可能。

(6)　透明性が高く，張ったまま創傷部の状態観察が可能。

(7)　優れたクッション性のため，外部刺激からの創傷部を保護。

(8)　棒状，粒状などの異形形状にも対応可能。

NC ゲルの特徴（例:吸着性，徐放性，表面凹凸付与性など）を活かすことで，更に高い機能性を有する創傷被覆材が可能となろう。その他，NC ゲル薄膜を組織代替膜もしくは組織疑似フィルムとして用いる検討も進行している。現在，NC ゲルを用いた新規医療部材（含む湿潤型創傷被覆材）への実用化研究はNEDOプロジェクトの一つとして推進されている[22]。

3.2.2 細胞培養基材

細胞は，一般に疎水性足場の上で増殖することが知られており，ポリスチレン製のディッシュ（TCPS）が細胞培養基材として最も広く用いられている。細胞培養には，必ずしも疎水性であれば良いというのではなく，基材が細胞の足場となるためには，細胞外マトリックスと呼ばれる細胞間接着に必要な因子（タンパク質）などが基材につくことが必要である。従って，TCPSもプラズマなどによる表面処理が施してある。

温度応答性を有するPNIPAゲルは，PNIPA鎖のCoil-to-Globule転移により，LCST（≈32℃）を境として，ゲル表面が親水性（＜LCST）から疎水性（＞LCST）へと可逆的に変化する[23]。従って，細胞培養温度（37℃）で播種した細胞は，疎水性ゲル表面で接着そして伸展する可能性がある。しかし，通常のPNIPAゲル（ORゲル）表面では培養は進まない。この原因は必ずしも明確ではないが，細胞外マトリックスのORゲルへの接着が不十分なことも一因と考えられる。岡野らは，TCPS上に30 nm以下という，非常に薄いPNIPA層を電子線重合により作成することで，温度応答性による細胞シート剥離性能（37℃＞LCSTで培養，20℃＜LCSTで培養した細胞を剥離）を有する細胞培養基材を開発し，新たな細胞シート工学分野を切り開いている[24]。

筆者らは，PNIPAからなる従来のORゲルフィルムが細胞を増殖しないのに対して，NCゲルフィルム表面上では，細胞が接着・伸展し，コンフルエント状態まで培養が可能であることを見出した。更に，NCゲルをLCST以下の温度（例:20℃）に冷却することで，トリプシンなどの酵素処理なしで，図7に示すように培養した細胞がシート状に剥離することが明らかとなった[19]。以上のように，固いTCPSを基材としなくても，ソフトでウェットなNCゲルを用いて細胞培養や引き続くシート状での細胞取り出しが可能となり，細胞培養およびその応用に関して新たな展開の糸口が開きつつある。

3.2.3 その他の医療関連部材

NCゲルを「柔軟で形のある水」と捉えることで，医療～健康・化粧品・スポーツ分野で多くの展開が可能であろう。例えば，不眠に悩む人に対して，頭部を冷却することが有効と報告されている。ひんやりした感触のNCゲル製枕は脳を穏やかに冷やし，睡眠を促進するのに効果的と考えられる（図8(a)）。スポーツの後，肩，肘，膝などをアイシングして冷却することが多いが，これに対しても，柔軟で患部に良くフィットし，液漏れの恐れがなく，冷却効果の高いNCゲルは極めて有効であろう（図8(b)，(c)）。NCゲルの冷却効果および冷却時の柔軟性は，NCゲルが0℃でも凍らず過冷却できることから特に優れている。一方，健康分野では，肩こりや腰痛などに悩んでいる人には，柔軟で低反発性を有するNCゲルを用いると，肩，腰，背中にかかる圧力が分散され痛みが軽減される可能性が高い。また，老人医療で課題となっている褥瘡の発

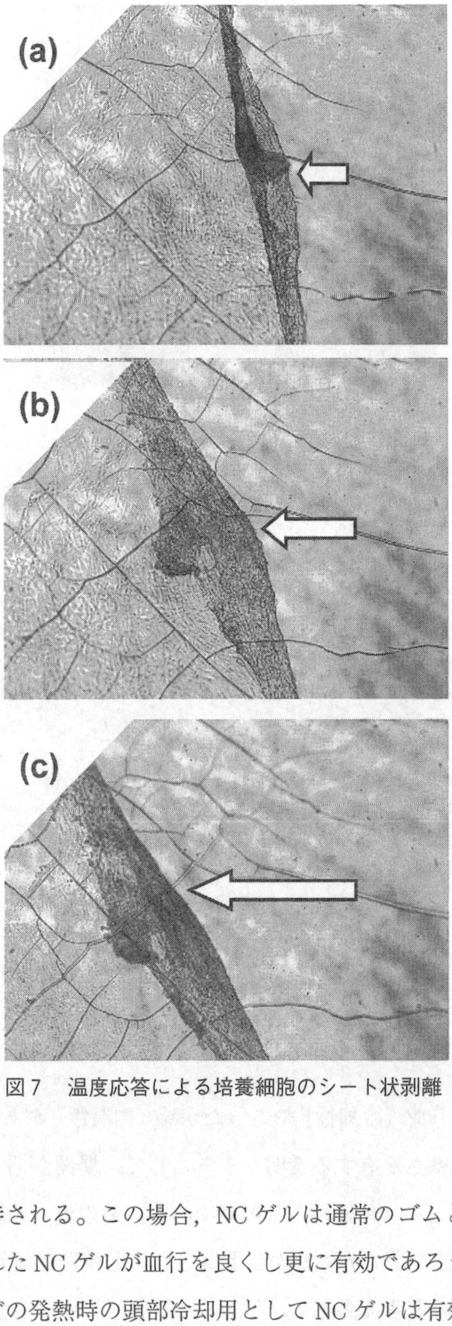

図7　温度応答による培養細胞のシート状剥離

生抑制に役立つことも期待される。この場合，NCゲルは通常のゴムと異なり容易に加温することができるため，加温されたNCゲルが血行を良くし更に有効であろう。

医療分野でも，風邪などの発熱時の頭部冷却用としてNCゲルは有効に用いられる。従来品より長時間冷却効果が続き，かつ，形状も自由で，頭に巻いたり，帽子のように被せたり，枕のように使うことなどが出来る。使用前のNCゲルの冷却は冷蔵庫にて容易に行え，家庭に一個，常備品となることが期待される。病院での医療用部材としては，怪我をしたり，火傷をしたりした時の創傷被覆材（前節）として有効に用いられるほか，テロや災害時などの救急現場での応急措

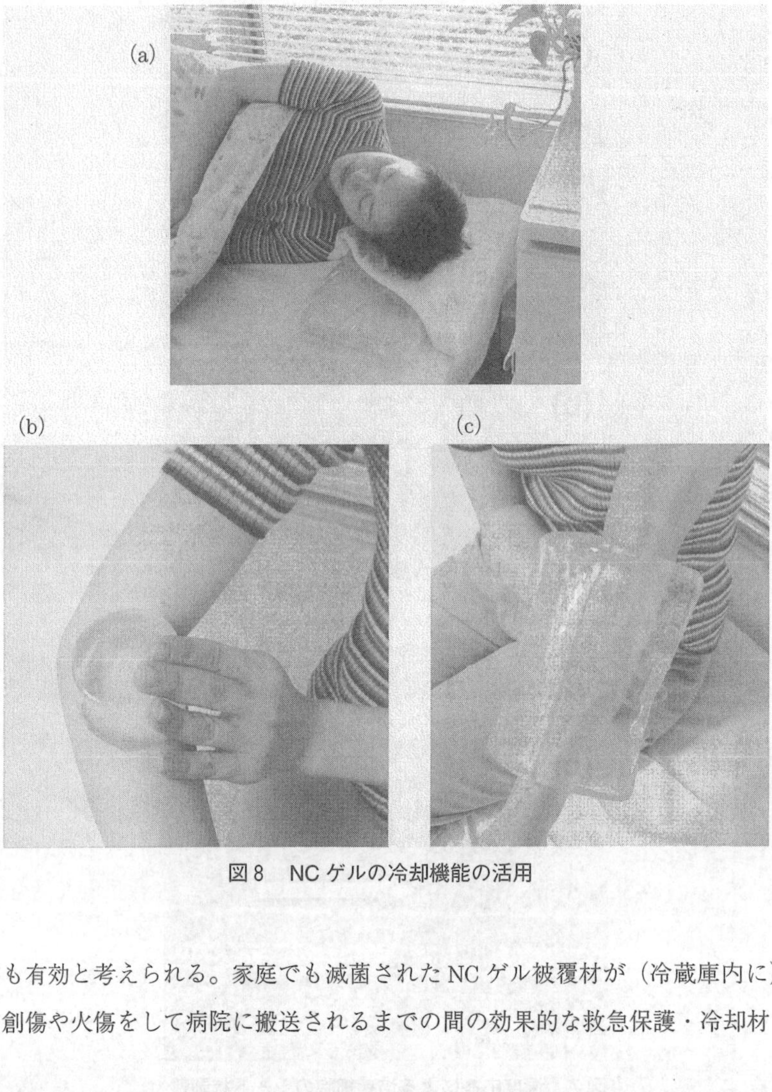

図8　NCゲルの冷却機能の活用

置材としても有効と考えられる。家庭でも滅菌されたNCゲル被覆材が（冷蔵庫内に）常備されておれば，創傷や火傷をして病院に搬送されるまでの間の効果的な救急保護・冷却材として有効であろう。

化粧品分野でも，ひんやり感（冷却性）やあったか感（加温性）があり，水分供給性（保水性）のある，人の皮膚に近い柔軟さを有する透明シートとして，展開が期待される。化粧水や化粧薬品を保持して供給すること（パック材料）も可能である。その他，柔軟で透明な粘弾性物質としてのNCゲルは，衝撃吸収性や圧力分散性が必要とされる医療関連器具・装置やスポーツ関連用具・器具の材料としても有効と考えられる。

4　おわりに

NCゲルの用途展開はまだ始まったばかりであり，その全容が見えている訳ではない。しかし，水を主成分とするNCゲルは，資源・環境・機能を重視する社会で必ずや重要な役割を果たすようになると期待される。通常のゴム・エラストマーが有機高分子のみからなるのに対して，NCゲルは，同等以上の性能を有しながら，90％近くが水からなる弾性材料である。石油資源由来の合成高分子の使用量も1/10であれば，廃棄量・焼却量も1/10となる。また，NCゲルはハロゲン・リンなどを一切添加する必要のない究極の不燃性を有する。水が主成分のため，燃えないどころか，周りを消火する能力さえある。更に，NCゲルの組成をわずかに変えるだけで広範囲に物性が制御され，プリンのような非常に柔らかい材料から，固い硬質ゴムに近いものまでが任意に制御可能である。NCゲルは，正に理想的な環境に優しい材料と言える。

従来の常識を打ち破った力学物性・機能性を有するナノコンポジットゲル（NCゲル）は，水を主成分とする高分子ゲル材料として，また他の素材と複合化させた複合ゲル材料として，ここで記した医療分野での例を初めとして，多様な社会ニーズに対応して幅広い展開が進むものと期待される。

文　献

1）“ゲルハンドブック”長田義仁・梶原莞爾編集，エヌティーエス（1997）
2）原口和敏，ネットワークポリマー，**27**, 168（2006）
3）K. Haraguchi, T. Takehisa, S. Fan, *Macromolecules,* **35**, 10162（2002）
4）M. Shibayama, *Macromol. Chem. Phys.,* **199**, 1（1998）
5）K. Haraguchi and T. Takehisa, *Adv. Mater.,* **14**, 1120（2002）
6）K. Haraguchi, R. Farnworth, A. Ohbayashi and T. Takehisa, *Macromolecules,* **36**, 5732（2003）
7）K. Haraguchi and H.-J. Li, *Angew. Chem. Int. Ed.,* **44**, 6500（2005）
8）K. Haraguchi and H.-J. Li, *Macromolecules,* **39**, 1898（2006）
9）M. Shibayama, J. Suda, T. Karino, S. Okabe, T. Takehisa and K. Haraguchi, *Macromolecules,* **37**, 9606（2004）
10）M. Shibayama, T. Karino, S. Miyazaki, S. Okabe, T. Takehisa and K. Haraguchi, *Macromolecules,* **38**, 10772（2005）
11）S. Miyazaki, H. Endo, T. Karino, K. Haraguchi and M. Shibayama, *Macromolecules,* **40**, 4287（2007）
12）K. Haraguchi, H.-J. Li, K. Matsuda, T. Takehisa and E. Elliott, *Macromolecules,* **38**, 3482（2005）
13）K. Murata and K. Haraguchi, *J. Mater. Chem.,* **17**, 3385（2007）
14）K. Haraguchi, S. Taniguchi and T. Takehisa, *ChemPhysChem.,* **6**, 238（2005）
15）K. Haraguchi and T. Takada, *Macromol. Chem. Phys.,* **206**, 1530（2005）

16） K. Haraguchi, H.−J. Li and N. Okumura, *Macromolecules,* **40**, 2299（2007）
17） K. Haraguchi, *Macromol. Symp.,* **256**, 120（2007）
18） L. Song, M. Zhu, Y. Chen and K. Haraguchi, to be submitted.
19） K. Haraguchi, T. Takehisa and M. Ebato, *Biomacromolecules,* **7**, 3267（2006）
20） K. Haraguchi, and T. Takehisa, Proceedings of ASME 2005, 80533（2005）
21） K. Haraguchi and L. Song, *Macromolecules,* **40**, 5526（2007）
22） ㈱新エネルギー・産業技術総合開発機構（NEDO）/ナノテク・先端部材実用化開発プロジェクト（P 05023） http://www.nedo.go.jp/activities/portal/p 05023.html
23） M. Heskins, J. E. Guillet, *J. Macromol. Sci. Chem.,* **A 2**, 1441−1455（1968）
24） M. Yamato, T. Okano, *Mater. Today,* **7**, 42（2004）

第3章　軟骨に匹敵する高強度・低摩擦ゲルの創製と生体機能材料への展開

中島　祐[*1]，龔　剣萍[*2]

1　はじめに―生体機能材料としてのゲルの有用性―

1.1　生体機能材料の歴史

「生体機能材料」。すなわち生体と同様な機能を持つ材料のことである。最近になって生まれた概念のように感じる方も多いだろうが，その歴史は大変古い。古代より人類は，体の一部の機能が衰えたり，失われたりすると，その機能を代替するために様々な物質を用いてきた。衰えた歩行機能を補完するための杖は太古の昔から使われてきたであろうし，折れた骨の代わりに体を支えるギブスや失われた聴力を補完する補聴器なども広く使われている生体機能材料である。また鳥の翼にヒントを得た飛行機，魚のヒレを模倣した水かきなども，生体の機能を実現しているという点で広義の生体機能材料に含まれるだろう。生体機能材料とは，意外と身近で，古い歴史を持つものなのである。

ところで従来の生体機能材料は，生体外に装着することで生体の機能を代替することを目指して作られてきた（上に挙げたものは全てこのタイプである）。しかし近年の医療技術の発達は目覚しく，機能が失われた生体内器官を取り払い，そこに人工物を埋め込むことで生体が持っていた機能を代替させる，という，新しい概念の生体機能材料が実現しつつある。壊れてしまった関節の代わりに金属やプラスチックで出来た人工関節を埋め込む，という手術は年に5万件以上行われているし，詰まってしまった血管をプラスチック製の人工血管でバイパスするという手法も広く使われている。

1.2　生体機能材料としてのゲルの有用性

生体に埋め込むタイプの生体機能材料は，生体内器官が持つ機能や物性をなるべく模倣したも

＊1　Tasuku Nakajima　北海道大学大学院　理学院　生命理学専攻　生命構築科学講座　ソフト＆ウェットマターの科学研究室

＊2　Jian Ping Gong　北海道大学大学院　理学研究院　生命理学部門　生命融合科学分野　ソフト＆ウェットマターの科学研究室　教授

のである必要がある。しかし，現在作られている生体機能材料は，生体の機能を完全に代替出来ているとは言えない。

例えば生体の関節は低摩擦性・低摩耗性・衝撃吸収性を持っており，激しい衝撃に耐えながらも滑らかに動くことが出来るが，現行の人工関節軟骨は高摩擦で磨耗が酷く，また衝撃を吸収することも出来ない。このため，人工関節軟骨を埋め込む手術をした人は激しい運動をすることが出来ない。また，生体の血管は血液をスムーズに流しつつ，外部の細胞と物質のやりとりが可能なのに対し，プラスチック製の人工血管は血栓を形成してしまう上に物質透過性が全く無いため，永続的に使用することは難しい。

なぜこのような問題が起こるのだろうか。それは，生体組織が（骨や歯を除いて）柔らかく水を含んだ物質，すなわちゲルで出来ているのに対し，現在使われている生体機能材料は硬くてドライな物質である固体から出来ているためではないだろうか。関節の滑らかな動きや血管を介した物質輸送には器官内部の多量の水が本質的に重要であり，固体でこれらを模倣することは出来ない。生体の機能・物性を完全に模倣するには，生体と同様の物質であるゲルを使うのが望ましいのではないだろうか。

2 生体関節軟骨に学んだ高強度 Double Network ゲル

このように，ゲルは生体機能材料として非常に有用だと考えられているが，現在のところ，ごく一部の例外（コンタクトレンズ等）を除いて実用化されるには至っていない。その最大の要因は，力学強度の低さである。

一般的な化学ゲルは，1つのビニル基を持つモノマーと複数のビニル基を持つ架橋剤をランダム共重合させて得られる。こうして作られたゲルの構造は，ゲル化前の溶液の濃度揺らぎが固定されるために不均一であり，力を加えると架橋点間距離が短い部分へ応力が集中し，僅かな力で破断してしまう。いくらゲルが優れた性質を持っていても，すぐ壊れるようでは話にならない。そこで筆者らの研究グループは，ゲルによる生体機能材料の創製を目指す中で，まずは高強度なゲルを創製することを目標とした。

2.1 高強度 DN ゲルの合成と強度

筆者らの研究グループは高強度ゲルの開発に当たって，高い強度を持つ生体軟骨の構造に注目した。生体軟骨は，剛直なコラーゲン繊維の3次元ネットワークの内部に，ブラシのような構造を持つ柔軟なプロテオグリカン集合体が存在する，すなわち「硬」と「柔」の複合構造を取っていることが分かっている。そこで筆者らはこの構造を模倣し，強電解質で剛直な poly（2-

acrylamido-2-methylpropanesulfonic acid) gel (PAMPS ゲル) を 1st network，中性で柔軟な poly-acrylamide (PAAm) を 2nd network とした相互侵入網目ゲル (IPN ゲル) を合成，Double Network ゲル (DN ゲル) と名付けた[1]。図1に模式図を示す。

合成されたDN ゲルは驚くべき破断応力を示した。PAMPS ゲルは 0.4 MPa (4 kgf/cm^2)，PAAm ゲルは 0.7 MPa (7 kgf/cm^2) という弱い圧力で破壊されてしまうが，DN ゲルは，通常の組成では約 20 MPa (200 kgf/cm^2)，圧縮破断強度に特化した組成では約 60 MPa (600 kgf/cm^2) もの圧力に耐えることが出来た。これは原料となるゲルのおよそ 50 -200 倍であり，生体軟骨に日常的に掛かっている圧力 (3～18 MPa) をも凌駕する値となっている。図2に圧縮試験時の応力ー歪み曲線を示す。

DN ゲルは他の力学的物性も大変優れている。引裂試験によって DN ゲルの破壊エネルギーを測定[2]したところ，100～1000 J/m^2 という非常に高い値 (PAMPS ゲルのおよそ 1000 倍) を示した。また，引張試験による測定では最大で 2000 %という大きな破断伸びを示した。このように，DN ゲルは高い圧縮破断応力や破壊エネルギー，伸縮性などを示す非常に優れた物質であることが分かった。

何故，2種の網目を組み合わせただけでこれほどまでに優れた物性が得られるのか。筆者らの研究グループは DN ゲルの高強度化条件を知るため，様々な組み合わせで DN ゲルを合成し，その強度を測定した。その結果，高い強度を示す DN ゲルには以下のような特徴があることが分かった。

① 1st network は剛直な電解質ゲル，2nd network は中性で柔軟な高分子であること。

② 1st network の架橋密度は高く，2nd network の架橋密度は非常に低い (あるいは架橋しない) こと。

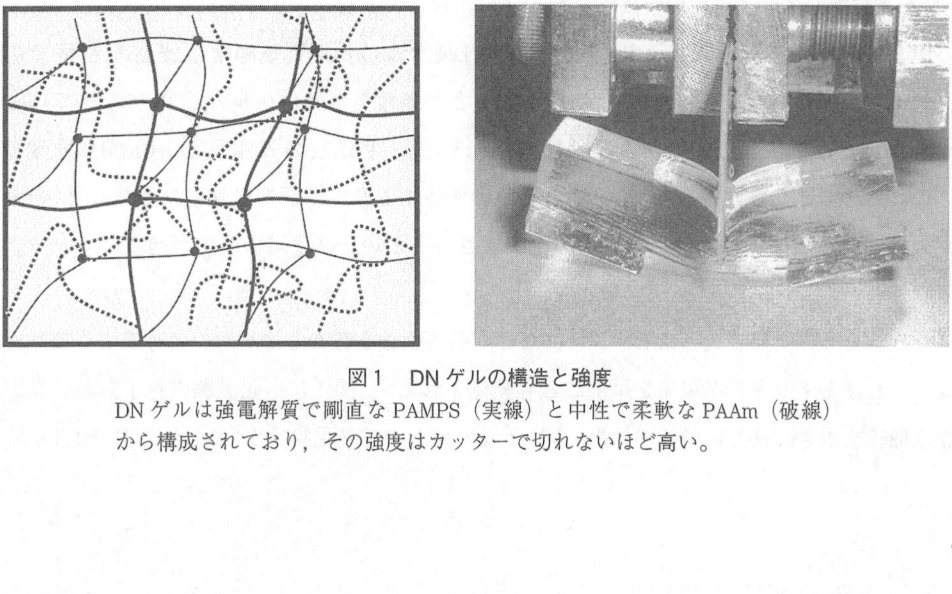

図1　DN ゲルの構造と強度

DN ゲルは強電解質で剛直な PAMPS (実線) と中性で柔軟な PAAm (破線) から構成されており，その強度はカッターで切れないほど高い。

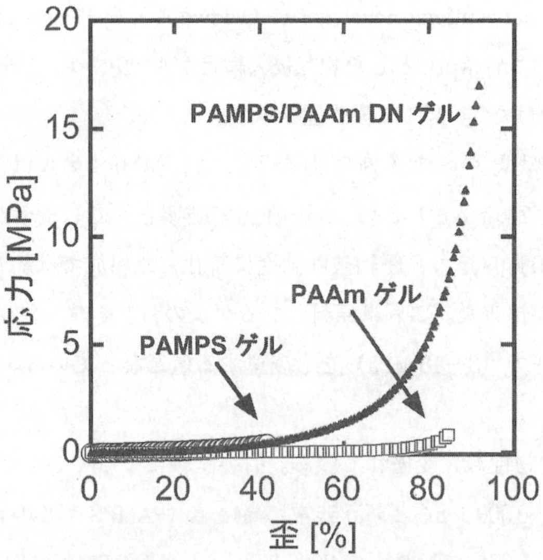

図2　2重網目のPAMPS/PAAm ゲルとそれを構成するPAMPS ゲルおよびPAAm ゲルとの力学物性の比較[1)]

2重網目構造のDNゲルは密に架橋された第1の網目（高分子電解質）と同じ硬さを示す一方，柔らかい第2の網目（中性高分子）と同程度に大変形しても壊れない。

③　2nd network を形成する成分は，1st network のそれよりも遥かに多く含まれていること。

これらの条件を満たすDNゲルが何故高強度化するのかは，既存の理論では説明出来なかった。

2.2　DN ゲルの高強度化メカニズム

DNゲルの引張試験より，高強度化メカニズムの解明に繋がる2つの重要な現象が発見された。

DNゲルに対してサイクル引張試験を行うと，非常に大きなヒステリシスを示すことが分かった。図3に応力—歪み曲線を示す。合成直後のDNゲルの初期弾性率は0.25 MPa程度であるが，サイクル引張試験を行った後では0.01 MPaと，弾性率が元のゲルの1/10になっていることが分かった。なお，PAMPSゲルの弾性率は0.3 MPa，PAAmの弾性率は0.01 MPa程度である。これらのことから，DNゲルを圧縮あるいは伸長する際には最初に骨組みとなるPAMPSゲルが破壊され，最後に柔軟なPAAmゲルが破壊されるという2段階の破壊が起こっていることが示唆された。

また，ある条件下で合成したDNゲルに対して引張試験を行うと，ゲルの中心部にくびれが出来る，いわゆるネッキング現象を示すことも発見された[3)]。図4に引張試験の様子，および応力—歪み曲線を示す。詳しい研究の結果，DNゲルのネッキング現象は1^{st} network PAMPSゲルの

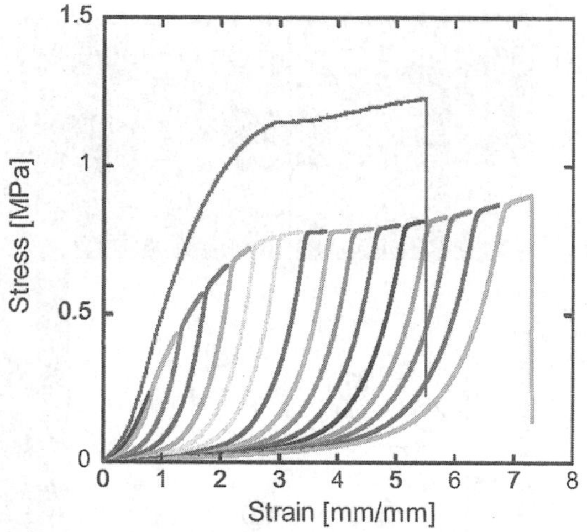

図3　DN ゲルのヒステリシス
一度引張試験を行った DN ゲルの弾性率は極端に下がる。
試験速度：100（mm/min）

破断応力が小さく，2nd network PAAm の架橋密度が非常に低い（すなわち，伸びやすい）ときに生じやすいことが分かった。これらの結果より，ネッキング現象は PAAm が伸長しながら PAMPS ゲルを破壊していくことによって起こる，というモデルが提案されている。

ネッキングを起こす DN ゲルの破壊エネルギーは非常に高くなることも分かった。すなわち，PAAm の伸長によって PAMPS が破壊される，という現象は DN ゲルの高強度化にとって非常に重要な役割を果たすことが示唆された。

以上のデータより，筆者らは以下のような高強度化メカニズムを提案している。

DN ゲルの破壊は，

1．最初に剛直，高架橋密度である PAMPS ゲルの破壊が起こる。
2．次に柔軟で伸縮性に富む PAAm ゲルが引き伸ばされていく。
3．最後に PAAm ゲルが伸びきって切断されることで，DN ゲルは最終的に破壊される。

という3ステップで起こると考えられる。

DN ゲルの強さの秘密は第2ステップに隠されている。PAAm は PAMPS よりも遥かに高濃度で存在しているため，PAAm が伸展することによって周辺に存在する PAMPS に大きな力が掛かり，広範囲に亘って破壊されていく（ネッキング現象）。筆者らの試算では，引裂試験において DN ゲルを切断するためには 100 μm もの厚さの PAMPS ゲルを破壊することが必要となる[4)]。このステップで非常に大きなエネルギーが散逸されるために DN ゲルは高い強度を持っていると推察される[5)]。

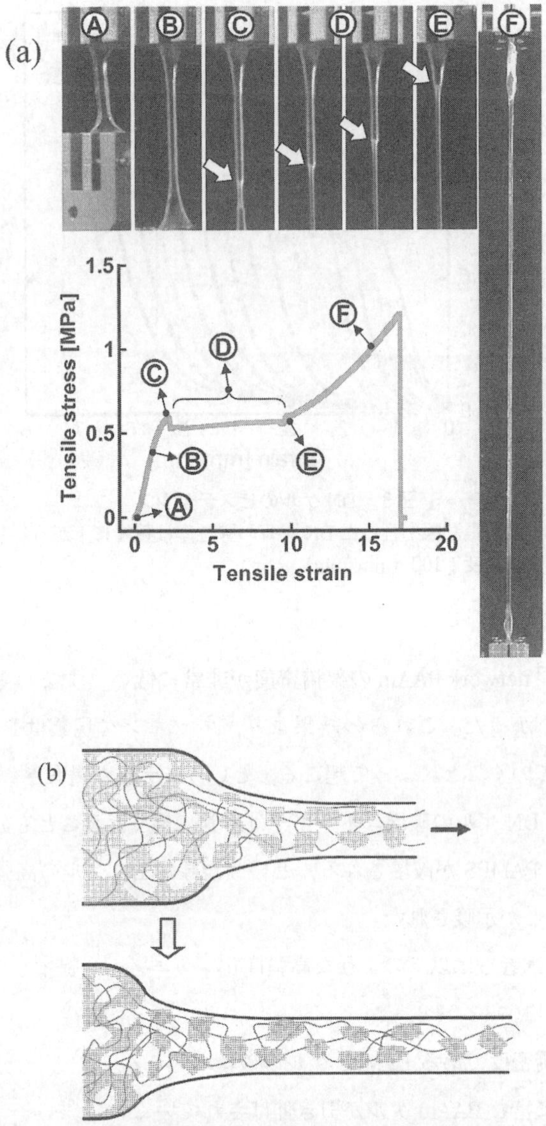

図4　DN ゲルのネッキング現象と模式図3)
(a) ネッキング現象の様子。(b) ネッキング現象は，PAAm が伸長しながら PAMPS ゲル（図の斜線部）を破壊していくことで起こっていると考えられる。

図5に，一般的なゲルの破壊メカニズムと DN ゲルの破壊メカニズムとの違いを示す。一般的なゲルを破壊するときには，ある1本のライン上の高分子鎖を切ればゲルを完全に破壊することが出来るため，大きなエネルギーは必要ないが，DN ゲルを破壊する際には，亀裂の周辺にある高分子鎖も破壊しなければゲルを破壊することは出来ないため，非常に大きなエネルギーが必要

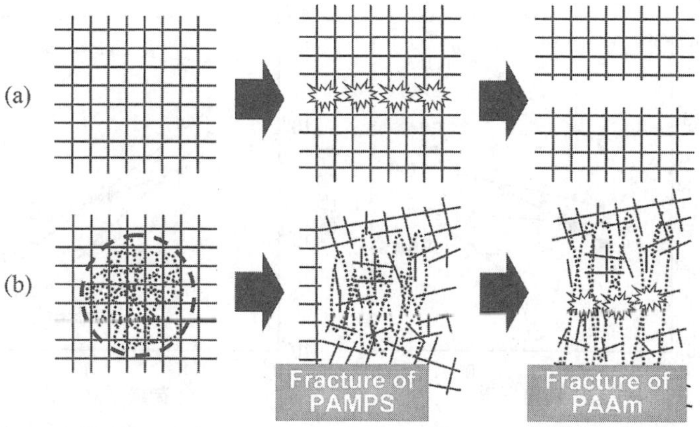

図５　(a) 一般的な（１重網目の）ゲル及び（b）DN ゲルの破壊メカニズム
一般的なゲルの場合と異なり，DN ゲルを破壊するには PAAm の周辺に存在する PAMPS ゲルを広い範囲で破壊する必要がある。

となる。これが DN ゲルの強さの秘密である。

3　うなぎに学んだ低摩擦ゲル

DN ゲルを手に入れたことで，ゲルを材料として応用する大きな第１歩を踏み出すことが出来た。本ゲルに様々な機能を付与することで，様々な生体機能材料が実現出来ると考えられる。

ではまずどのような機能を付与させればいいだろうか。筆者らの研究グループは生体の様々な部位に低摩擦現象が存在することに着目した。瞬きをしても目蓋からは何の抵抗も感じず，毛細血管は自分より大きいサイズの赤血球をよどみなく通し，食道は飲み込んだ食品をスムーズに胃まで運んでいる。このような低摩擦性をゲルに付与出来れば応用の幅が大きく広がると考え，ゲルの摩擦を下げる方法の研究に取り掛かった。

3.1　ゲルの不思議な摩擦特性

一般的な固体間の摩擦力は，$F=\mu W$（アモントン－クーロンの法則，1699 年）という単純な法則で表されるように荷重のみに依存し，摩擦速度や（見かけの）接触面積，摩擦基板の性質などには殆ど依存しない。しかしゲルの場合，その摩擦力は荷重のべき乗に比例し，摩擦速度や接触面積とも大きな関係があり，ゲルと摩擦基板との相互作用の強さにも大きく影響されることが分かった。また，一般的にゲルの摩擦力は固体に比べて低いことも分かった。詳しくは関連論文を参照されたい[6~11)]。図６に，様々なゲルや固体の摩擦力の荷重依存性を示す。

このようにとても複雑な機構を持つゲルの摩擦であるが，大きく分けると境界潤滑と流体潤滑

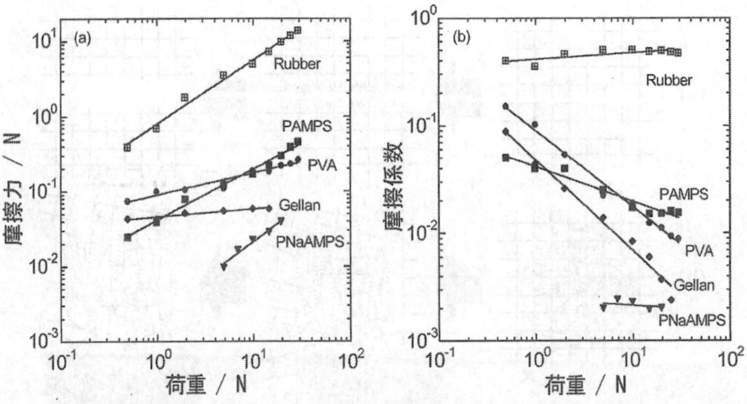

図6　種々のゲル表面が示す（a）摩擦力と荷重との関係および（b）摩擦係数と荷重との関係[8)]
滑り速度：1.2×10^{-4}m/s，接触面積：3 cm×3 cm，摩擦基板：ガラス。

という二つのモードに分類することが出来る[12)]。境界潤滑とは，ゲルと摩擦基板が接触している状態における摩擦形態であり，その摩擦力は主に，ゲル表面の高分子鎖が摩擦基板に吸着し，引き伸ばされることによる弾性抵抗に由来している。一方，流体潤滑とは，ゲルと摩擦基板との間に液体の連続的な潤滑層が形成され，この潤滑層の粘性抵抗が主な摩擦力となる摩擦形態である。通常のゲルでは，摩擦速度が小さい場合には境界潤滑，摩擦速度が大きい場合には流体潤滑を取ることが知られている。ただし，基板とゲルとが反発するような系（例えば，共に負電荷を持つPAMPSゲルとガラスとの摩擦など）の摩擦においては，速度に関わらず潤滑層が形成されて流体潤滑となる。

図7に，一般的なゲルの摩擦力の速度依存性を示す。グラフから分かるように，一般に流体潤

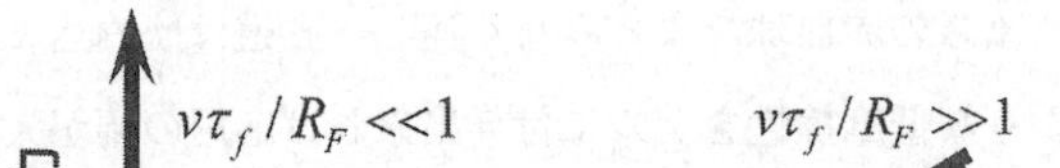

図7　吸着基板上での摩擦力と滑り速度の相関[13)]
吸着基板上におけるゲル摩擦挙動の模式図。摩擦力は，高分子鎖吸着による弾性力と溶媒による粘性力の和である。滑り速度$\nu\tau_f/R_F<<1$のときには弾性力による摩擦が支配的であるのに対して，$\nu\tau_f/R_F>>1$のときには溶媒の粘性による摩擦力が支配的となる。ここで，R_Fとτ_fはそれぞれ高分子部分鎖のサイズと緩和時間である。

滑の場合の方が境界潤滑よりも低い摩擦力を示す。従って，ゲルの摩擦を下げるには，いかに基板とゲルとの接触を防ぐか（潤滑層を形成させるか），が肝要である。

3.2　多糖ゲルの特異な荷重依存性

ここで，多糖からなる物理ゲルの興味深い摩擦特性を紹介したい。多糖ゲルは，通常の条件では荷重依存性が極めて小さいが，もっと高い荷重領域で測定するとある荷重を境として摩擦力が低下し，その後は荷重をかければかけるほど摩擦力が低下していくという負の荷重依存性を示すことが見出された[11)]。多糖ゲルは化学合成によるゲルと異なり，水素結合やイオン結合，微結晶の形成などの可逆的な結合によってゲル化している。これらの結合は強固とは言えず，熱や圧力を加えることによって容易にゾル化してしまうという性質がある。本実験系では，高い圧力が加わることによって高分子鎖がほどけ，摩擦界面にヌルヌルした高分子溶液が導入されたことによってゲルと基板との吸着が阻害され，結果的に潤滑層の形成が起こって摩擦力が低下したものと推察される。

摩擦力の負の荷重依存性は，意外と身近な所で体感することが出来る。うなぎを手で掴もうとした時，力を入れれば入れるほど滑ってしまい，うまく捕まえられなかったという経験をしたことはないだろうか。これは，うなぎの表皮からムチンと呼ばれる多糖が分泌されているために起こる現象である。

本実験より，ゲルの摩擦界面に高分子溶液を導入することで摩擦力を著しく下げることが出来る，という，低摩擦ゲルの創製を目指す上で非常に重要な知見を得ることが出来た。

3.3　低摩擦ゲルの創製

高分子溶液のヌルヌルによって低摩擦状態が作り出されるのであれば，ゲル表面に架橋されていない高分子のグラフトを生やすことで類似した状態を作り出しても摩擦力は小さくなるのではないか？　筆者らの研究グループはこのような仮説を立て，それを実証するために表面に高分子鎖のグラフトを導入したゲルを作成し，その摩擦力を測定することとした。

ゲル表面に高分子グラフト鎖を導入する手段としては，疎水性基板を用いてゲルを重合する際，界面での架橋反応が阻害されてゲル表面がグラフト状になるという基板効果，およびゲル内部に架橋されていない直鎖状のポリマーを含有することによってゲル表面に高分子鎖グラフトを導入することを狙ったリニアポリマー含有ゲルを用いた。グラフト表面を持ったゲルの摩擦力・摩擦係数を図８に示す。通常の PAMPS ゲルの摩擦係数が 10^{-1}～10^{-2} 程度であるのに対し，グラフト鎖を導入した PAMPS ゲルの摩擦係数は 10^{-3}～10^{-4} と非常に低い値を示し，条件によっては摩擦力を約 1/1000 にまで低減可能であることが示された[13)]。

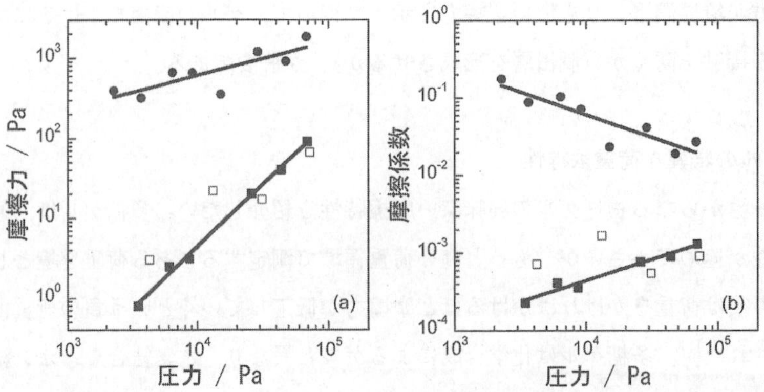

図 8　表面構造の異なる PAMPS ゲルの，(a)摩擦力の荷重依存性及び(b)摩擦係数の荷重依存性[12]

（●）親水性基板上で重合したゲル（表面網目構造），（■）疎水性基板上で重合したゲル（表面ブラシ構造），（□）リニアポリマー含有ゲル。滑り速度：0.01（rad/s），接触面積：1 cm×1 cm，摩擦基板：ガラス，水中測定。

3.4　高強度 DN ゲルの低摩擦化

低摩擦ゲルを得る方法を確立出来たので，次に DN ゲルを用いた高強度・低摩擦ゲルの創製を目指した。図 9 にその摩擦力を示す。TN とは DN ゲル内部で 3rd network として PAMPS ゲルを合成したもの，DN–L とは DN ゲル内部に PAMPS のリニアポリマーを導入し，表面をグラフト化したものである。注目すべきことに，DN–L ゲルは DN ゲルと同程度の強度を保ちつつ，その摩擦係数は約 10^{-4} と，前項で述べた低摩擦ゲルに匹敵するほどの低い値を持つ。これは DN ゲルに対して 1/100～1/1000 という非常に低い値であり，生体関節軟骨の摩擦係数（0.005～0.03）を遥かに凌駕するものである。

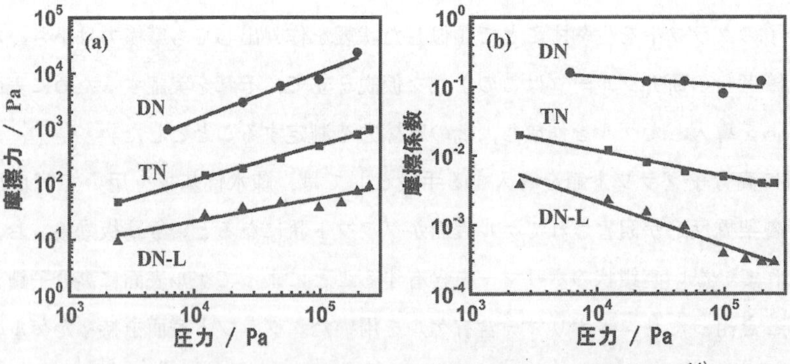

図 9　高強度 DN ゲルの摩擦力(a)及び摩擦係数(b)の荷重依存性[14]

（●）PAMPS/PAAm 2 重網目ゲル（DN ゲル），（■）DN ゲルにさらに架橋した電解質を導入したもの（TN ゲル），（▲）：DN ゲルにさらに架橋しない電解質を導入したもの（DN–L ゲル）。滑り速度：1.7×10^{-3}（m/s），摩擦基板：ガラス，水中測定。

以上のように，DN ゲルの特徴である２重網目構造と低摩擦ゲルの特徴である高分子グラフト鎖を組み合わせることで，様々な材料に応用可能な超高強度・低摩擦ゲルを得ることが出来た[14)]。

4　高強度・低摩擦ゲルの人工関節軟骨としての展開

前節までに述べたように，筆者らは超高強度・低摩擦ゲルを手に入れることに成功した。このゲルの物性が生体関節軟骨に非常に良く似ていたことから，筆者らの研究グループは，まずは本ゲルを人工関節軟骨として応用することを考えた。本節では，そのための様々な機能付与について紹介する。

4.1　生体適合性高強度ゲル

医療用素材にとって最も重要なことは，生体適合性を有することである。そこで筆者らの研究グループは DN ゲルの生体適合性に関する試験を行った。

様々な組成の DN ゲルをウサギの皮下に移植し，ゲル周囲の組織の炎症反応を観察したところ，2^{nd}network として poly（N, N'−dimethylacrylamide）を用いた PAMPS/PDMAAm ダブルネットワークゲルでは移植後６週間経っても炎症が殆ど観察されず，通常人工関節に使われる材料であるポリエチレンと同等，あるいはそれ以上の生体適合性があることが分かった[15)]。さらに本ゲルで人工半月板を作り，ウサギの膝関節に移植したところ，短い期間ではあるが良好な結果が得られた。まだ動物実験の段階ではあるが，将来的には人間への応用も可能であると考えられる。このように，本研究によって生体適合性高強度ゲルによる人工関節の実現可能性が示された。

4.2　DN ゲルの耐摩耗性

現在使われている金属製・プラスチック製人工関節は磨耗が酷く，長時間の使用に耐えることが出来ない。これは非常に大きな問題である。そこで筆者らは DN ゲルの磨耗率を調べるために，球状のピンでゲル表面を擦り，磨耗率を評価するという Pin−on−flat という往復動磨耗試験を行った。PAMPS/PDMAAm ダブルネットワークゲルでは，100 万回，総走行距離 50 km にも及ぶ過酷な試験において磨耗率 10^{-8}〜10^{-7}mm^3/N·m と非常に高い耐摩耗性を示した[16)]。これは超高分子量ポリエチレンの磨耗率 10^{-7}mm^3/N·m を凌駕する値であり，代替材料として十分な性能を発揮できると考えられる。

5　高強度・低摩擦ゲルの無限の可能性

DN ゲルの可能性は人工関節軟骨だけにとどまらない。その強度と低摩擦性，そして物質透過性を生かして，人工血管など様々な医療用材料への応用も考えられている。現在はゲル上に血管内皮細胞を培養する実験を行っており，良好な結果が得られている[17]。

また，ゲルの中には海草の発芽を抑制するもの[18]や，フジツボの着生を阻害するものなどがある。これらのゲルを高強度化して船底や発電所の取水口に貼ることにより，生物が付着することによって起こる船の速度低下・燃費悪化，あるいは取水口の詰まりを防止することも出来るだろう。

本書の目的からは外れるが，DN ゲルは工業的な用途にも応用可能である。低摩擦，低摩耗性を生かして機械内部のベアリング・潤滑油の部分をゲルで置き換えることが出来る。従来の部品よりも摩擦・磨耗が低い DN ゲルを用いることによって，燃費や製品寿命の向上が期待される。

DN ゲルの加工についての技術開発も進んでおり，DN ゲル同士あるいは DN ゲルと固体の高強度接着技術，DN ゲルを自由自在に成型する技術などが確立されつつある。これらの研究によって，DN ゲルの応用の幅が更に広がることだろう。

謝　辞

最後に，本研究は北海道大学大学院理学研究院ソフト＆ウェットマターの科学研究室（LSW）の成果であり，この場を借りて，長田義仁北大名誉教授，LSW の教員，研究員および学生にお礼を申し上げる。また，本研究を行うにあたり，共同研究者である北海道大学大学院医学研究科の安田和則先生には大変お世話になった。この場を借りてお礼申し上げる。

文　献

1）J. P. Gong *et al.*, *Adv. Mater.*, **15**, 1155 (2003)
2）Y. Tanaka *et al.*, *J. Phys. Chem. B*, **109**, 11559 (2005)
3）Y. H. Na *et al.*, *Macromolecules*, **39**, 4641 (2006)
4）Y. Tanaka, *Europhys. Lett.*, **78**, 56005 (2007)
5）H. Brown, *Macromolecules*, **40**, 3815 (2007)
6）J. P. Gong *et al.*, *J. Phys. Chem. B*, **101**, 5487 (1997)
7）J. P. Gong *et al.*, *J. Chem. Phys.*, **109**, 8062 (1998)
8）J. P. Gong *et al.*, *J. Phys. Chem. B*, **103**, 6001 (1999)
9）J. P. Gong *et al.*, *J. Phys. Chem. B*, **103**, 6007 (1999)

10) G. Kagata *et al., J. Chem. Phys.,* **106**, 4596 (2002)
11) J. P. Gong *et al., J. Phys. Chem. B,* **104**, 3423 (2000)
12) J. P. Gong *et al., J. Am. Chem. Soc.,* **123**, 5582 (2001)
13) T. Kurokawa *et al., Langmiur,* **21**, 8643 (2005)
14) D. Kaneko *et al., Adv. Mater.,* **17**, 535 (2005)
15) Y. Tanabe *et al., J. Mater. Sci. : Mater. med.,* in press
16) C. Azuma *et al., J. Biomed. Mater. Res., Part A,* **81 A (2)**, 374 (2007)
17) Y. M. Chen *et al., Biomaterials,* **26**, 4588 (2005)
18) Y. Katsuyama *et al., Macromol. Biosci.,* **2**, 163 (2002)

第4章　超分子ヒドロゲルの創製とバイオテクノロジーへの展開

浜地　格*

1　はじめに

ヒドロゲルは，一般に高分子や超分子組織体などの繊維状構造の絡まりなどからなる架橋ネットワークによって内包された水分子が流動性を失った状態であり，固体と液体の中間的な物質形態であると定義される。その構成成分から分類すると，高分子をもとにした①高分子ゲルが広く知られており，もっとも一般的なものであるが，近年，超分子集合体をもとにした②超分子ゲルが新しく登場してきた[1)]。これらのヒドロゲルは様々な機能を先天的に内在している。例えば，基本的機能である非流動性や保水性は，バイオ関連物質・システムのソフトかつウェットな包埋法としての利用に不可欠である。また，分子構造を改変することにより高度な機能の付与や機能の制御も可能であり，生体適合性，透明性，刺激応答性などを組み込むことができる。特に超分子ヒドロゲルでは，構成要素となる小分子がわずか分子量500以下程度であるために，その分子設計次第で種々の特性を分子レベルである程度目的に応じて組込むことが可能であり，柔軟な展

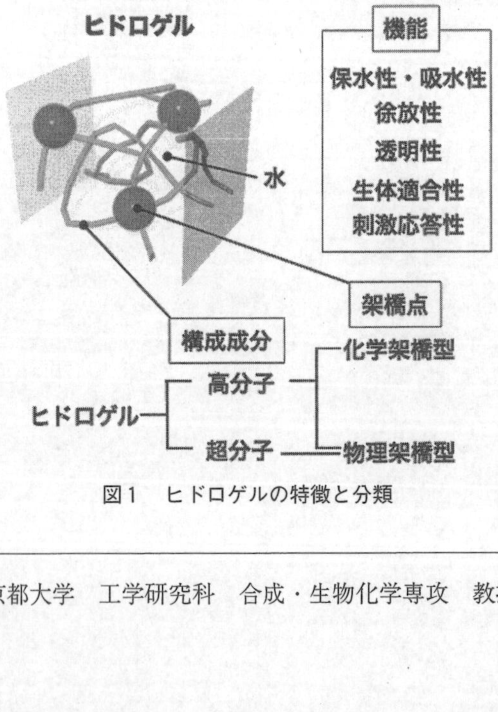

図1　ヒドロゲルの特徴と分類

* Itaru Hamachi　京都大学　工学研究科　合成・生物化学専攻　教授

開が期待されている。

2　超分子ゲル

超分子とは，その提唱者であるフランスのLehn教授によると，非共有結合性相互作用によって小分子が高度に組織化した機能性集合体であり，基本的には，非共有結合によって会合した2分子以上の組織体の呼称である。会合体を形成する分子数が数10以上となると，ミセルやリポソームといった集合体的な特性を示すようになり，さらに会合数が上がると高分子的な振る舞いを示し，共有結合からなる高分子にはない特異な機能を発現することが期待される。近年，超分子を利用したゲル（超分子ゲル）に関する研究が進み，様々な溶媒をゲル化できる化合物が報告されている。特に有機溶媒をゲル化できる超分子有機ゲルの研究は，国内では英（信州大学）グループや新海（九州大学）グループの先駆的で爆発的な研究によって大きく進んできた。

3　超分子ヒドロゲルのケミカルライブラリーからの探索と発見

しかし，超分子有機ゲルの研究が進んだ現在でも水をゲル化できる化合物（超分子ヒドロゲル化剤）の種類は少なく，合理的設計が困難な分子の一つである[2)]。大きな要因の一つは，有機ゲル化剤設計で有効に働いた水素結合を基盤とした分子集合構造の制御戦略が水中では上手くいかないことにある。超分子有機ゲル化剤では，積極的な会合形成の駆動力として複数の水素結合が分子設計段階で組込まれ，それが設計通りに働く場合が多い。これは，ベンゼンやシクロヘキサン，クロロホルムなどの代表的な有機溶媒は一般に極性が低く，ゲル化剤に組込まれた水素結合供与体や受容体と競合することはほとんどないからである。これに対して，水分子は水素結合供与体としても受容体としても作用するので，ゲル化剤間に期待している水素結合の強力な阻害剤となってしまう。従って，有機ゲルと同様に設計時点で組込んだ水素結合が良好に作用するとは限らないのである。DNAの構造などからも明らかなように，水中で有効に水素結合が働く場合は，その近傍に疎水性の領域が存在し，水中でありながら水分子から隔離された環境を提供できる場合に限られている。従って，実際に超分子ヒドロゲルを形成する有機小分子には，二次構造骨格を形成しやすいオリゴ（ポリ）ペプチド類，DNA部分構造を組み込んだ両親媒性分子，ペプチド脂質や糖脂質類似分子などがリストアップされて来ているが，当初から小分子ヒドロゲル化剤を意図してデザインされたというよりは，油を固めるオイルゲル化剤合成の過程で偶然発見されたものがしばしばである。ヒドロゲルは一般に不溶性固体と溶液状態の中間のような領域であるため，微妙な分子構造の違いによって不溶性固体になってしまったり，溶け過ぎて溶液のままでであったりすることが多く，精密な分子設計から狙って合成することが不可能なのが現状であった。

そこで，筆者らのグループでは，糖を親水部にもち，かつ水素結合形成が可能なアミド結合ネットワーク近傍に疎水的なドメインを有する両親媒性化合物を基本骨格として化合物ライブラリー（図2a）を構築し，そのライブラリーからゲル化剤の探索を行った。ケミカルライブラリーからの機能分子探索は，それまで創薬を目指した酵素阻害剤の検索や無機材料の開発に用いられてきたが，有機材料とりわけ高分子あるいは超分子材料の探索／開発に用いられた例はなかった。しかし，分子設計指針が明確ではなく，複数の相互作用が微妙に絡み合って形成される集合体タイプの材料においては，ある程度ランダムなライブラリーからのスクリーニングが有効ではないか？という直感から検討に入った訳である。具体的には，リード化合物となる糖脂質型の両親媒性分子を，親水性糖部，疎水性テール部，それをつなぐコネクター部や水素結合ユニットをもったスペーサー部などの幾つかのモジュールに分けた。化学合成によってそれらのモジュールをつないでいく過程で，それぞれのモジュールに構造の多様性を持たせることによって，最終化合物のライブラリーとしての多様性を確保する戦略である。一般に化学合成・精製が困難なことが多い糖脂質の特性にも配慮して，固相合成ルートを確立し，ほぼ最終骨格までをポリスチレンなどの樹脂上で合成し，最後に樹脂から切り出すことによってゲル化剤候補化合物ライブラリーを得た。この手法によって，各ステップでの面倒で時間を要する単離精製過程が大幅に短縮され，最終生成物の精製にのみ集中すれば良いこととなった。得られたライブラリーのヒドロゲル化能スクリーニングの結果，筆者らは非常に低濃度（0.1～0.2 wt%）で水をゲル化できる化合物を数種類見出した。図にはその代表的な化合物の構造を示している[3)]。この結果は，コンビナ

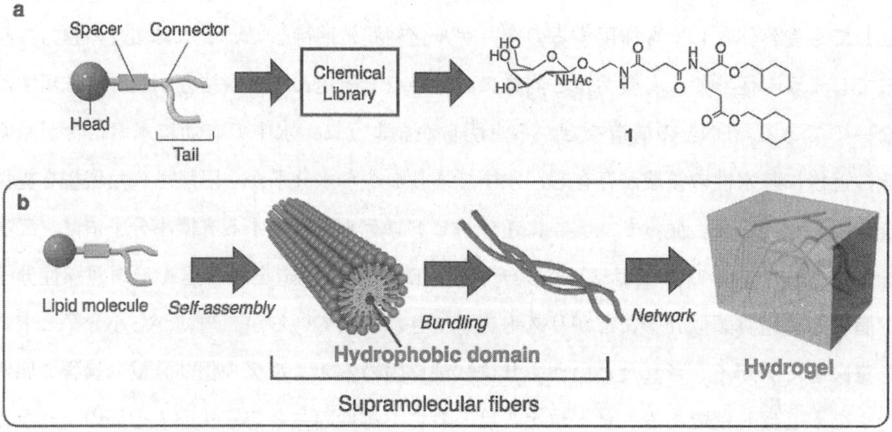

図2　超分子ヒドロゲルのケミカルライブラリーからの探索と階層的ゲル形成過程の概念図

トリアルライブラリーに基づいたスクリーニング戦略が，創薬開発以外に超分子組織体（＝超分子ヒドロゲル）を形成する分子･材料の探索／発見にも威力を発揮することを実証するものである。TEMやSEMなどの電子顕微鏡および蛍光顕微鏡観察，またキセロゲルの粉末X線，さらにはヒドロゲルから結晶へ転移した単結晶のX線構造解析により，このような超分子ゲルは，図2bに示すような協同的な階層構造形成を駆動力に形成していることが示唆されてきた。各種顕微鏡観察からは良く発達した繊維状の会合体が絡み合っていることが明らかとなった。特に共焦点顕微鏡観察は多くの情報を与え，数十マイクロメーター長のファイバーに沿って疎水性ドメインが連続的に伸びていることがゲルを乾燥させることなくハッキリと見て取れた。またさらに詳細な分子間相互作用様式は結晶構造から類推することが出来，タンパク質βシート類似の水素結合ネットワーク，疎水性テールの入れ子構造によるタイトなvan der Waalsパッキング，糖親水部分の水分子を介した水素結合による安定化などが明らかとなった。特にアミド部分の水素結合ネットワークは，近傍にある良く発達した疎水性ドメインによって可能になっていることが類推された。その構造解析の詳細は，筆者らが文献4で詳しく議論している。

4　人工レセプター固定化超分子ヒドロゲルによるセンサーアレイ

得られた超分子ヒドロゲルは，一般の高分子ゲルのような重合操作が不要であり，かつ非常に透明度の高いものがある。さらにゲル内に疎水性のファイバードメインと言うミクロ相分離構造をもっているため，ユニークな場として利用することが可能である。例えば，特定の物質の存在を蛍光変化でセンシングできるような人工レセプター分子を，超分子ヒドロゲルに固定化すると，超分子ヒドロゲル中での分子認識過程がモニターでき，ヒドロゲルセンサーの構築へとつながる。特に生理活性物質のセンシングやプロファイリングあるいはパターン解析は，生命現象の理解に重要な手法を提供することになる。広範な生理活性物質のセンシングを考えたとき，より多種類のセンサーやレセプターをアレイ化する必要がある。筆者らのグループでは，これまでに完全水中でのアニオン性化合物の認識を目指し，亜鉛-ジピコリルアミン錯体部位を有する人工レセプターの設計と開発を行い[5)]，レセプター2がリン酸化ペプチドやリン酸アニオンを特異的に認識し，蛍光強度の上昇により読み出し可能であることを明らかにしてきた。そこで，まず手始めに，レセプター2と金属イオンおよびpHに応答する人工レセプターをヒドロゲルに包埋したセミウェット人工レセプターアレイを作製することとした（図3b)。このようなチップを用いることで水溶液中に存在する複数の化学種の検出が一挙にかつ容易に行えることが明らかになった（図3a)[6)]。重要なことは，これら人工レセプターは超分子ヒドロゲル中に共有結合的に固定化されているのではなく，包埋されているだけで良いということである。これによって種々

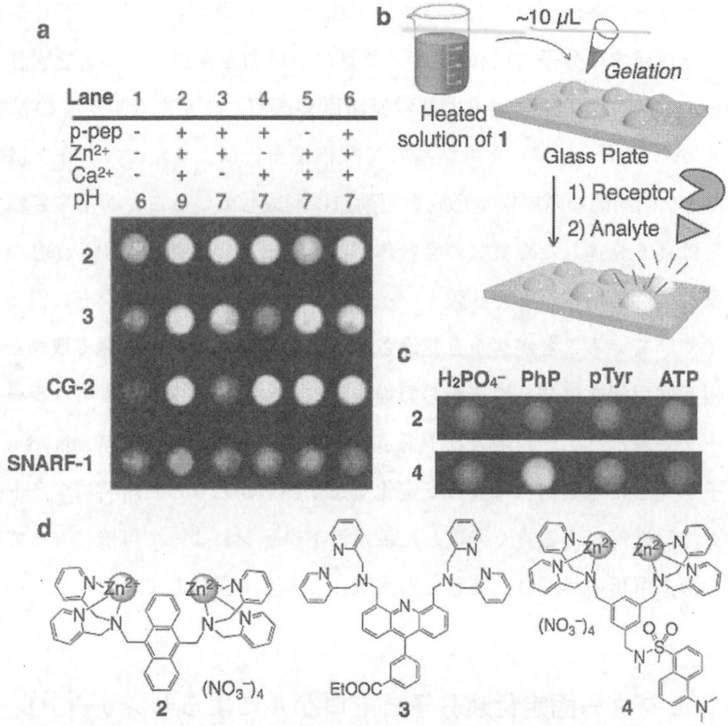

図3　セミウェット人工レセプター／センサーチップ
a：複数の化学種を含む水溶液成分のセミウエットアレイによるアッセイ b：セミウェット人工レセプターアレイの調製法 c：リン酸アニオン種間の蛍光識別の写真 d：人工レセプターの分子構造

の蛍光センサーがアレイ化されて簡便に作製できるだけでなく，人工レセプターのゲル中での局在が分子認識によって比較的自由に変わりうる。例えば，超分子ナノファイバーの疎水場を，リン酸アニオン種を結合できる環境応答性蛍光色素修飾レセプター4と組み合わせると，分子認識によって形成された複合体がより疎水的なものか親水的なものかによって，その局在がファイバーの疎水性ドメインに近接するか離れるかが変わってくる。このことによって類似のリン酸アニオン種間（ATP，リン酸化チロシン等）の識別も可能となった（図3c）[7]。このようなセミウェット人工レセプターアレイチップは，水中の生理活性物質検出のハイスループット化も可能にすると期待される。

5　タンパク質固定化超分子ヒドロゲル（セミウェットタンパク質アレイ）

筆者らが開発した糖脂質型ゲル化剤は，生理条件の水溶液（pH5～8，塩強度（0～250

mM)，37℃）をも安定にゲル化する。このことは酵素やタンパク質の活性を保持したまま包埋するために非常に重要であると思われた。そこで，超分子ヒドロゲル中でのタンパク質の安定性を調べるためミオグロビン酸素錯体の寿命を評価した。ミオグロビンは酸素貯蔵タンパク質であり，その微妙な立体構造変化は酸素貯蔵能に大きな影響を与える。したがって，ミオグロビン酸素錯体の寿命は，ヒドロゲルのタンパク質の高次構造に対する影響を評価する簡便な指標となる。実際に，ミオグロビン酸素錯体をヒドロゲル中に包埋したところ，酸素錯体の寿命が半減期約9時間となり，水溶液中の半減期約7時間に比較して短くなるどころかむしろ長寿命化していることが明らかになった。このことはヒドロゲルの中はタンパク質にとって通常の水溶液と同等あるいはそれ以上に高次構造を安定化できる最適な環境であることを示唆している[3)]。

この結果に勇気づけられて，筆者らはヒドロゲル中での酵素活性を検討した。図4aに示すように，酵素（アルカリフォスファターゼ（AP））を包埋したヒドロゲルに，蛍光性基質（リン酸化フルオレセイン）を添加すると蛍光強度の上昇が確認され，ヒドロゲル中でも酵素は活性を

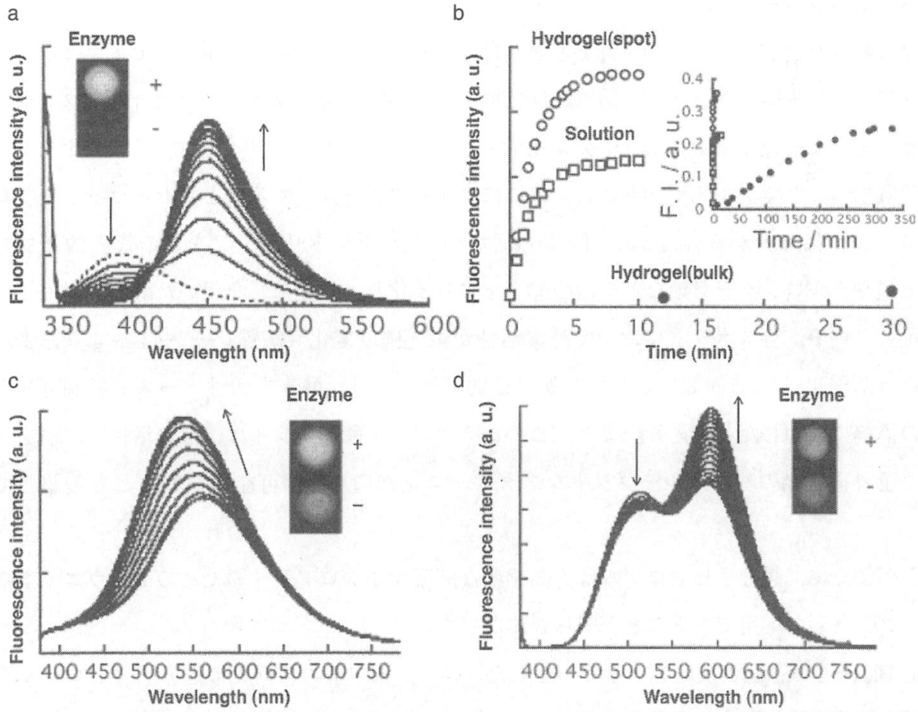

図4　超分子ヒドロゲル中での酵素反応のスペクトル変化と経時変化

a：フルオジェニック基質を用いたアルカリフォスファターゼ（AP）による加水分解反応の評価と b：各種媒体での反応速度の比較 c：環境応答性色素導入基質を用いたリジンエンドペプシダーゼ（LEP）による加水分解反応の評価 d：FRET機構を利用したキモトリプシンによる加水分解反応時のスペクトル変化

失っていないことが明らかになった。ミリリットルスケールのバルクサイズのヒドロゲルでは物質の拡散が律速となり酵素反応の完結に数時間かかるものの，マイクロリットルサイズに酵素固定化ゲルを微小化すると，水溶液中とほぼ変わらない速度で酵素反応が終了することが示された（図4b）。即ち酵素活性が超分子ヒドロゲル中でもほぼ完全に維持されている。さらに，超分子ナノファイバーの疎水場を利用することで，水中では観測することのできない蛍光シグナルの変化（図4c）や蛍光共鳴エネルギー移動（FRET）ペアに基づくシグナル検出（図4d）も可能となり，肉眼で色調変化として酵素活性を評価できた[4,8]。

一般に，タンパク質のアレイ化では，ドライな基板への固定化の際に不可逆的なタンパク質高次構造の崩壊および活性の大幅な低下がおこり，これが問題となることが多い。これに対し，超分子ヒドロゲルに包埋するソフトかつウェットな固定化では，タンパク質は高次構造および活性を保持したままであることが上述の結果から実証された。さらに，二次元的な表面ではなくて三次元的なゲルマトリックスへのタンパク質の担持が可能であるため，表面担持型に比べて格段に多くのタンパク質が担持可能であり検出されるシグナルが増強し，感度が向上するという利点も強調されるべきであろう。

以上の結果を受けて，タンパク質を包埋した超分子ヒドロゲルのアレイ化（セミウェットプロテインアレイの構築）を行った。調製法は包埋法であるため重合などの共有結合形成プロセス等を含まず極めて簡便である。超分子ゲル化剤1の加熱分散溶液をスライドガラスにスポットし室温で静置することでゲルスポットとし，ここにタンパク質を注入することでセミウェットプロテインアレイが出来上がる（図5a）。図5bにはトロンビンやトリプシンなどの代表的なプロテアーゼ類やグルコシダーゼ類など複数の酵素をアレイ化し，蛍光基質を用いた酵素アッセイの様子を示している。各スポットにおいて酵素活性が蛍光強度変化（基質レーン 1～4）および色調変化（基質レーン 5～8）として容易に識別可能であり，酵素を活性ベースで評価可能なアレイの構築に成功したと言える。また，このセミウエット酵素アレイは，酵素活性の評価をもとにした種々阻害剤のハイスループットなスクリーニングにも適用可能であることも確認している。

以上のように，超分子ヒドロゲルは，高感度な酵素マイクロアレイのためのセミウエットなマトリックスとして応用できることが明らかになった。

最近B. Xuらは，酵素反応をトリガーとしたユニークなメカニズムでの超分子ヒドロゲル形成に基づき酵素を固定化する手法を報告している[9]。彼らが開発したペプチドベースのヒドロゲル中でも酵素は活性を保持し，酵素を包埋したヒドロゲルを有機溶媒中に分散させても酵素反応を行える[10]。この結果は，超分子ヒドロゲルに包埋した酵素アレイが有機溶媒中でも機能する可能性を示唆する興味深いものである。

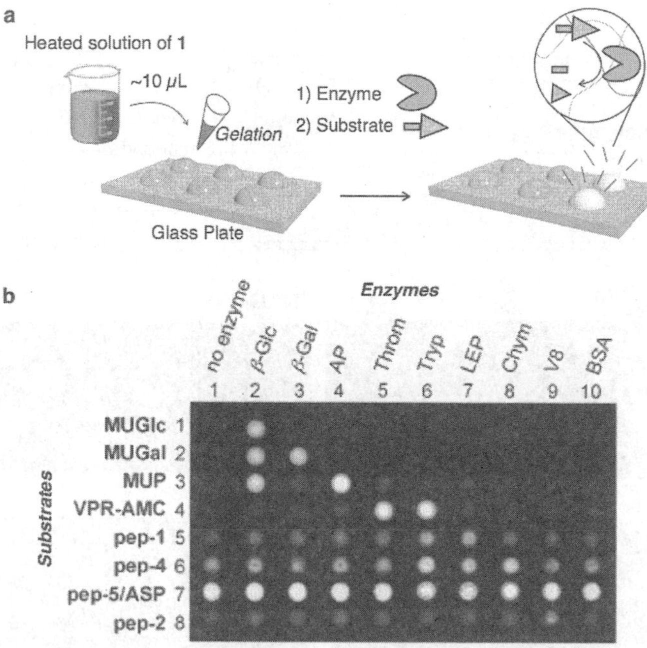

図5　セミウェットプロテインアレイの作製とアッセイ例
a：セミウェットプロテインアレイチップの作製スキーム　b：セミウエット酵素アレイを用いた複数の酵素活性アッセイ

このような超分子ヒドロゲルの特性は，受容体タンパク質（レクチン）セミウェットアレイを利用した生理活性物質のバイオセンシングにも応用できる。例えば，糖鎖を高い選択性で認識するレクチンというタンパク質を認識基体として用いて，蛍光色素修飾したレクチンを調製し，消光剤を用いた検出システム（Biomolecular Fluorescence Quenching and Recovery: BFQR）をヒドロゲル中に構築した。蛍光色素修飾レクチンのゲルスポットに対応する糖を添加すると蛍光が検出される仕組みである（図6a）。このセミウェットレクチンアレイを用いることで，図6bに示すように糖鎖の違いをパターンから見分けることが可能となった[11)]。さらに糖タンパク質の検出や，細菌や細胞に特徴的な糖鎖プロファイリング解析も行えることも明らかになった。糖鎖はプロテオグリカンや糖タンパク質などの形で細胞表層に存在し，細胞の分化・増殖あるいは毒素やウイルスの感染に関与している。従って，このようなアレイによって糖鎖の構造や分布を簡便にモニターし，その詳細を明らかにすることは，細胞の性質や機能の解析だけでなく細菌感染の診断や治療薬開発にも重要であると考えられる。

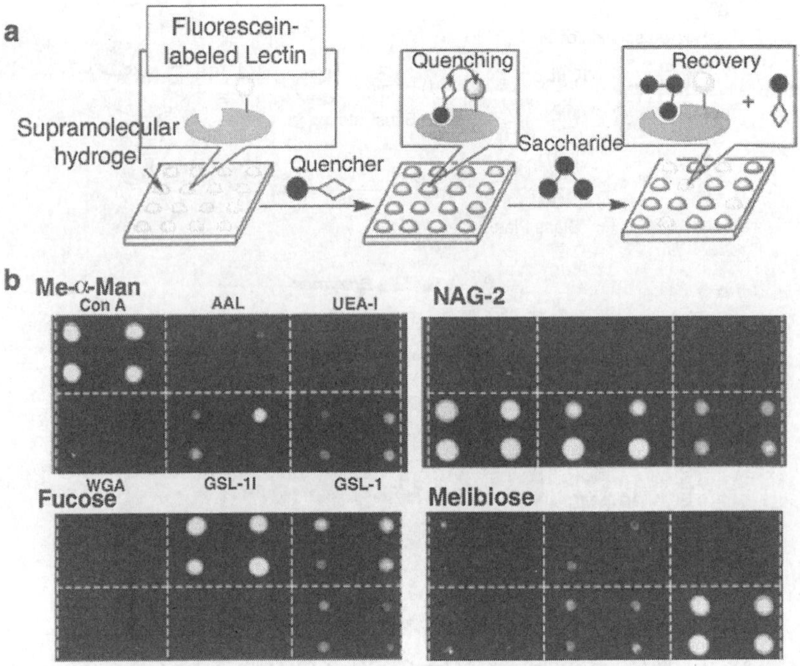

図６　蛍光性セミウェットレクチンアレイの検出原理と適用例
a：セミウェットレクチンアレイの調製法と蛍光による検出機構 b：６種のレクチンを固定化したアレイでの糖鎖アッセイ

6　超分子ヒドロゲルによる細胞の固定化

超分子ヒドロゲルによる細胞の固定化技術の開発も始まっている。細胞をより生体に近い状態で固定化することが可能であるヒドロゲルは，タンパク質や酵素の固定化以上に重要な役割を担う事は間違いないと期待されている。最近になって，超分子ヒドロゲルによる細胞の固定化がいくつか報告されてきた。S. I. Stupp らは超分子ヒドロゲルを形成するペプチド脂質をもちいて神経前駆細胞を固定化している[12)]。また，J. P. Schneider らはベータシート構造形成ペプチドのコンフォメーション変化に由来する超分子ヒドロゲル形成を利用して間葉系幹細胞の三次元的な固定化の可能性を示している[13)]。S. Zhang らも積極的にペプチド型超分子ヒドロゲルの細胞応用を進めている。現時点では，これらの研究の主眼は再生医療にあると思われるが，今後より高度な細胞組織体作成のために，ゲルの構造と機能特性を巧みに組込んだ複数系の細胞アレイ作成技術が重要な鍵を握ると考えられる。

7　おわりに

超分子ヒドロゲルは，自発的な超分子構造形成に基づいた巨視的なゲル化が可能なこと，またその構成要素に分子設計・合成指針を組込む自由度が高く，それによって様々な刺激応答機能などを付与できることなどの特長を有し[14)]，今後も大きな発展が見込まれる分子系の機能材料である。特にタンパク質などの生体高分子や細胞を活性を保ったまま固定化することは，バイオテクノロジーの幅広い領域における基盤となる技術であり，今後も様々な物質群からなる超分子ヒドロゲルが現状の限界や欠点を打ち破ることのできる革新的なバイオ材料として登場することが期待される。またその先には，微細加工技術などの他分野との積極的な融合や連携が不可欠となるであろう。

文　　献

1）長田義仁，梶原莞爾編，「ゲルハンドブック」，エヌ・ティ・エス（1997）
2）L. A. Estroff, A. D. Hamilton, *Chem. Rev.*, **104**, 1201–1217 (2004)
3）S. Kiyonaka, S. Shinkai, I. Hamachi, *Chem. Eur. J.*, **9**, 976–984 (2003)
4）S. Kiyonaka, K. Sada, I. Yoshimura, S. Shinkai, N. Kato, I. Hamachi, *Nat. Mater.*, **3**, 58–64 (2004)
5）総説として，A. Ojida, I. Hamachi, *Bull. Chem. Soc. Jpn.*, **79**, 35–46 (2006)
6）I. Yoshimura, Y. Miyahara, N. Kasagi, H. Yamane, A. Ojida, I. Hamachi, *J. Am. Chem. Soc.*, **126**, 12204–12205 (2004)
7）S. Yamaguchi, I. Yoshimura, T. Kohira, S.–i. Tamaru, I. Hamachi, *J. Am. Chem. Soc.*, **127**, 11835–11841 (2005)
8）S.–i. Tamaru, S. Kiyonaka, I. Hamachi, *Chem. Eur. J.*, **11**, 7294–7304 (2005)
9）Z. Yang, G. Liang, L. Wang. B. Xu, *J. Am. Chem. Soc.*, **128**, 3038–3043 (2006)
10）Q. Wang, Z. Yang, L. Wang, M. Ma, B. Xu, *Chem. Commun.*, 1032–1034 (2007)
11）Y. Koshi, E. Nakata, H. Yamane, I. Hamachi, *J. Am. Chem. Soc.*, **128**, 10413–10422 (2006)
12）G. A. Silva, C. Czeisler, K. L. Niece, E. Beniash, D. A. Harrington, J. A. Kessler, S. I. Stupp, *Science*, **303**, 1352–1355 (2004)
13）L. Haines–Butterick, K. Rajagopal, M. Branco, D. Salick, R. Rughani, M. Pilarz, M. S. Lamm, D. J. Pochan, J. P. Schneider, *Proc. Natl. Acad. Sci. USA*, **104**, 7791–7796 (2007)
14）S. Kiyonaka, K. Sugiyasu, S. Shinkai, I. Hamachi, *J. Am. Chem. Soc.*, **124**, 10954–10955 (2002)

第5章　スマート粒子の設計とバイオ分野等への応用

川口春馬*

1　はじめに

やわらかな物質は外力で変形する。変形が可逆的なものもあれば不可逆なものもある。変化は外観のそれだけにとどまらない。密度の変化や内包物の染み出し，表面電位の変化などが併せて起こり得る。物体が微粒子であれば比表面積や応答の俊敏性が変化し，分散媒中の微粒子であれば，運動性や分散状態なども変化する[1)]。それらの変化を有効に利用することを目的とする場合，その粒子をスマート粒子と呼ぶこととする。本稿では主に温度に応答するスマート粒子を対象とし，その設計・合成から機能，さらには応用へのヒントについて述べる。この課題については多くの研究者が興味深い研究を進めているが，本稿では，筆者らの研究に絞って紹介することとする。

2　第1世代のスマート粒子

2.1　温度応答性スマート粒子

粒子が単一の刺激のみに応答するものを，ここでは第1世代のスマート粒子と定義する。第1世代スマート粒子を構造面で大別すると，粒子全体が刺激応答性ポリマーからなるミクロゲル，シェルあるいはコアが刺激応答性ポリマーからなるコア-シェル粒子とが挙げられる。シェルの温度応答性ポリマーが線状で，その片末端がコア粒子に結合しているものをヘア粒子と呼ぶ。

温度応答性スマート粒子の素材として，アクリルアミド誘導体のポリマーやポリビニルエーテル，修飾多糖などがある[2)]。いくつかの例を図1に示す[2)]。狭い温度域でシャープに応答するものの代表例として，ポリ（*N*-イソプロピルアクリルアミド）（PNIPAM）が挙げられる[3)]。PNIPAMは水中で32℃付近に転移温度を持ち，それ以下では膨潤，それ以上では収縮する。ポリマーと水との関わりという視点からみれば，この現象はPNIPAM疎水部（イソプロピル基）の32℃以下で疎水性水和，32℃以上で疎水性相互作用によるものといえる。以下に，PNIPAMをはじめとするアクリルアミド誘導体ポリマーからなる微粒子の特徴を述べる。

＊ Haruma Kawaguchi　慶應義塾大学　理工学部　教授

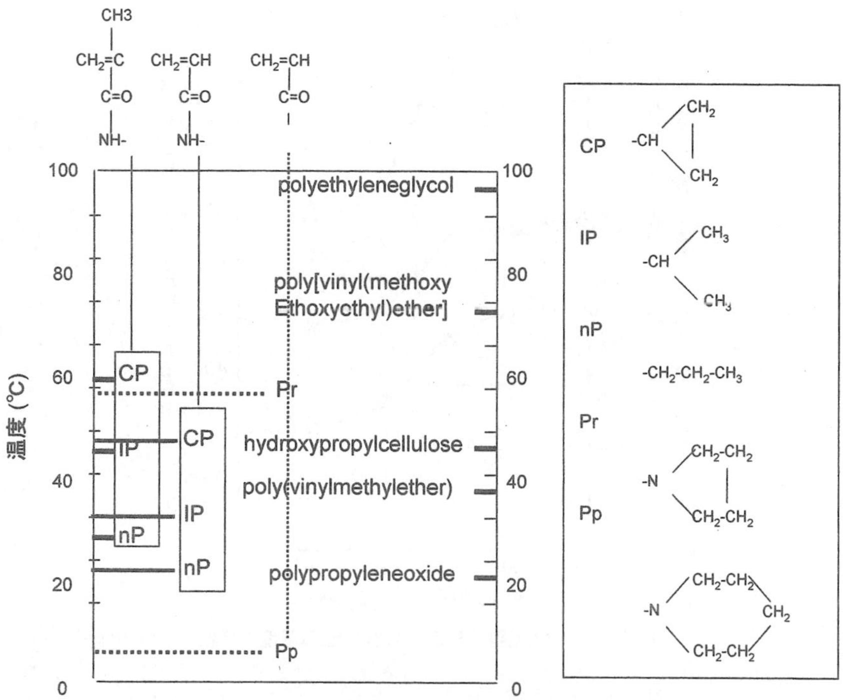

図1　アクリルアミド誘導体等の転移温度

2.2　温度応答性微粒子のコロイド化学

Peltonらは世界に先駆け，温水中に溶解したNIPAMを重合することによりゲル微粒子（ミクロゲル）を得た[4]。転移温度以上でポリマーが相分離あるいは不溶化する性質を巧みに利用した微粒子生成法である。Peltonらの方法にそって重合反応を行って得たミクロゲルの特徴を図2に示す[5,6]。流体力学的直径（HD）は，動的光散乱法で得たデータを光子相関分光法で処理することにより得られる。PNIPAMゲル粒子のHDは32℃付近で劇的に変化している。転移温度以上で粒子が水を吐き出し収縮することにより，粒子内雰囲気が疎水化する。これは分散液に添加したANS（8-Anilinonaphthalene-1-sulfonic acid, magnesium salt）の吸収スペクトルのピーク波長がブルーシフトすることで裏付けられる。水中に分散しているゲル粒子の表面電位は表面層に存在する電荷量によって決まる。低温で膨潤している粒子ではこれが小さい。高温で収縮することにより見かけの表面電荷密度が増大し有効表面電位が増す。図2には，その様子を電気泳動移動度の温度変化で示した。

ここで，開始剤に過硫酸塩を用いて得られる高電荷PNIPAM粒子の分散安定性を考える。微粒子分散系の安定性は，①粒子間静電斥力，②粒子間立体反発因子により確保される。PNIPAM粒子分散系の場合，分散液の温度を転移温度以上に高めると，②は減少するが①は増加する。①

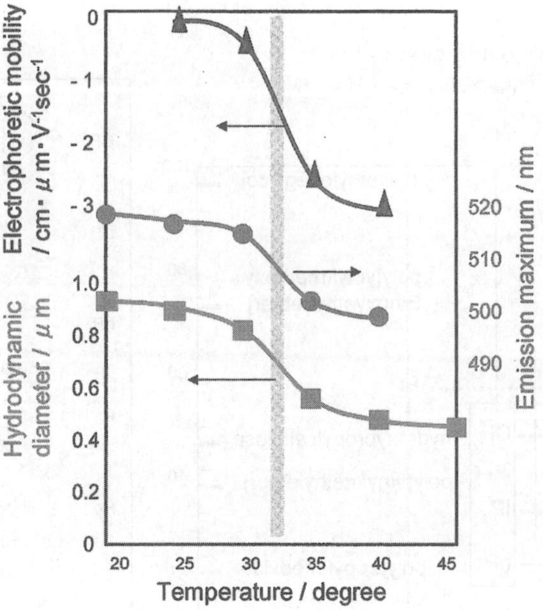

図２　PNIPAM 粒子分散液の諸特性の温度依存性

の効果は粒子の凝集を引き起こす塩濃度で評価できる。従って，一定の温度で塩濃度を変化させ，あるいは一定の塩濃度で温度を変化させ，分散液が凝集物に変わる臨界点を求めていくと，図３に示す≪分散―凝集≫相図を得ることができる。この図から，分散しているゲル粒子を凝集させて簡便に回収する条件を読み取ることができる。バイオ機能にせよ，化学機能にせよ，その機能の発現後に温度応答性ゲル粒子をいかに回収するかを知っておくことは重要であり，図３はそのとき役に立つ。

Pelton らの PNIPAM 粒子の創製と同時期，川口らはアクリロイルピロリジン（APr）やアクリ

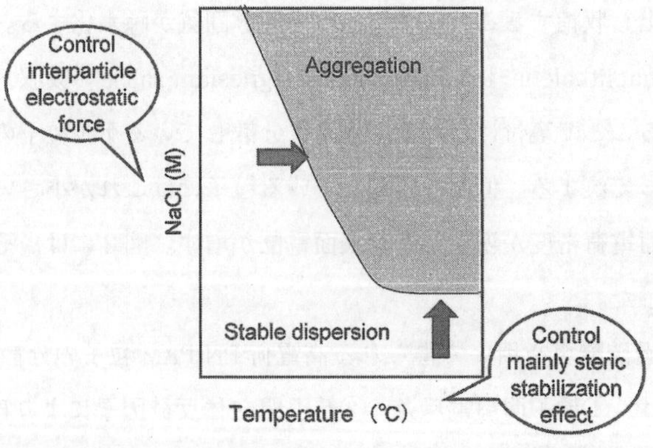

図３　PNIPAM 粒子分散液の分散性に及ぼす温度・添加縁の効果

ロイルピペリジン（APp）をスチレンと水系共重合し，ポリAPrやポリAPpがシェル部にリッチに存在するコアーシェル粒子を得た[7,8]。ポリAPr，ポリAPpの転移温度はそれぞれ55℃，5℃である。両モノマーの混合比を変えて作製した一連の温度応答性コアシェル粒子は，配合比に応じた温度特性を示した。その具体例を図4に示す。疎水性が大きなAPpの量が増すほど臨界凝集温度は低下し，臨界凝集濃度は増大する。すなわち，APpを多く含む粒子は熱に強いが塩には弱いということになる。これは，粒子がAPpを多く含むほどもともとの膨潤性が低くみかけの表面電荷密度が大きいためであると考えられる。こうして自在の温度・塩濃度で凝集 ⇄ 分散を起こし得る粒子分散液を得ることができた。

2.3　PNIPAMヘア粒子の合成と機能

その後シェルがPNIPAMヘアからなる粒子が検討された[9]。ヘア粒子はGrafting-from法，あるいはGrafting-to法で調製できる。特に長さやその分布を制御したヘアを付与したいときには表面グラフトリビング重合が有効である。とりわけIniferterを用いる重合は，PNIPAMの転移温度以下で行えるので，伸びやかな状態でヘアを伸ばしていける系として価値がある[10,11]。Iniferter系で得られたPNIPAMヘア粒子の特性を紹介する。図5は重合前のコア粒子，重合中のヘア粒子，重合後段のヘア粒子の電子顕微鏡写真である。重合の進行に従って近接粒子間距離が拡

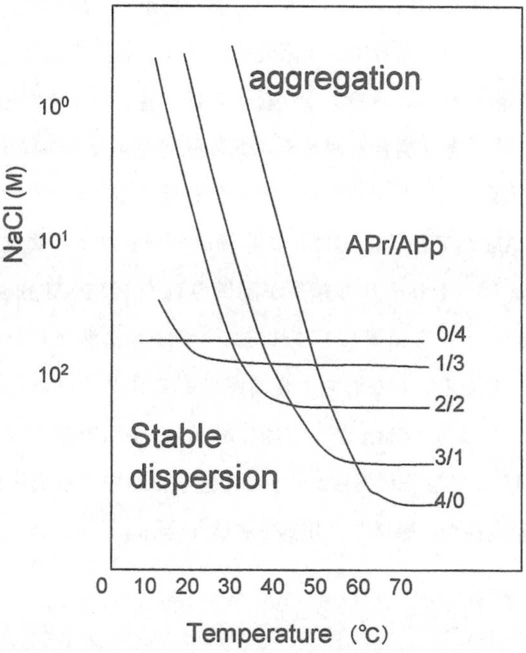

図4　アクリルアミド誘導体コポリマー粒子の分散・凝集を示す相図

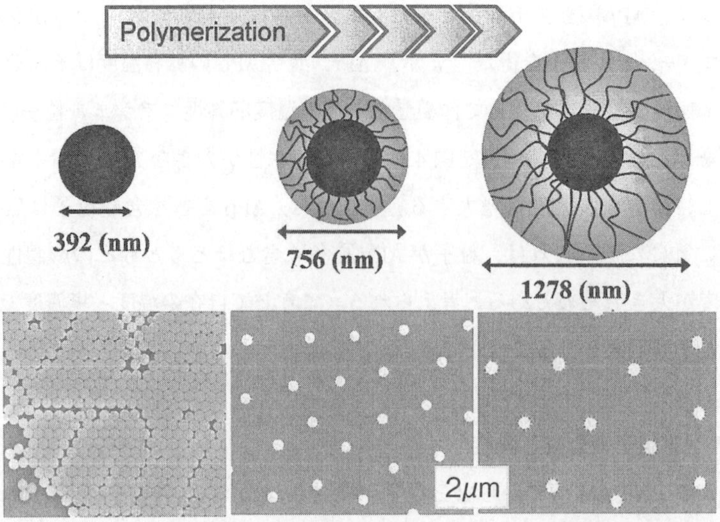

図5　リビングラジカル重合の進行に伴うヘア粒子の成長の様子

大している。これは，重合に伴うヘア長の増加とPNIPAMの両親媒性で説明される。すなわち，伸張したPNIPAM鎖をもつヘア粒子はPNIPAMの自己集積能により2次元粒子アレイを構築でき，電顕試料用メッシュ上にその状態を残す。こうした構造化は基板の種類の影響をそれほど受けない。従って，適当な基板上にPNIPAMヘア粒子分散液をスポッティングし乾燥させるだけで，そこに2次元粒子アレイを形成でき，それを見事な構造色で確認できる[12]。

表面グラフトリビングラジカル重合で，反応途中モノマー組成を変化させると，ブロック共重合体ヘアをもった粒子が得られる。そのような粒子では，各ブロックが独立して機能を示す場合とお互いの動きに制約をかけあう場合とがある。転移温度が異なるブロックからなるヘアをもつ粒子は，温度に対して複雑な流体力学的サイズの変化を見せる[13]。

構造を制御したPNIPAMヘア粒子はリビング溶液重合でブロック共重合体を得たうえで作製することもできる。例えば，それぞれの鎖長が制御されたPNIPAM-block-PGMA（PGMAはポリグリシジルメタクリレート）を調製し，これをメタノール溶液としたのち，THFを添加していくと，PGMAが凝集してくる。すなわち，良溶媒であるメタノールにPGMAの貧溶媒であるTHFが加わってくることによりPGMAが一方的に凝集し，PNIPAMシェルに分散性を支えられたPNIPAMシェル-PGMAコア粒子が得られる。この粒子は水中でも形状を維持できるが，PGMAを架橋すれば水中での安定性が一層増し，用途を拡大できる。

3　第2世代のスマート粒子

3.1　協同する機能

温度応答性成分だけからなり，機能をそれだけに頼る粒子を第1世代（温度応答性）スマート粒子と定義した。第1世代スマート粒子にさらに第2の機能物質を搭載した複合粒子を第2世代スマート粒子とする。ただし，複合微粒子でも，その粒子内で温度応答性と第2の機能とが協奏していないものはこの範疇に含めない。以下にいくつかの第2世代スマート粒子を紹介する。

3.2　いくつかの第2世代スマート粒子

3.2.1　酵素固定スマート粒子[14)]

アミノ基をもつ連鎖移動剤を使ったNIPAMの溶液重合で末端にアミノ基をもつPNIPAMを調製した。これをgrafting-to法によりコア粒子に固定してPNIPAMヘア粒子を得た。ヘアの中には両末端にアミノ基をもつものがあり，これは粒子への固定後もヘア端にアミノ基を残している。ここに酵素トリプシンを固定したところ，その鎖の転移温度がPNIPAM本来のそれより約5℃上昇した。このトリプシン固定PNIPAMヘア粒子をペプチドの加水分解触媒として利用したところ，酵素比活性（固定化酵素の活性／フリーの酵素の活性）の意外な温度依存性が確認された。図6に示すように，αカゼインに対する酵素活性が30℃付近で増加した。低温では，末端がフリーのPNIPAM鎖が，基質の酵素への接近を阻んでいるのに対して，自身の転移温度以

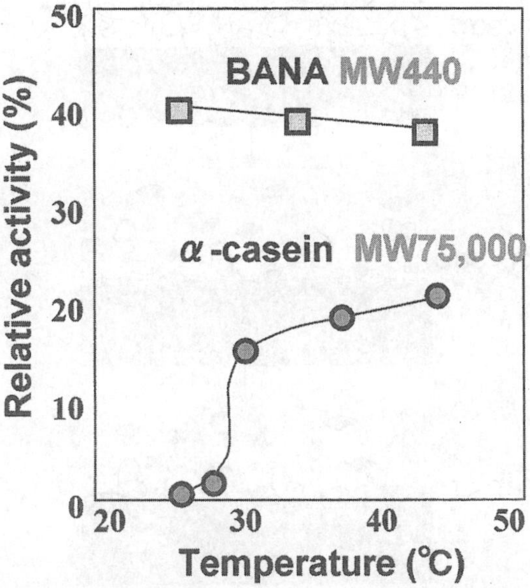

図6　ヘア先端に固定された酵素の触媒反応の温度依存性

上になると収縮して酵素を水相に露出させることによって起ったものと考えられる（図7）。分子サイズが小さな基質BANAには全くこの現象が見られないことから，上記の推定の妥当性が支持される。酵素の活性がPNIPAMの温度応答性によって制御されるという点で，この系を第2世代スマート粒子と評価した。

3.2.2 磁性体固定スマート粒子[15)]

前節で，PGMAコア-PNIPAMシェル粒子について述べた。GMAユニットはグリシジル基をもつ。グリシジル基は適度な反応性をもち化学修飾のスポットとしてよく利用される。HS—SO_3Naを反応させると，粒子内にスルホン基を導入できる。さらにはそこに鉄イオンを誘導できる。次いでこれをアルカリで処理すると磁性体ナノ粒子を「その場生成」できる。図8には，異なるGMA/NIPAM比で得られた粒子内に磁性体ナノ粒子を生成させた結果を示した。図中の細かな点が磁性体ナノ粒子であり，見方を変えれば，細かな点のある部分がGMAの存在する領域を示していることになる。こうして得られた複合粒子分散液をセルに入れ磁石を横に置いてみた。PNIPAMの転移温度以下では粒子は水中に安定に分散でき磁石で引きつけられることもない。ところがPNIPAMの転移温度以上では小規模な凝集が起こり，凝集塊は磁石に容易に引き寄せられ分散液の透過度が上昇する。ここでは，磁力のオンオフを温度でコントロールできたことになる。

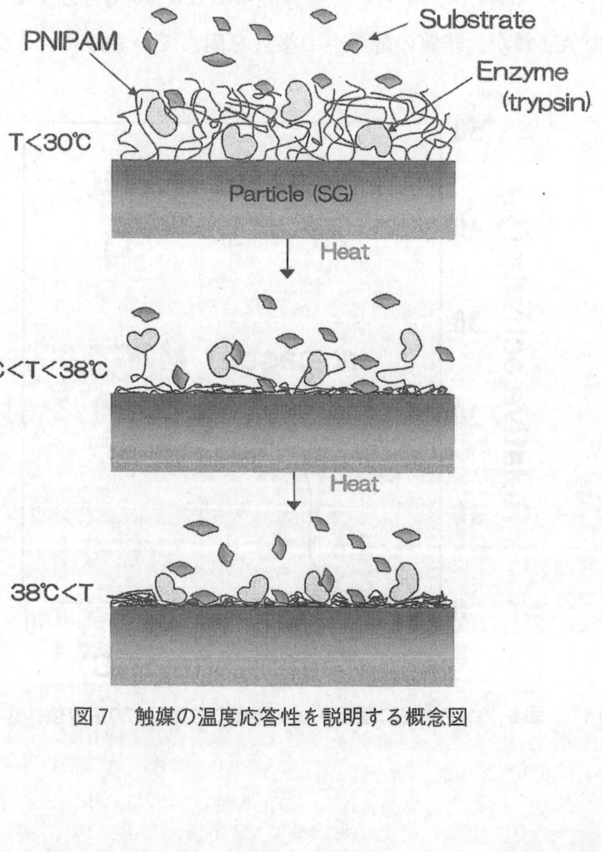

図7　触媒の温度応答性を説明する概念図

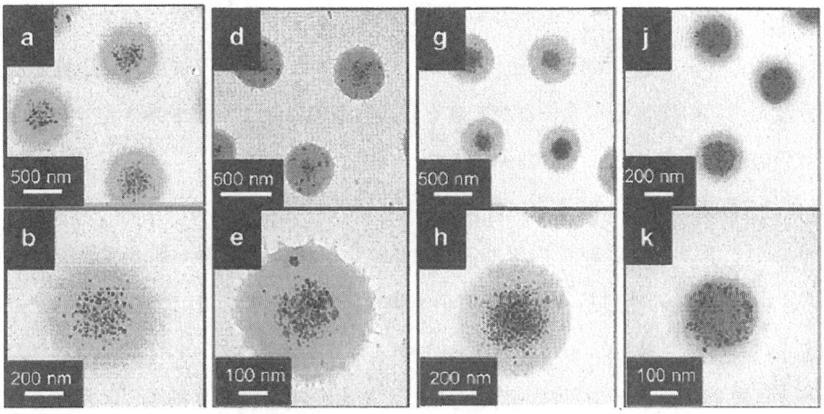

図8　GMA量の異なる粒子を用いた磁性体含有粒子の作製
上段a→j：GMA量増加。下段は上段それぞれのクローズアップ。

3.2.3　金コロイド固定スマート粒子[16〜18)]

3.2.2で，「粒子内にイオンを生成させ，これをホストとして機能物質の前駆体であるカウンターイオンを誘導し，機能物質を生成させる」複合粒子作製法の一例を示した。ここでは，同様の方法で金コロイド複合粒子について述べる。

GMAをわずかに含むPNIPAMゲル粒子のGMAユニットに対してHS—NH_2を反応させ，アミノ基を生成させると，これにより$AuCl_4^-$イオンをゲル粒子内に誘導できる。これに還元剤で処理すると金ナノ粒子を作り出せる。すなわち，温度応答性高分子ゲル粒子内に金コロイドが分散した複合粒子を得ることができる。金コロイド内包複合粒子の分散液の温度を室温から40℃程度まで上昇させると，当然流体力学的サイズが減少する（図9）。このとき起こる変化はこれだけではない。ゲル粒子の収縮により，粒子内の金コロイドが分散した状態から凝集した状態にな

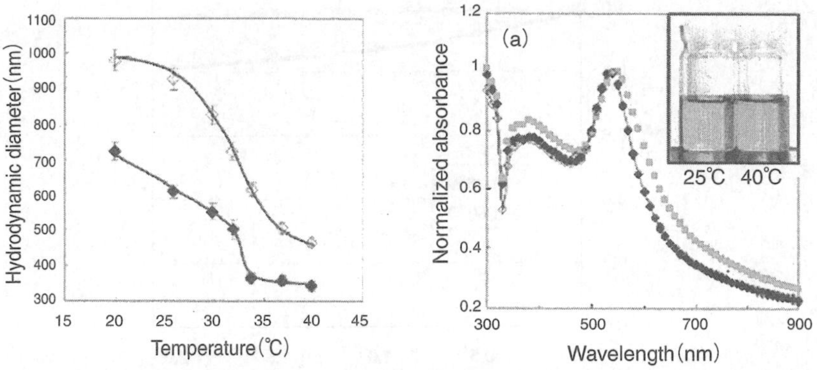

図9　金コロイド含有ミクロゲルのサイズ（左）とスペクトル（右）の温度依存性
左図上はマトリクスゲル粒子，下が磁性体含有ゲル粒子。

る。それにより，金の表面プラズモン共鳴（SPR）に由来するスペクトルが変化する。図9に示すように，温度上昇により525 nm付近にピークをもつスペクトルの長波長側の裾が広がる。こうして，分散系の色の変化をみることができる。この系では，ゲル粒子内の金コロイド分布状態に依存する分散液の「色」を温度で制御できた。

3.2.4 チタニア固定スマート粒子[19)]

同様の手法でチタニアナノ粒子内包PNIPAMA粒子を調製できる。まず，少量のアクリル酸（AAc）を含むNIPAMの沈殿重合でゲル粒子を得た。これにアンモニアを反応させ，カチオン基をゲル粒子内に生成させた。それに対するカウンターイオンTiO^-を引き込んでゾルゲル法を適用してチタニアナノ粒子が粒子内一面にちりばめられた複合粒子を得ることができた。この粒子は，ラジカル機構で有機化合物を光分解できる触媒機能を持つ[20)]。色素メチレンブルー（MB）を使ってこの効果を確かめた。すなわち，MBを含むゲル粒子分散液をUV照射し，退色速度を求め，それを光触媒能の尺度とした。むき出しのチタニアが水中で分散状態を保ちにくいのに対して，ゲル粒子に含まれたチタニアは安定に分散状態を維持できた。チタニア含有ゲル粒子による光触媒反応をPNIPAMの転移温度上下で行ったところ，転移温度以上では反応速度がほとんどゼロになった（図10）。この現象についてはいくつかの原因が考えられるが，チタニアの触媒機能を温度応答性ポリマーで制御できたことで，第2世代スマート粒子の一例として紹介した。

4 おわりに

温度応答性ポリマーをベースとしたスマート粒子のいくつかについて，その合成法から機能に

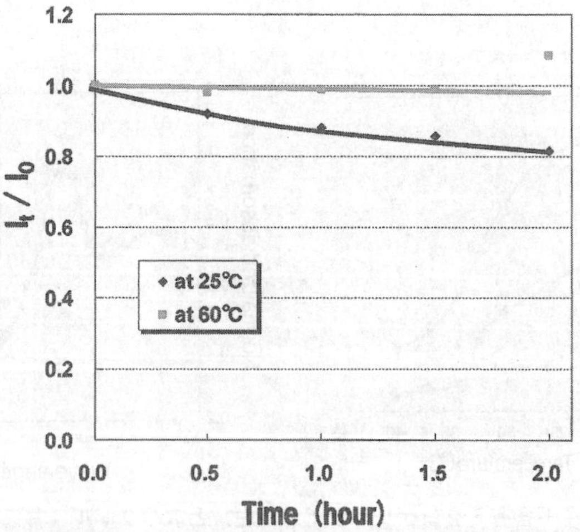

図10 転移温度上下でのチタニア粒子による触媒反応の温度依存性

ついてまで述べた。例えば，3.2.3 では，金コロイド含有ゲル粒子の分散液の色を温度で変えられる系を紹介したが，ゲルの材質を温度応答性の PNIPAM から，他の刺激応答性のポリマーに変えれば，他の刺激により系の色を変化できるシステムを構築できる。それによりバイオセンサーへの応用など，スマート粒子の用途を拡大できる。

文　　献

1) H. Kawaguchi, *Prog. Polym. Sci.,* **25**, 1171-1210 (2000)
2) 伊藤昭二，高分子論文集，**46**, 437（1987）
3) H. G. Schild, *Prog. Polym. Sci.,* **17**, 163 (1992)
4) R. H. Pelton, P. Chibante, *Colloids Surfaces,* **20**, 247 (1986)
5) K. Fujimoto, Y. Nakajima, M. Kashiwabara, H. Kawaguchi, *Polym. Intl.,* **30**, 237 (1993)
6) K. Fujimoto, Y. Mizuhara, N. Tamura, H. Kawaguchi, *J. Integ. Mat. Syst. Struc.,* **4**, 184 (1993)
7) F. Hoshino, T. Fujimoto, H. Kawaguchi, Y. Ohtsuka, *Polym. J.,* **19**, 241 (1987)
8) H. Kawaguch, F. Hoshino, Y. Ohtsuka, *Macromol Rapid Commun,* **7**, 109 (1986)
9) H. Matsuoka, K. Fujimoto, H. Kawaguchi, *Polym. Gels Networks,* **6**, 319 (1998)
10) S. Tsuji, H. Kawaguchi, *Langmuir,* **21**, 2434 (2005)
11) S. Tsuji, H. Kawaguchi, *Macromolecules,* **39**, 4338 (2006)
12) S. Tsuji, H. Kawaguchi, *Langmuir,* **21**, 8439 (2005)
13) S. Tsuji, H. Kawaguhci, *Langmuir,* **20**, 2449 (2004)
14) M. Yasui, T, Shiroya, K. Fujimoto, H. Kawaguchi, *Colloid Surfaces. B*,. **8**, 311-319 (1997)
15) D. Suzuki, H. Kawaguchi, *Colloid Polym. Sci.,* **284**, 1443 (2006)
16) D. Suzuki, H. Kawaguchi, *Langmuir,* **21**, 8175 (2005)
17) D. Suzuki, H. Kawaguchi, *Langmuir,* **21**, 12016 (2005)
18) D. Suzuki, H. Kawaguchi, *Langmuir,* **22**, 3818 (2006)
19) H. Kawaguchi, D. Suzuki, D. Kaneshima, submitted.
20) 例えば，A. Fujishima, K. Honda, *Nature,* **238**, 37 (1972)

第6章　分子インプリンティングによる分子認識機能ゲルの創製

箕浦憲彦*

1　分子認識機能ゲル

生体中において，ホルモン，遺伝子DNA，糖質，タンパク質などは分子認識によりそれらの機能を発現していると考えられている。それゆえ分子認識は，ホスト—ゲストの化学として注目され，生体分子計測技術，化学分析技術，物質分離技術などの分野において重要な機能の一つになっている。認識対象分子（ゲスト分子）としてこれまで金属イオンや低分子化合物から遺伝子DNA・糖質・タンパク質などの巨大分子，さらに微生物・菌体までが選ばれ，おのおのに対するホストの作製方法が研究されてきている。

ゲルは高分子の網目構造からできている固体であり，そのゲルにホストとしての分子認識機能をもたせることができないであろうか。この分子認識機能をゲルに付加する方法として，ゲルを支持体と見なして，ホストの役割を担う物質をその支持体に固定化することが考えられる。一方それとは異なり，ゲストをぴったり包み込む構造をゲルの網目構造自身に形成させることも考えられる。これが，いわゆる，分子インプリンティング法であり，ゲスト分子の鋳型構造をゲル中に形成させて分子認識機能を発現するゲルを作製する方法である。

そこで，本章では，低分子物質，ペプチド，タンパク質，DNAを認識する機能をもつ高分子ゲルを，分子インプリンティング法を用いて作製するための原理・方法，およびその高分子ゲルの分子認識特性について著者らの研究を中心に述べる。

2　分子インプリンティング

分子インプリンティング法は，ホストの合成を簡便にテーラーメイドに行うことを目的に，Mosbachらによって考案された方法である[1]。この方法（図1）は，①テンプレート（ゲスト分子）の共存下で機能性モノマーと架橋性モノマーを混合して重合反応を行い，ゲル状高分子固体を得る，②ゲル状高分子固体から，そのテンプレート（ゲスト分子）を化学的あるいは物理的手

＊　Norihiko Minoura　東京工科大学　バイオニクス学部　教授

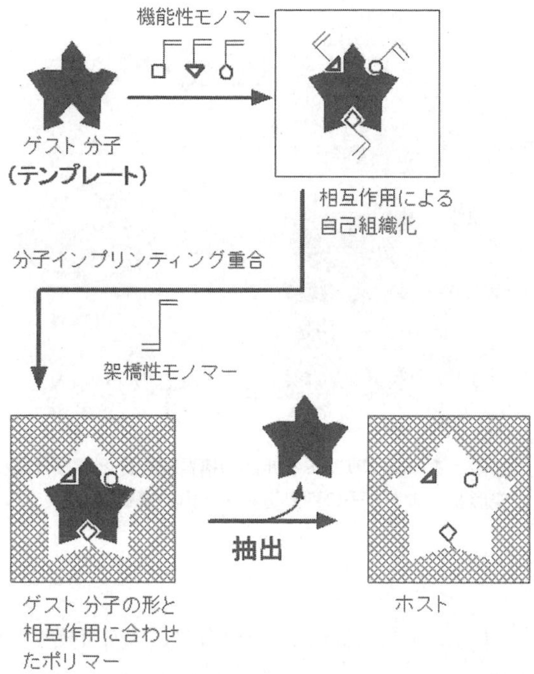

図1　分子インプリンティング法によるポリマーホスト合成法の原理

段を用いて抜き取る（抽出する），③ゲスト分子と相補的な鋳型をもつホストを得る。つまり，一種の鋳型重合法であり，「鍵と鍵穴」のような空間的な相補性と，様々な分子間相互作用による相補性を併せもったホストの調製が簡単に行える方法であり，複数の相互作用部位を持つことで全体としてホスト—ゲスト間に強い結合を得ることが可能となり，結果として高いゲスト選択性を実現できると考えられる。ゲスト分子に対応した適切な機能性モノマーを選ぶことにより，特に医薬・農薬などの低分子化合物に対して選択性の高いホストの作製が可能である[2)]。

3　光によるインプリントゲル膜へのゲスト分子の取り込み・放出制御

前述したように，分子インプリンティング法は，ホスト—ゲスト間に強い結合を得ることが可能である。しかし，一般に強く結合したゲスト分子をホストから再び抜き取ることは難しく，また引き離す際に多量の塩や有機溶媒を使用した場合この後処理に手間がかかっていた。そこで，系を汚すおそれのない物理的な手段でゲスト分子を抜き取ることはできないであろうか。光を用いてホストからゲスト分子を抜き取ることを考えた。さらにホストへの取り込み・放出の制御も行うことができる有用な光機能性ゲル膜の開発に成功した（図2）[3,4)]。

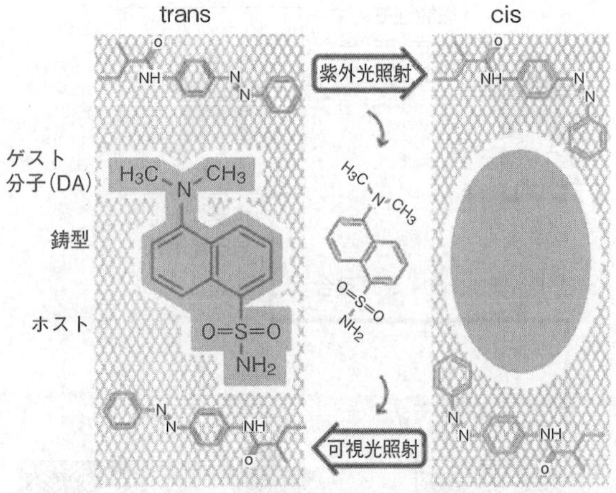

図2　光によるインプリントゲル膜の構造変化にともなう鋳型の変形とゲスト分子の取り込み・放出の模式図

光応答性分子認識分子として，紫外光照射下で*cis*体に，また可視光照射下で*trans*体に分子の立体構造が変化（光異性化）するアゾベンゼン誘導体である*p*-フェニルアゾアクリルアニリド（PhAAAn）を合成した。さらに，PhAAAnと比較的相互作用が強く蛍光標識分子として利用されているダンシルアミド（DA）をゲスト分子として選び，両者を用いて分子インプリンティング法により分子認識機能をもつ高分子ゲル膜を合成した。得られた高分子ゲル膜からDAを取り除いて作成したインプリントゲル膜をDAの溶液に浸したところ，インプリントゲル膜へDAが取り込まれ，その後，紫外光を照射するとインプリントゲル膜からDAが放出された。さらに可視光の照射によりDAが再び取り込まれることも確認した（図3）。この挙動は1分子のDAに対して4分子の割合でPhAAAnを含むインプリントゲル膜においてのみ観察されたことから，“多点認識”とPhAAAnの光異性化による“協同追い出し効果”と推察している。DAと分子構造が極めて似ているNNDNAでも弱い結合が観察される程度で，小さなサイズの分子NNDAや大きなサイズの分子DLLにはまったく認識しなかった。このインプリントゲル膜のゲスト分子識別選択能力が高いことから，この技術を種々のゲスト分子に適用することにより，繰り返し使用可能な分子センシング膜や物質分離の光制御への応用も期待される。

4　ペプチド認識ゲル

分子インプリンティング法を，8個のアミノ酸からなる生理活性ペプチド，アンジオテンシンII（angiotensin II）阻害剤に対する受容体の機能をもつ高分子ゲルの作製に応用した。アンジオ

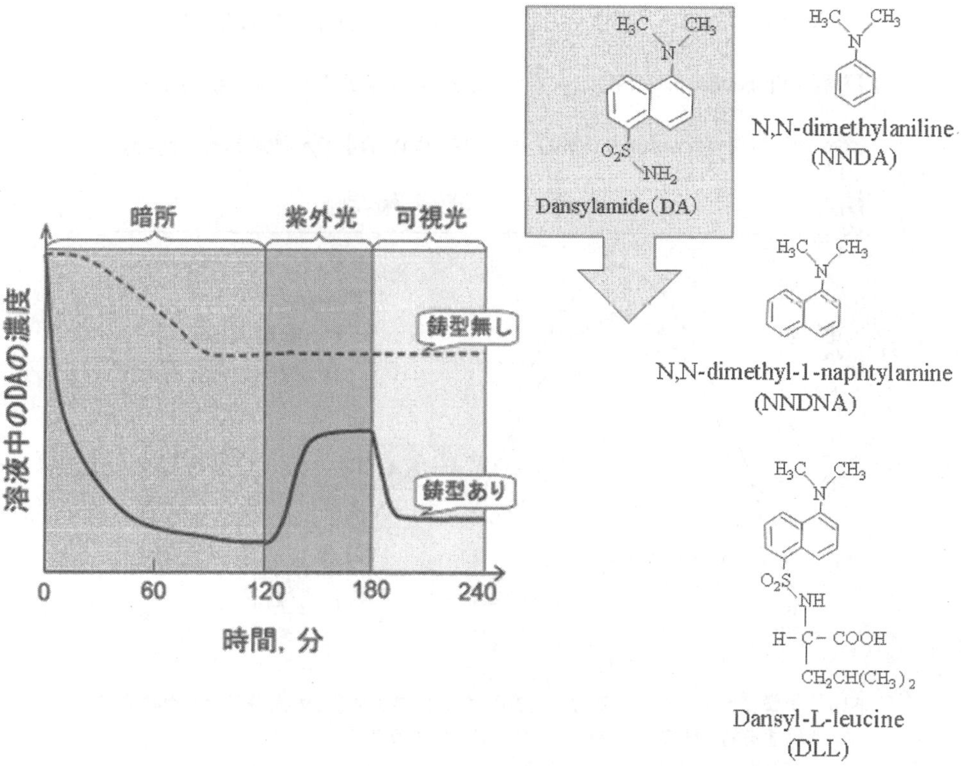

図３　インプリントゲル膜へのゲスト分子の取り込み・放出挙動の光制御

テンシンⅡ阻害剤（SA）をテンプレートとしてアクリル酸を機能性モノマーに選び，前述のように高分子ゲル微粒子を合成し，それを液体クロマトゲラフ用のカラムに充填して結合能を評価した（図４）[5)]。この高分子ゲル微粒子はSAを認識することは当然であるが，キャパシティーファクターは移動相のpHに著しく依存することが明らかになった。アンジオテンシンⅡおよび他の阻害剤のペプチドシークエンス中での１個のアミノ酸の違いをもこのインプリントゲルは識別可能であり，創薬開発に威力を発揮できる人工受容体の合成にもつながる成果である。

5　エピトープの考えを導入したペプチド認識ゲル

高価で極微量にしか入手できない生理活性物質に対してこのような手法は，高分子ゲル鋳型の作製にその生理活性物質をテンプレートとして多量に必要とするため，あまり得策ではない。

生体内での抗体によるタンパク質の認識の場合にはタンパク質の一部に抗原決定部位（エピトープ）が存在することが知られている。そこでこのエピトープ現象にヒントを得て，脳下垂体

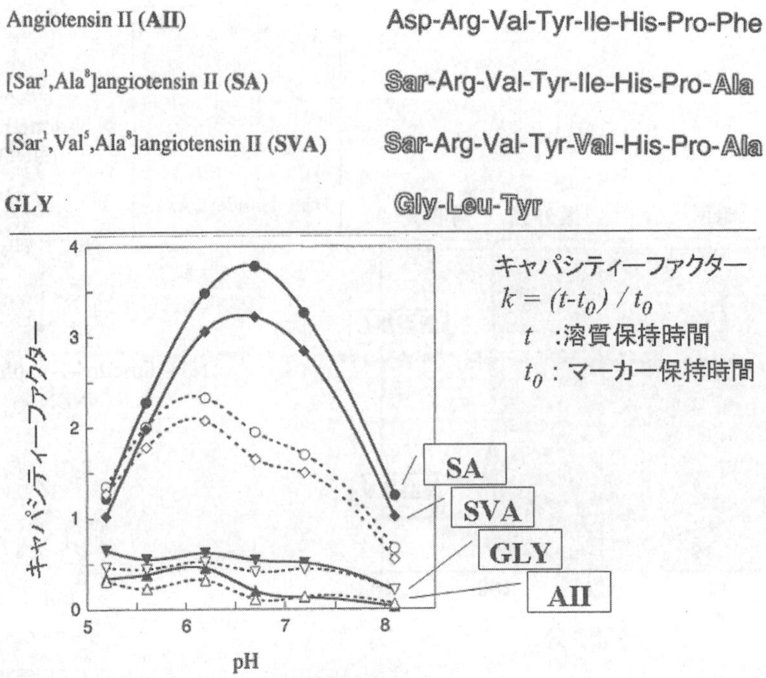

図4　アンジオテンシンII阻害剤（SA）をインプリントした高分子ゲル微粒子に対する結合能の液体クロマトグラフィによる評価
（破線は非インプリントゲルの結果）

後葉ホルモンの一つであるオキシトシン（oxytocin）を認識対象分子に選び，さらにこの化学構造の一部と同じ化学構造をもつトリペプチドとしてプロリン—ロイシン—グリシン—NH_2 をテンプレート候補として選んだ。このトリペプチドシークエンスはオキシトシンの子宮収縮作用，乳汁射出作用などの生理活性発現に重要な部分である。このトリペプチドに対する分子形状鋳型をもつ高分子ゲルを作成する際に，実験の都合上，紫外光吸収基をもつアミノ酸としてのチロシンを結合したテトラペプチド，すなわちチロシン—プロリン—ロイシン—グリシン—NH_2（YPLG）を認識部位形成のためのテンプレート分子に用いた（図5）。

メタクリル酸を機能性モノマーに選び，前述のように高分子ゲル微粒子を合成し，それを液体クロマトグラフ用のカラムに充填して結合能を評価した[6,7]。この高分子ゲル微粒子はYPLGを認識することは当然であるが，オキシトシンをも認識することが分かり（図6），エピトープのアイデアが実証された。さらに，オキシトシンのロイシン残基がイソロイシン残基に置き換わったメソトシンとオキシトシンとを識別することは難しいが，（Thr^4，Gly^7）−オキシトシンや（$Asu^{1,6}$）−オキシトシンとオキシトシンとを識別することは可能であった。

エピトープの考えを導入したゲルの作製の場合には，認識部位の近傍に巨大分子がアプローチ

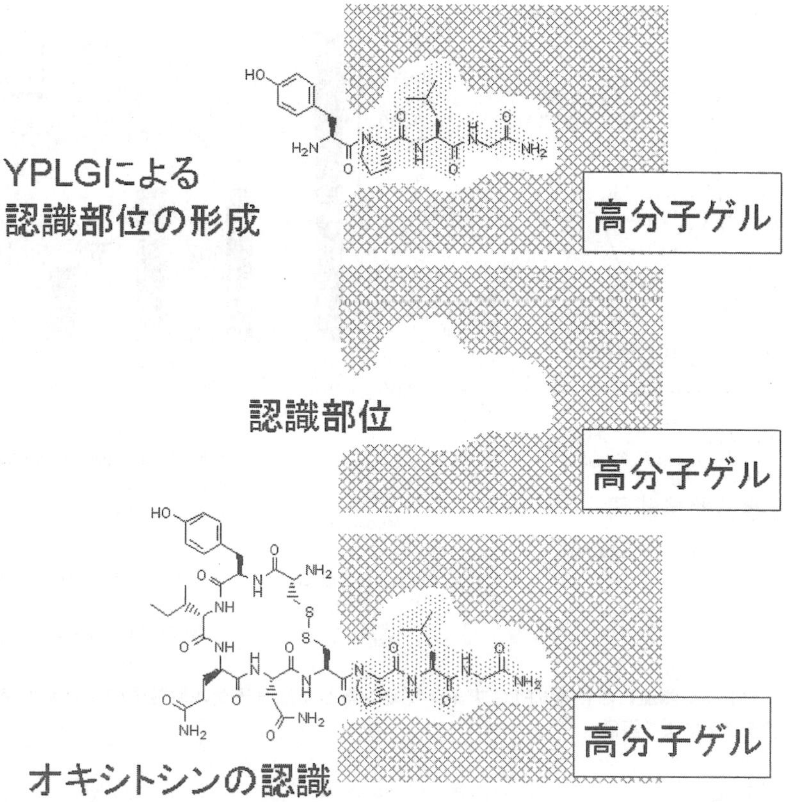

図5　オキシトシン認識高分子ゲルの調製におけるエピトープアプローチの原理

できる広い空間が用意される必要がある。これらの結果は，鋳型高分子ゲルがペプチド分離剤として利用可能であることを示唆する。

6　タンパク質認識機能ゲル

タンパク質のような巨大分子を認識するホストを作製する方法として，分子インプリンティングという，高分子ゲルの中にタンパク質鋳型を調製する方法を考えた。しかし，この方法をタンパク質に対して適用する場合，いくつかの考慮しなければならない点がある。

（1）　多くのタンパク質は，水溶液以外の有機溶媒中では変性する。

（2）　重合反応の際に界面活性作用のある薬剤の使用を避ける。

（3）　重合の温度は低いほうが好ましい。

これらの制約を考慮して含水性の高分子ゲルを作製した。その調製原理（図7）は，タンパク質の表面には正あるいは負の荷電基が存在することに着目して，①タンパク質水溶液に正あるい

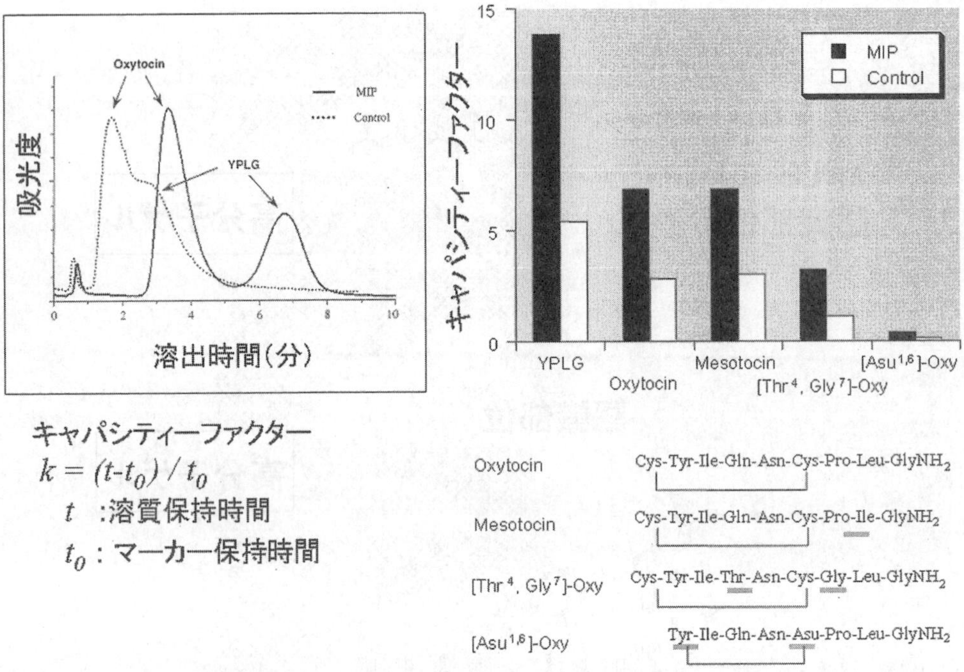

図6　オキシトシン認識におけるYPLGをインプリントした高分子ゲル微粒子の結合能の液体クロマトグラフィによる評価

は負の荷電基をもつラジカル反応性モノマー（機能性モノマー）を加え，②タンパク質と機能性モノマーとの間の静電的相互作用による自己組織化構造体を形成させる，③架橋性モノマーなどを加えて重合反応させて高分子ゲルを得る，④高分子ゲルからタンパク質を取り除く，というものである。このようにして得られたゲル中には用いたタンパク質の形状および荷電分布などに合致するゲルが形成される。

血糖値測定用センサー等に用いられているタンパク質であるグルコース酸化酵素（GOD）をゲスト分子に選び，アクリル酸やアクリルアミド系の機能性モノマーを用いて，形状保持用の多孔質シリカを中心にもつ微粒子状高分子ゲル（粒径，約0.020～0.050 mm）を上記の手順に従い調製した[8)]。この高分子微粒子の表面荷電値（ゼータ電位）はGODのそれと符号が逆でほぼ一致するという結果が得られた[9)]。したがって，図7で期待されるようにタンパク質表面の荷電と相補う荷電を持つ高分子ゲル製のタンパク質鋳型が形成されたと推察した。この高分子ゲルは，競合相手に選んだグルコース-6-リン酸脱水素酵素（G 6 PD）の約2倍程度のGODを選択的に結合した。選択的結合能をさらに向上させる目的で，タンパク質と高分子ゲルとの間の静電的相互作用に加えて，酵素―基質間相互作用を期待して，GODの基質であるグルコースに構造が類似したモノマー（グリコシルオキシエチルメタクリレート）を機能性モノマーに加えたとこ

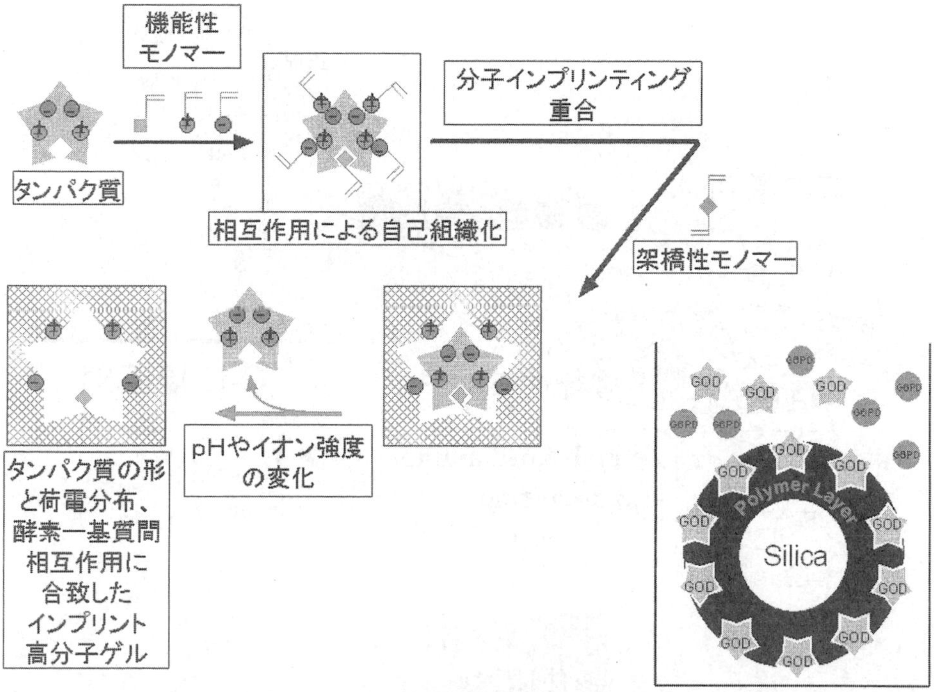

図7　タンパク質認識機能ゲルの作製原理と多孔質シリカをコアとするタンパク質インプリントゲル微粒子の模式図

ろ，約10倍の高いGOD選択結合能をもつ高分子ゲル微粒子が得られた[10]。

これらの鋳型に結合したGODは，外部からの弱い刺激（溶液のイオン強度変化，pH変化など）により鋳型が変形（収縮など）するに伴い，鋳型から容易に放出される。橋かけ密度を高めるとゲルからタンパク質を取り除くことが困難となるので注意が必要である。このようにして，望むタンパク質を選択的に認識する高分子ゲルをオーダーメードに合成できる。

7　DNA認識機能ゲルとそれを用いたゲル電気泳動法による二本鎖DNAの検出

上述の分子インプリンティング法を二本鎖DNA認識ゲルの作製に適用することを考えた。ジアミノトリアジン誘導体（VDAT）は，アデニンとチミンとの塩基対のところで図8に示すような水素結合を形成し，一方，シトシンとグアニンとの塩基対のところでは水素結合を形成しづらいことが予想できる。実際，①アデニンとチミンとからなる合成DNA(poly[dA]-poly[dT])の融点がこのVDATを共存させると約5℃高くなる，②この合成DNAの円偏光二色性スペクトル

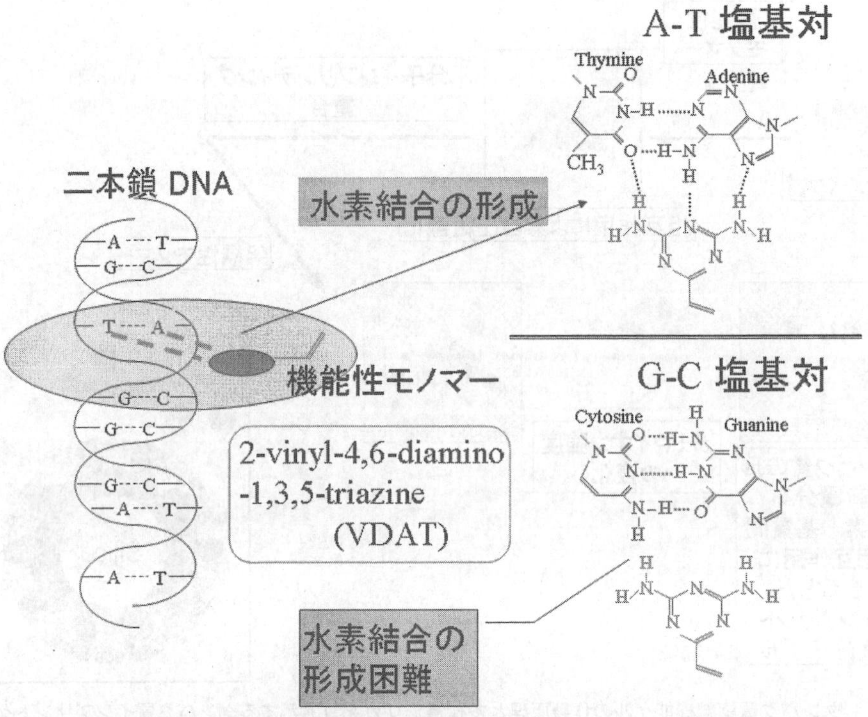

図8　二本鎖DNAと特異的相互作用をする機能性モノマーのジアミノトリアジン誘導体（VDAT）。アデニン–チミン塩基対と機能性モノマー（VDAT）との相互作用

はこのVDATを添加しても変化しない，つまりDNAのコンホメーションが変化しない，という結果が得られた[11)]。これを考慮すると，VDATがDNA塩基対の間にインターカレートしたのではなく，図8に示すような水素結合を形成することが推察できる。そこで二本鎖DNAと特異的に相互作用する機能性モノマーとしてジアミノトリアジン誘導体（VDAT）を用いた場合の分子インプリンティング法の原理を図9に示す。測定対象の二本鎖DNAとして，ベロ毒素を生産する遺伝子の断片のモデル物質である合成DNA（34塩基対）を選んだ（図10のVT–1）。

バイオ分野においてタンパク質・DNAなどの分離・検出によく使用されているゲル電気泳動法において，ゲルの素材としてアガロースやポリアクリルアミドが用いられている。この場合，その網目構造が分子篩効果を発揮し，分離に重要な役割を演じている。そこでこの泳動ゲル媒体に分子インプリントゲルを用いることを考えた（図11）[12)]。すなわち，従来の網目構造による分子篩効果に，さらに分子認識による捕捉効果を加えると，捕捉効果にともないターゲットとなるDNAは泳動が抑制されることになり，同一鎖長のDNA同士でも明瞭な分離が達成され，検出も可能となると期待できる。

上記のVDATを用いて分子インプリントゲルを作成し，電気泳動した結果が図12である。こ

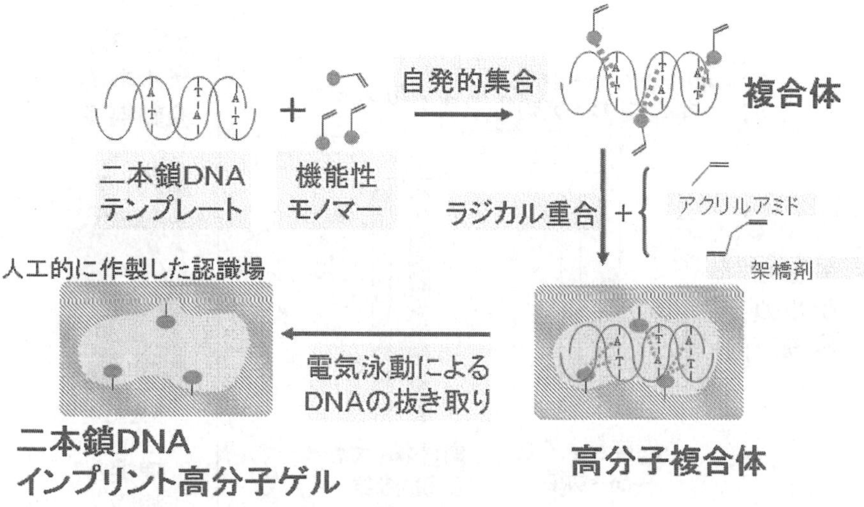

図9　二本鎖 DNA を認識する高分子ゲルを分子インプリンティング法により合成する原理

略号	シークエンス	
VT-1	5'-CTTTCTACCGTTTTTCAGATTTTACACATATATC-3' 3'-GAAAGATGGCAAAAAGTCTAAAATGTGTATATAG-5'	標的
VT-2	*5'-CAAACATCCGAAAAACTGTAAAATCTCTATATAC-3' 3'-GTTTGTAGGCTTTTTGACATTTTAGAGATATATG-5'	T/A ⟷ A/T
VT-3	*5'-TCCCTCGTTACTTTTCAGATTTTACACATATATC-3' 3'-AGGGAGCAATGAAAAGTCTAAAATGTGTATATAG-5'	T/A ⟷ C/G
VT-4	*5'-CTTTCTACCGTCCCCTGAGCCCTACACATATATC-3' 3'-GAAAGATGGCAGGGGACTCGGGATGTGTATATAG-5'	T/A ⟷ C/G

*ブロック体はVT-1の置換部位

図10　インプリントゲルの電気泳動に使用したベロ毒素関連 DNA とその塩基対置換体のシークエンス

の場合にも，分子インプリンティングに用いたターゲット DNA として，図 10 の二本鎖 DNA を選んだ。図 12 において，VT-1 の点は DNA 鎖長標準マーカーのラインよりも左側にあり，捕捉効果がはっきりと確認できる。一方，そのミュータントである VT-3 と VT-4 については DNA 標準マーカーのライン上にあり，予想どおり捕捉効果は観察されない。しかし，VT-2 に関してはミュータントであるにもかかわらず，DNA 鎖長標準マーカーのライン上にはなく，予想に反して捕捉効果が観察された。この理由としては，VT-1 と VT-2 の違いが A-T 塩基対と T-A 塩基

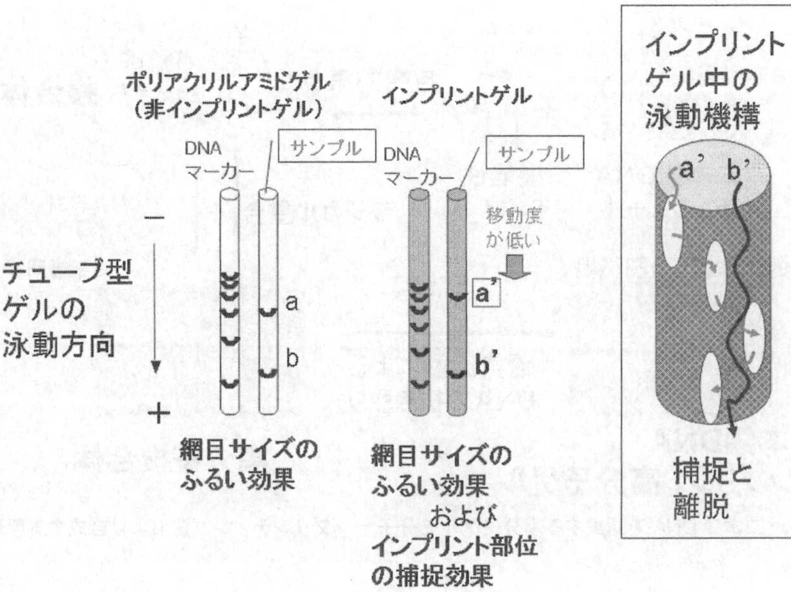

図11　二本鎖 DNA 認識インプリントゲルを用いた電気泳動法によるターゲット DNA の検出原理

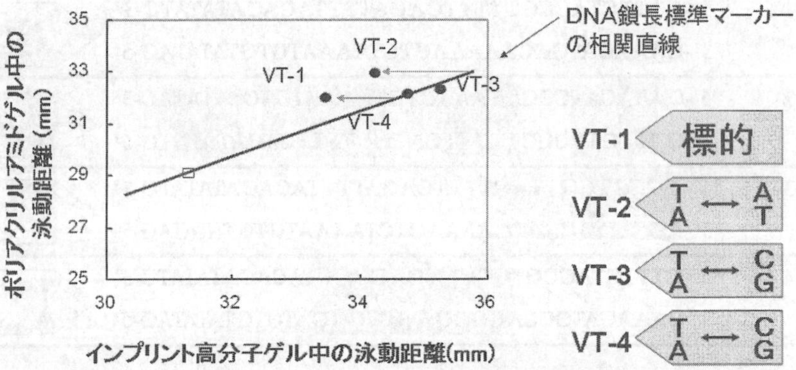

図12　ベロ毒素 DNA（VT−１）認識インプリントゲル電気泳動法によるベロ毒素 DNA の検出

対の相互変換のみにあり，VDAT が A-T 塩基対にも T-A 塩基対にも同様に水素結合能力をもつことに起因すると考えている。

本法によれば，現段階では A-T 塩基対と T-A 塩基対の識別に困難さはあるものの，73 塩基対からなる DNA 中の一塩基対の違いまでも識別可能であるという結果も得ている。図 13 には，ガンに関連した *ras*−遺伝子の野生型をインプリントしたゲルを用いた場合の電気泳動結果を示す[13)]。一塩基対置換体と区別できることがわかり，VDAT に代わる新たな機能性モノマーの改良

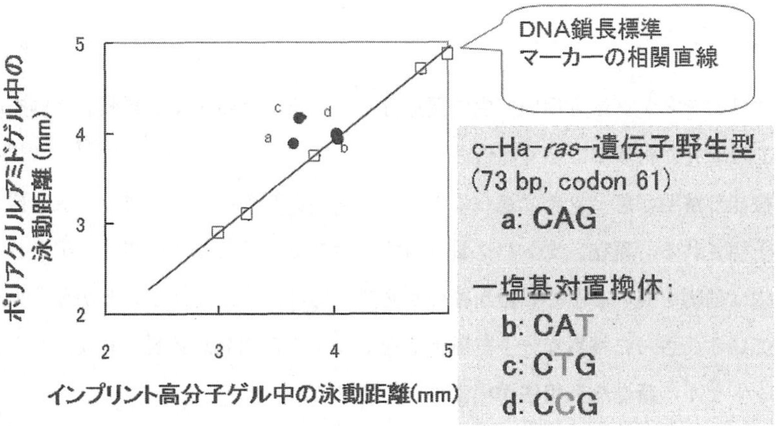

図13　二本鎖 DNA（*ras*-遺伝子関連）をインプリントした高分子ゲルを用いた電気泳動による標的二本鎖 DNA の検出

により，一塩基対識別能力を改善できると思われる。さらに，この方法は，大きな二本鎖 DNA にも適用可能である（図 14）。560 の塩基対をもつ二本鎖 DNA をインプリントしたゲルを用いた場合，1000 以上の塩基対をもつ特殊な二本鎖 DNA(poly[dA]·poly[dT]) に対しても対応できる結果が得られた。

二本鎖 DNA を検出する技術について述べてきたが，分子インプリンティング法を用いたこの技術は，標的とする二本鎖 DNA を鋳型に用いることによりテーラーメードにインプリントゲルを作製することができるものであり，どの二本鎖 DNA にも対応できる普遍的技術である。

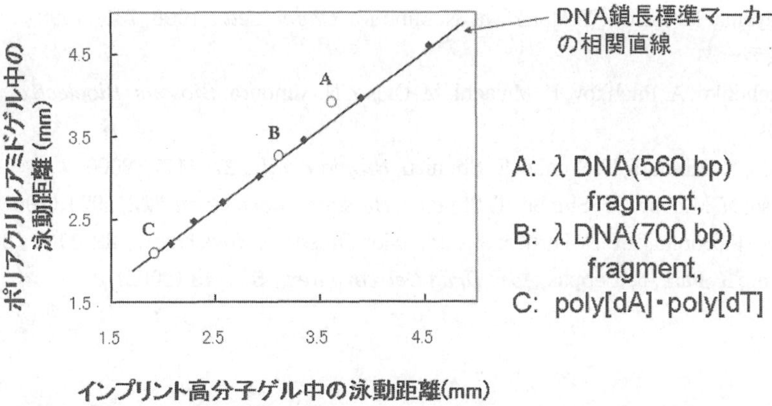

図14　λDNA フラグメント（560 bp）をインプリントした高分子ゲルを用いて，DNA 混合物からλDNA フラグメント（560 bp）を検出

8　おわりに

分子インプリンティング法を用いて生体関連分子を認識できるゲルを調製した例を紹介した。現在，関連した研究が世界中で多く報告されているので，総説を紹介する[14,15]。新規なタンパク質の構造・機能の解明が急ピッチで進むに伴い，タンパク質の高度な分離・精製・検出技術が必要になると予想される。現在，タンパク質に対するホスト分子として抗体が利用されているが，抗体の作製には動物を用いるため煩雑な操作が必要であり，また高価なことから，人工抗体の開発が望まれている。さらに精緻な分子認識機能をもつゲルの開発が必要であり，さらにこのようなインプリントゲルの新たな利用法が模索されるであろう。

文　　献

1）K. Mosbach, *Trends Biochem. Sci.*, **19**, 9 (1994)
2）箕浦憲彦ほか，高分子，**48**, 520 (1999)
3）N. Minoura, K. Idei, A. Rachkov, H. Uzawa, K. Matsuda, *Chem. Mater.*, **15**, 4703 (2003)
4）N. Minoura, K. Idei, A. Rachkov, Y-W. Choi, M. Ogiso, K. Matsuda, *Macromolecules,* **37**, 9571 (2004)
5）A. Rachkov, M. Hu, E. Bulgarevich, T. Matsumoto, N. Minoura, *Anal. Chem. Acta,* **504**, 191 (2004)
6）A. Rachkov, N. Minoura, *J. Chromatogr.,* **A 889**, 111 (2000)
7）A. Rachkov, N. Minoura, *Biochem. Biophys. Acta,* **1544**, 255 (2001)
8）M. Burow, N. Minoura, *Biochem. Biophys. Res. Comm.,* **227**, 419 (1996)
9）K. Hirayama, M. Burow, Y. Morikawa, N. Minoura, *Chem. Lett.,* **1998**, 731 (1998)
10）未発表データ
11）O. Slinchenko, A. Rachkov, H. Miyachi, M. Ogiso, N. Minoura, *Biosens. Bioelectron.,* **20**, 1091 (2004)
12）M. Ogiso, N. Minoura, T. Shinbo, T. Shimizu, *Biomaterials,* **27**, 4177 (2006)
13）M. Ogiso, N. Minoura, T. Shinbo, T. Shimizu, *Biosens. Bioelectron.,* **22**, 1974 (2007)
14）A. Bossi, F. Bonini, A.P.F. Turner, S.A. Piletsky, *Biosens. Bioelectron.,* **22**, 1131 (2007)
15）M. Byrne, K. Park, N. Peppas, *Adv. Drug Delivery Rev.,* **54**, 149 (2002)

第7章　ゲルの微細加工と細胞のマイクロパターニング

市野正洋[*1]，長崎幸夫[*2]

1　はじめに

2003年4月にヒトゲノムプロジェクトが完了し，研究の対象はエンコードされた遺伝配列の機能に移りつつある。ある特定の遺伝子によってエンコードされたタンパク質の機能に関する膨大な情報収集の結果，バイオインフォマティクスの領域はますます重要な位置を占めるようになった。それらの膨大な情報を同時に解析するためにも，集積化マイクロパターンチップを使ったハイスループット解析が設計されてきた。マイクロアレイを使用することによって，病原物質に関する多くの情報が得られるようになった。リード化合物として抽出された情報を基に，コンビナトリアルケミストリによって大量の化合物が合成されている。そして，そのような大量の薬物候補物の解析の為に，たくさんの実験動物が毒性試験や体内動態等（ADME）の解析に利用されてきたが，近年では，かさむコストや倫理的な配慮，また臨床試験との相関性の相違等から，動物実験に代わる手法の開発が進められている。

ポストゲノム時代と言われる昨今に求められていることは，遺伝子配列や遺伝子発現情報などに対する生物学的医学的解釈を体系的かつ網羅的に行い，生命活動の営みを理解することにある。それは生命システムの解明だけではなく，創薬の効率化，テーラーメイド医療，遺伝子医療に欠かすことができない。煩雑で膨大なデータ量を扱うバイオインフォマティクスの発展と，それを土台から支える強力なハイスループット解析ツールとして，細胞マイクロアレイの早い確立が求められている。本稿では，医療や創薬の分野での活躍が期待されているセンサーチップに主眼をおいて，ハイドロゲルを利用した細胞マイクロアレイ化の技術について述べたいと思う。

＊1　Masahiro Ichino　筑波大学　数理物質科学研究科　物性・分子工学専攻

＊2　Yukio Nagasaki　筑波大学　大学院数理物質科学研究科　物性・分子工学専攻；学際物質科学研究センター；先端学際領域研究センター；大学院人間総合科学研究科　フロンティア医科学専攻　教授

2　医療・創薬に貢献する細胞マイクロアレイ

これまで医療の現場で活躍してきたバイオデバイスとしては，古くは1967年に提案された酸素電極とグルコースオキシダーゼを組み合わせたグルコースセンサーが始まりで，糖尿病患者のための血糖値センサーが誕生した。それから間もなくして細胞や微生物をそのまま電極に固定化してバイオデバイスとして利用するものまで現れるようになった。このように，タンパク質や生きた細胞または組織を組み込んだバイオセンサーが注目されるようになった背景として，生体の持つ優れた分子識別機能や，化合物との接触および外部からの刺激を受けた生体のダイレクトな信号が得られることにある。それは，外部からの刺激に反応して発現する遺伝子やサイトカイン等のタンパク質の変化，形態の変化，細胞内イオン濃度の変化といった形質の変化や，肝細胞にみられる化合物の代謝として，細胞レベルでも観測可能となっている。細胞センサーとは，生物の持つこのような性質に着目し，生物のおかれた周囲の環境を評価することを可能にしたシステムである。今日，細胞チップは半導体分野における微細加工技術およびDNAチップやプロテインチップ等で培われた固着化の技術と相まって，現在の細胞マイクロアレイへと発展を遂げつつある。遺伝子の機能を解析する遺伝子導入型細胞マイクロアレイや，薬物の動態シミュレーターとして機能する肝細胞スフェロイドアレイ等多種多様なバイオチップが誕生し，医学や生物学の基礎科学分野で注目を集めているにとどまらず，動物実験を代替する新しい前臨床試験法として，バイオビジネスの視点からも興味深い。

細胞マイクロアレイは，チップ上にマイクロメートルサイズのパターンを作りながら細胞を配置させた集積型バイオデバイスである。微細なパターンにDNA，RNA，タンパク質等の生体分子または薬物等の化合物を固定化し，その上で細胞や組織を培養することで，遺伝子の機能解析から化学物質の毒性試験まで幅広く研究が行われている。細胞マイクロアレイは解析方法や分析の対象となるものによりその構築方法は様々である。たとえば，異なる固体から取り出した細胞や組織でのタンパク質発現を1チップ上で同時に解析する場合，チップの上にマイクロウェルを作り，その中に細胞や組織を固定培養する手法が必須となる[1)]。一方，細胞にDNAを導入した時の遺伝子発現解析や，近年注目を集めるRNA干渉を目的としたそれらのトランスフェクションアレイチップでは，チップ上に目的とするDNA[2)]やRNA[3)]を内包させたキャリアを固着したマイクロアレイチップを作り，その上で細胞の培養を行う。この場合，細胞はチップ上での単層培養となるが，ゲル上に接着した細胞のみがDNAやRNAを取り込んで，形質の変化を発現させる。この他，細胞マイクロアレイは，ES細胞の分化誘導を解明することにも利用され始め，再生医療のためのES細胞実用化への期待がもたれている。トランジスタと神経細胞を組み合わせたマイクロアレイチップもいくつか開発されている。これを使った研究としては，神経細胞間のネットワーク構築や情報伝達機構の詳細の解明[4]，および神経細胞とコンピュータ間のインターフェイスに関わる研究がある[5]。また，セントラルドグマにまつわる一連の遺伝情報とは別に，細胞が後天的に「細胞の状態」として蓄積していく情報の研究等がある[6]。

3　生体適合性表面と細胞接着

本稿で登場する生体適合性とは，材料の使用目的，部位，環境，期間等によってその意味する所は異なるが，ここで言う生体適合性は，タンパク質等の生体分子と吸着しない，構造に変化を与えない，活性化および失活させないといった，生体物質との相互作用を示さない性質を指す。

細胞には細胞同士や細胞基質間の接着があるが，培養皿上等への接着および伸展や移動では後者の機構が働いている。細胞は培養皿に直接接着するのではなく，フィブロネクチン，ビトロネクチン，ラミニン等の接着タンパク質を介し，膜タンパク質のインテグリンと結合して材料表面に接着する。つまり，細胞接着抑制とは，タンパク質の接着を抑制することが最も重要になる。タンパク質の基板表面への接着は，主にタンパク質の一部と基材表面との疎水性相互作用や静電的な相互作用により起こる。タンパク質は構造の一部に疎水性部分をもっている。水溶液中ではタンパク質の内部で安定していた疎水性部分が，生体適合性でない材料，特に疎水性材料の界面付近においてそのバランスを崩して外部に現れ，材料表面に接着する。また，材料表面に電荷がある場合，それが水溶液中でタンパク質の対電荷であれば静電的な相互作用も働く。表面を親水性に保ち，なおかつ基板表面の電荷を抑えることが肝要である。

4　生体適合性ハイドロゲル

ゲルは，化学的あるいは物理的に架橋することにより形成した，三次元的な網目構造体である。構造物の内部にはモノマーの構造，分子量，架橋密度に依存した，マイクロメートルからナノメートルサイズの様々な空間が存在し，この空間に水分子が満たされたものがハイドロゲルである。ハイドロゲルに機能を付与する場合，ゲル形成の段階で材料に機能性分子を用いる，または共重合により組み込むことや，ゲル形成後に化学修飾が行われる。つまり，本稿のタイトルにもある細胞マイクロパターニング等，生体分子を扱うデバイスのハイドロゲルによる表面処理には，生体適合性のマクロモノマーやモノマーを利用することになる。生体適合性の合成高分子をベースとしたハイドロゲルの代表的なものには，高含水性のポリ（メタクリル酸2–ヒドロキシエチル）(PHEMA）やポリビニルアルコール（PVA），高柔軟性を有するポリエチレングリコール（PEG）等がある。また，生体膜類似表面を構築する2–メタクリロイルオキシエチルホスホリスコリン（MPC）のランダムポリマーを代表とするリン酸ポリマー，温度で親疎水性が変わるポリ*N*-イソプロピルアクリルアミド（pNIPAAm）等がある。天然高分子では，アガロースやヒアルロン酸等の高分子多糖類を用いたものが報告されている。これらの高分子材料から成るハイドロゲルは，チップの基材表面に高い親水性を与え，またタンパク質との疎水的相互作用を抑えることから，細胞の接着を抑制することができる。

5　細胞パターニング技術

最近の細胞工学の目覚しい発展に伴い，多様な細胞操作手法の開発が進められて来た。そのひとつとして，細胞を任意の場所に配置する「細胞パターニング」がある。細胞をパターン化する手法にも様々なものが報告されるようになり，目的によって材料や形状の特徴を生かした設計がされている。細胞のパターニングの原理は，細胞接着領域と非接着領域を微細に作り分け，細胞との相対的な親和性の違いを作ることである。タンパク質や細胞接着の抑制を示す生体適合性を有するハイドロゲルを微細加工技術によってパターン成形し，細胞マイクロパターニング用チップとして使用するものや，形成したハイドロゲルのシートを部分的に改質することにより，細胞接着と非接着の領域を作り分ける手法がある。また，ハイドロゲルが有する生体適合性と，構造内部の空間がもたらす高い湿潤性と流動性を生かし，パターン化した細胞をハイドロゲル内に捕捉する技術も報告されている。本稿では，これらの技術を用いた研究例を紹介する。微細加工技術の進歩も目覚しく，下記で紹介する以外の技術も，細胞パターン化のためのチップ作りに応用されている。

5.1　フォトリソグラフィー法

感光性高分子または，光重合開始剤と高分子の混合物を基板上に塗布し，石英や金属製のフォトマスクを介してパターン状に露光することで，露光部分の重合，分解あるいは置換反応が進行し，その溶剤親和性を変化させる。その後，現像により非露光部分又は露光部分は洗い流され，露光と非露光部分からなるパターンを生成する技術であり，最も広く用いられている手法である

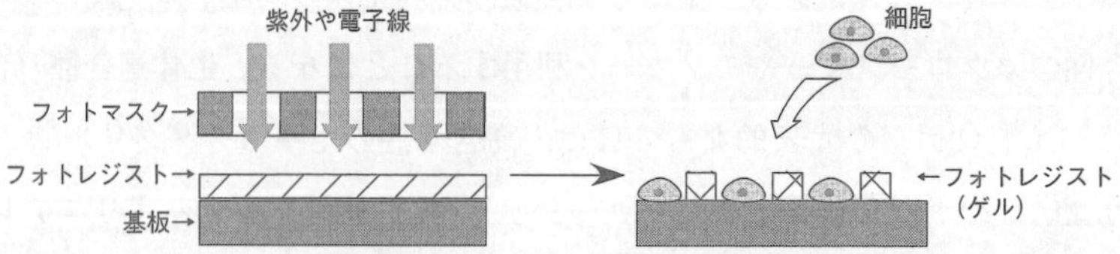

図1　フォトリソグラフィー法

（図1）。両末端にアクリロイル基を持つPEGや，側鎖に感光性官能基を持つPVA，またはpNIPAAmをフォトレジストとして，光重合で直接微細成形した報告が多い[7~9]。PEGやPVAのハイドロゲルは，タンパク質および細胞接着を強く抑制することから，ハイドロゲルの露出した足場形状に一致した細胞パターンを，長期にわたって維持培養することが可能となる。筆者らの研究グループでは，PEGやPVAのハイドロゲルを利用して肝細胞の三次元培養（スフェロイド培養）を行い，薬物代謝などを観察する薬物スクリーニングツールとしての開発を進めている。

横山らは，相転移温度を跨ぐ温度変化に伴って膨潤と収縮を繰り返すpNIPAAmのハイドロゲルを用いて，細胞が丁度1個入るサイズ（直径10μm）のチャンバーを集積化したゲルパターンを報告している。pNIPAAmチャンバーは，温度を制御してリンパ球を自由に基板上に保持，解放が可能な包接制御型1細胞アレイチップとして開発が進められている[10]。無数のBリンパ球の中から，ある抗原に対して特異的に反応するBリンパ球をスクリーニングおよび遺伝子解析することで，モノクローナル抗体医薬に貢献するツールとしての期待が高まっている[11]。

また岡野らのグループでは，金属製のマスクを介して電子線を照射し，細胞培養皿上にpNIPAAmゲルの薄膜をパターン化固定した。pNIPAAmゲルは薄膜化することで，相転移変化による親疎水変化に伴い，細胞の着脱を任意に制御することが可能となることを報告している[12,13]。始めに，pNIPAAmゲル部分に細胞が接着しないようにし，最初の細胞を播種してパターンを形成する。続いて，pNIPAAmが疎水性に変性する温度にし，2番目の細胞を播種するとpNIPAAmゲル上に接着し，ひとつの培養皿上に2種類の細胞からなる，共培養パターンを可能にした。

これらゲル化の材料を「レジスト」と呼ぶが，以前からフォトリソグラフィーで使われている保護の働きを意味するものではない。近年では感光性を有し，光や電子線照射により不溶化あるいは可溶化して表面にパターンを形成するものも，広義に「フォトレジスト」と呼ぶ。

5.2　マイクロコンタクトプリンティング法

マイクロコンタクトプリンティング（μCP）法は，G. M. Whitesidesらが1993年に提唱した技術であり，ソフトリソグラフィー法のひとつである（図2）。ソフトリソグラフィー法は，フォトリソグラフィーによって微細加工した鋳型に，ポリジメチルシロキサン（PDMS）等の柔らか

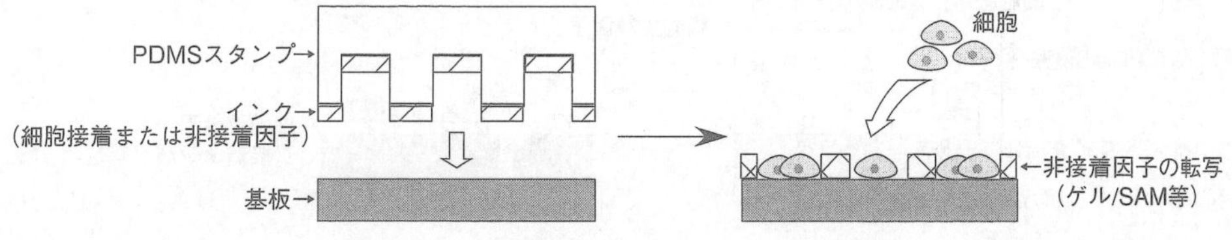

図2　マイクロコンタクトプリンティング法

い樹脂を流し込み，そのまま硬化させることで微細な立体構造を転写する技術である[14]。μCP法は，このようにして作られたPDMSに，自己組織化膜やゲルを形成する材料の細胞非接着因子をインクとして，基板上にスタンプするパターニング方法である。また，逆に細胞接着因子を基板上に固定する場合にも用いられる。この手法の利点として，一度PDMSの鋳型を作ってしまえば，繰り返し同じ形状のパターンを容易に作ることができる事や，PDMSはガラス等との密着性が良く，高い精度でパターンを再現することが可能である[15~19]。現在では，数ナノメートルサイズのパターン形成の報告がある。

5.3 マイクロフルーイディック法

溝が掘られたPDMSを用い，基板と密着させて流路を形成させた後，目的に応じて流路に細胞非接着因子や細胞接着因子を流して，それらのパターンを基板上に形成する。または，生体適合性を有するゲルの材料，例えばPEG等と細胞を含む培地を流し，流路中でゲル化させて，流路の形状をした細胞内包型三次元のゲルパターンを形成することが行われる（図３）[20~24]。

5.4 ラミナーフロー法

１本の微小流路に対し，２つ以上の導入口から注入した液体は，合流部分で混ざり合うことなくラミナーフロー（層流）となって，平行して流れる現象を用いた細胞パターニング法である（図４）。細胞程度のサイズであれば層流中で拡散することは無く，各導入口から注入した複数種の細胞を，隣接した状態で流路形状の線状パターンを形成でき，かつ細胞毎に培地等を分けて環境を変えた培養が可能となる[25,26]。他の利用法として，各層流に異なる足場改変物質を加えてパターン化し，続いて１種類の細胞を注入すると，各物質が細胞に与える影響等を比較しながら調べることができるツールとなる[27]。

5.5 マイクロステンシル法

微細貫通孔（ステンシル）加工を行った薄膜を基板と密着させ，細胞と基板の接触を物理的に

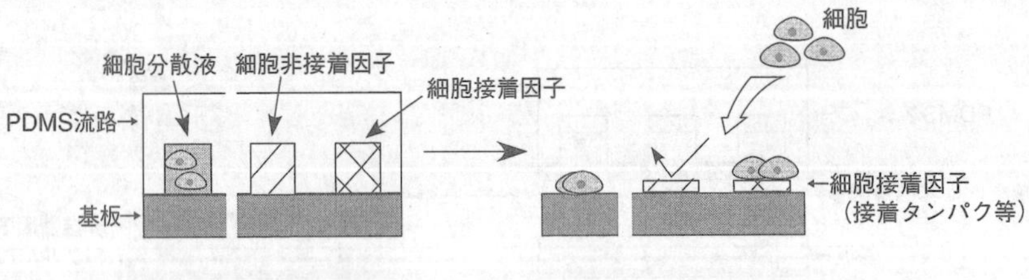

図３ マイクロフルーイディック法

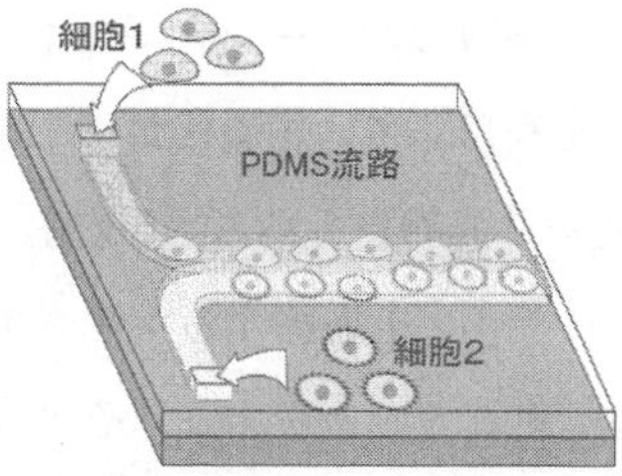

図4　ラミナーフロー法

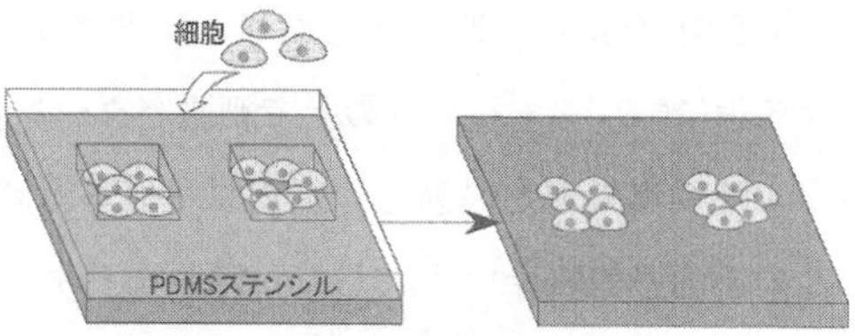

図5　マイクロステンシル法

隔てる手法である（図5）。1967年，ニッケルやステンレス鋼を用いた細胞パターン化が行われたが，これらの金属板と細胞培養基板との密着性が悪く，精度を欠いたものであった。近年では，μCPと同様に，ガラス等と密着性の良いPDMSが用いられるようになり，金属板を用いた場合の問題点を克服している。また，PDMSは柔軟でもあるため，曲面にも応用できる利点がある。PDMSステンシル被覆時に細胞を播種し，ステンシルを剥離後に異なる細胞を播種した共培養法にも利用されている[24,28]。

5.6　イオン注入法

細胞との親和性が低い足場に対し，金属のステンシルをマスクとして窒素や酸素等のイオンビームを照射すると，イオン暴露領域の細胞接着性が改善されて細胞パターンを形成する手法である（図6）。川上らのグループでは，含フッ素ポリイミドの高分子膜表面を布で擦ることで，表面にマイクロメートルサイズの凹凸を形成して細胞接着性を制御するラビング法と組み合わせた，細胞スフェロイドのパターン化培養を行っている[29]。報告では，注入したイオンの効果も相まって，細胞間相互作用がより大きいと思われるスフェロイドが多数形成され，繊維芽細胞ではコラーゲン生産量が増幅された結果となっている。

5.7　その他の細胞パターン化技術

岡野らのグループでは，紫外光の光源に交換した液晶プロジェクターの映像をレンズで絞り，コンピュータ上で描画した画像を感光性高分子膜に直接投影する，マスクレスパターン化技術を

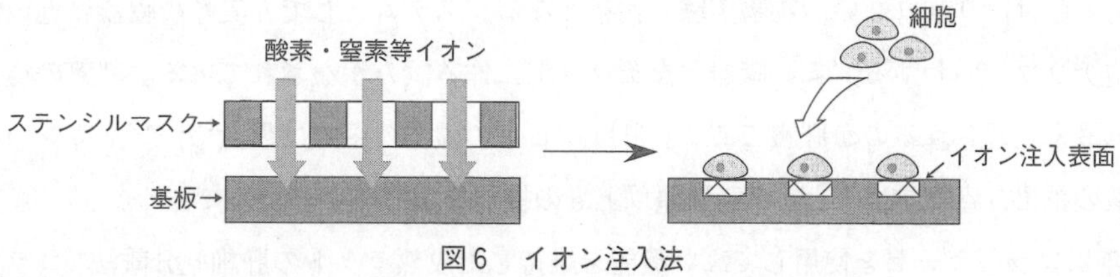

図6　イオン注入法

開発した。この技術により形成したPEGハイドロゲル上で，細胞のパターン化培養を報告している[30)]。E A, Rothらは，市販のインクジェットプリンターを利用して，細胞接着因子をインクとしてガラス板にプリントし，その上で細胞パターン化培養をした報告もある[31)]。安田らは，アガロースゲル膜に赤外光を照射し，アガロースを溶解してパターンを描画する手法を用いている[32,33)]。この手法の興味深い点として，細胞をパターン化培養している最中に，その基板にパターンを追加構築できることである。それによって，次のような解析が可能になるという。電極を備えた基板上にアガロースゲル膜を作り，予め赤外光で細胞ひとつ分の穴を掘る。ひとつの細胞が納まった細胞パターンを複数作成した後に，赤外収束光でそれらのパターンどうしを結ぶ通路を追加することで，通路を伸展した細胞がネットワークを形成する瞬間の情報伝達を解析できるという。心筋細胞の拍動の同調や，神経細胞の情報伝達を解析するツールとして利用されている。光ナノインプリンティングは，感光性高分子を基板上に塗布し，微細構造を形成した石英やPDMSのモールドを押し当て，その状態で紫外線等を照射することにより，立体成形する技術である。福田らは，光ナノインプリンティングを利用して構築したキトサンのパターン上で，スフェロイド化した肝癌細胞と繊維芽細胞の共培養を報告している[34)]。S. N. Bhatiaらは，電極をパターン状にした基板上で，分極泳動を利用した細胞のパターン化を行った[35)]。分極泳動とは，不均一な電場に細胞のような分極し易い微粒子を置いた場合に，粒子には電場強度の大きい方向に力が作用する現象である。培養液中には重合基を両末端に有するPEGが溶解しており，紫外光を照射して培養液ごと細胞パターンをPEGゲル中に固定する。PEGハイドロゲル中では，細胞の生育に必要な因子が自由に流動するため，細胞は長期間にわたりゲル中で生き続ける。さらに，このPEGハイドロゲル膜は基板から容易に剥がすことが可能で，異なる細胞を包接した複数のゲルを重ねた多種細胞三次元パターン化培養を報告している。

6　薬物動態シミュレーターとしての細胞スフェロイドアレイチップ

生物の体内では組織または細胞による代謝に伴うさまざまな反応が起こっている。これらの機能を利用した細胞レベルでの薬物動態シミュレーターが考案されている。創薬の現場では，無数に作り出される医薬品候補物の安全性や効能を調べる目的で日々動物実験が繰り返され，犠牲になる動物の数は計り知れない。動物実験の代替となるシステムとして，実際の臓器に近い働きをする細胞チップ，いわゆる“ミニ臓器”をチップ上に作る試みがなされている。創薬の視点からすると，最も重視されるのが肝臓である。肝臓はヒトの臓器の中では最大で，ビタミンの貯蔵，アミノ酸の抽出，毒物排出など，500種類以上もの機能を担っているためである。

1976年にコラゲナーゼを使用して高い機能を維持した成熟ラットの肝細胞分離法（コラゲナー

ゼ潅流法）が確立[36]されて以来，分離肝細胞を使用した研究が盛んに行われてきた。しかし，通常の細胞培養法では肝細胞採取後1週間ほどしか生存を維持できず，機能面でも肝細胞に特異的なアルブミン産生，アンモニア除去および多種にわたる基質を水酸化するシトクロムP-450活性が2～3日で低下し，やがて消失する。生体外での肝細胞培養が困難とされている理由として，生体内で肝細胞は肝細胞同士や肝非実質細胞，細胞外基質と高度に相互作用をしているためであるといわれる。また，生体組織では細胞は三次元的な組織構築の中に存在しており，細胞密度は極めて高くなっている。それまで広く行われてきたのは二次元的な単層培養方法であり，一定以上の細胞密度を再現することはできなかった。

1950年代，マウスの悪性細胞が凝集塊を成し，構造的にヒトの腫瘍に類似していることが発見され[36]，1985年には，肝細胞が浮遊球状の三次元的に凝集した肝細胞スフェロイドの機能解析について報告がされた[37]。従来の二次元的な単層培養に比較して細胞密度が高い点で長期培養，機能維持に適しているといわれる細胞スフェロイドであるが，これまでに報告された調製方法はどれも最終的に浮遊状態のもので，センサーとしてチップ化を検討する際に，スフェロイドの基板上への固定化が問題となっていた。また，スフェロイドそれ自体のサイズを規定する機構が存在しないため，スフェロイドサイズがそろわないなどの問題もあったが，近年，筆者らのグループでは，上記の問題を解決する肝スフェロイドアレイチップを開発した[38]。

このスフェロイドアレイチップは，生体適合性高分子材料を利用した界面構築の技術に微細加工技術を取り入れたマイクロウェル型のチップである。シランカップリング剤により疎水化したガラス表面にポリ乳酸をコーティングした後，PEGとポリ乳酸の共重合体により表面処理をすると，タンパク質や細胞の接着を抑制するPEGブラシ表面ができる。この表面に直径100μmの穴が並んだ金属製のマスクを介してプラズマによるドライエッチングを行い，細胞非接着表面に接着領域となるマイクロパターンを刻む。このチップの上に血管内皮細胞を播種すると，ガラスが露出した部分に内皮細胞のパターンが形成される。続けてラットの初代肝細胞を播種すると，球状の三次元凝集塊（スフェロイド）をパターン化した内皮細胞の上に選択的に形成することが可能というものである（図7）。また，このスフェロイドのサイズは，初期に播種する量をコントロールすることで，足場となっている内皮細胞のパターン径と一致させることができる。サイズコントロールはスフェロイドの寿命を決定する重要なファクターとなる。これは，スフェロイド内部の肝細胞は養分や酸素の供給を細胞間の拡散に頼っており，200μm程度よりも大きくなるとスフェロイドの中央部で壊死がおこるためである。このようにしてチップに固定化した肝スフェロイドは，単層培養とは異なり，肝実質細胞に特異的なアルブミン産生やp-450の高い活性レベルを1ヶ月以上にわたって維持することが示された（図8）。スフェロイドをヒト癌細胞で形成すれば固形癌とみなすことも可能で，動物実験と臨床試験の中間に位置する抗癌剤試

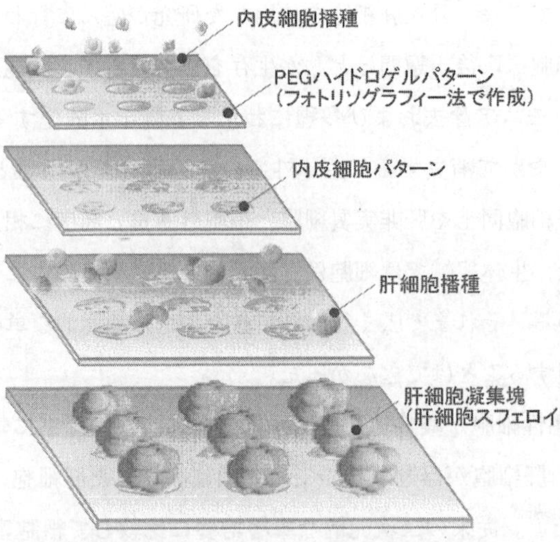

図7　細胞スフェロイド形成過程イメージ

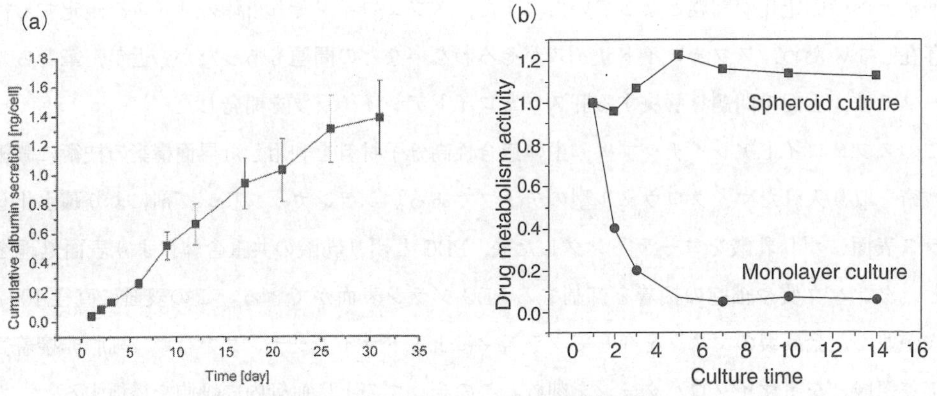

図8　肝スフェロイドアレイの長期機能評価
(a) マイクロチップ上でのラット肝スフェロイドの1ヶ月にわたるアルブミン産生評価 Hirano A., *et. al.*, *ChemBioChem*, 5, 850-855 (2004) より転載。(b) P-450の薬物代謝実験 (スフェロイド培養と単層培養でそれぞれ2週間培養した時の比較) 平野ら, unpublished data。

験用チップとしても利用が期待されている。そして，細胞センサーはもとより，高い臓器活性を維持するマイクロアレイ上のスフェロイド群はハイブリッド人工臓器のパーツとしても価値を有し，また静置条件で築かれるスフェロイド形成過程の観察が可能であることから，再生医療工学および細胞組織工学にとっても重要なツールになり得ると思われる。

7　チップのビジネス動向

細胞マイクロアレイのためのチップは既に一部で商品化されている。トランスフェクションアレイ用のチップとしては，たとえば松浪硝子工業㈱からは，アレイヤー適用時に起こりえるサンプルのコンタミネイションを防ぐために，高撥水性フッ素樹脂インクをマスクとしてプリントしたスライドガラスがあり，トランスフェクションキットとしてはSuperArray Bioscience Co.からsiRNAを固着した6～96マルチウェルプレートが用途別に販売されている。スフェロイドアレイ用チップとしては，トランスパレンント㈱が96ウェルマルチウェルプレートの1ウェル中に100μmφの細胞スフェロイドを数百並べることができるチップを売り出している。また，細胞マイクロパターンからは外れるが，細胞をスフェロイド化する技術を商品化しているものとして，住友ベークライト㈱からは細胞接着を抑制したU字型底面の96ウェルマルチウェルプレート，㈱セルシードからpNIPAAmを足場とした温度応答性の培養チップ，SCIVAX㈱からは，微細なハニカム構造等を有する足場を利用した培養チップがある。東洋紡績㈱は，軟骨や肝細胞を中空糸内腔に遠心充填して組織体を形成させる培養ツールや，二層のコラーゲンゲルに包接された皮膚角化細胞と皮膚繊維芽細胞からなる皮膚モデルを販売している。ベンチャー企業を中心に，新しい技術を導入した細胞培養チップが提供されている。

8　おわりに

細胞マイクロアレイは，これまでのDNAチップやプロテインチップだけでは明らかにすることができなかった遺伝子の機能同定を助けるだけのものではなく，既知の疾患関連遺伝子をはじめとする数多くの遺伝子が「いつ」，「どこで」，「どのようにして」発現するのかといった詳細までも明らかにできる解析ツールとして期待できるものとなってきた。また，薬物動態のシミュレーションや，神経細胞間のネットワーク形成とシグナル伝達系のより深い解明，各種幹細胞からの分化誘導方法の確立と再生医療への応用など，細胞マイクロアレイを利用した研究は今最も注目されているテーマのひとつである。材料工学，表面科学，細胞工学，半導体工学，生物情報科学などの複数の技術が融合したまだまだ新しいこの分野は，柔軟で幅広く，それでいて生命の奥深い営みを扱うが故に，研究者のアイデア次第では新しいシステムが次々と誕生するような，やりがいを与えてくれる新領域である。近い将来，細胞マイクロアレイやそこから誕生する様々なツールが大きな発展を遂げ，創薬や医療の現場にとどまらず，我々の生活に深く浸透する時が来ることに期待し，本稿を閉じる。

文　　献

1）Oode K. *Am J Pathol,* **157**, 723 (2000)
2）Ziauddin J. *et al., Nature,* **411**, 107 (2001)
3）Douglas B. Wheeler *et al., Nature methods,* **1**, 1 (2004)
4）Peter Fromherz, *Physica E,* **16**, 24 (2003)
5）Peter Fromherz, *CHEMPHYSCHEM,* **3**, 276 (2002)
6）安田賢二，バイオチップの最新技術と応用，p. 192，シーエムシー出版 (2004)
7）Alexander Revzin *et al., Langmuir,* **19**, 9855 (2003)
8）Kahp Y. Suha *et al., Biomaterials,* **25**, 557 (2004)
9）Jaesung Park *et al., Biotechnology and Bioengineering,* **90**, 632 (2005)
10）横山義之，動物実験代替のためのバイオマテリアル・デバイス，p. 140，シーエムシー出版 (2007)
11）Shohei Yamamura *et al., Analytical Chemistry,* **77**, 8050 (2005)
12）Masayuki Yamato *et al., Journal of Biomedical Materials Research,* **55**, 137 (2001)
13）Yukiko Tsuda *et al., Biochemical and Biophysical Research Communications,* **348**, 937 (2006)
14）Younan Xia *et al., Angewandte Chemie International Edition,* **37**, 550 (1998)
15）Christopher S. Chen *et al., Science,* **276**, 1425 (1997)
16）Gabor Csucs *et al., Biomaterials,* **24**, 1713 (2003)
17）Won-Gun Koh *et al., Biomedical Microdevices,* **5**, 11 (2003)
18）Seda Kizilel *et al., Langmuir,* **20**, 8652 (2004)
19）Marc R. Dusseiller *et al., Biomaterials,* **26**, 5917 (2005)
20）Younan Xia *et al., Chemistry of Materials,* **8**, 1558 (1996)
21）Albert Folch *et al., Biotechnology Progress,* **14**, 388 (1998)
22）Emmanuel Delamarche *et al., Journal of the American Chemical Society,* **120**, 500 (1998)
23）Daniel T. Chiu *et al.,* Proceedings of the National Academy of Sciences of the United States of America, 97, 2408 (2000)
24）Anna Tourovskaia *et al., Langmuir,* **19**, 4754 (2003)
25）Shuichi Takayama *et al., Advanced materials,* **13**, 570 (2001)
26）Shuichi Takayama *et al.,* Proceedings of the National Academy of Sciences of the United States of America, **96**, 5545 (1999)
27）Shuichi Takayama *et al., Nature,* **411**, 1016 (2001)
28）Albert Folch *et al., Journal of Biomedical Materials Research,* **52**, 346 (2000)
29）Nagaoka Shoji *et al., ASAIO Journal,* **48**, 188 (2002)
30）Katsumi Uchida *et al., Anal Chem,* **77**, 1075 (2005)
31）E. A. Roth *et al., Biomaterials,* **25**, 3707 (2004)
32）Tomoyuki Kaneko *et al., Biochemical and Biophysical Research Communications,* **351**, 209 (2006)
33）Tomoyuki Kaneko *et al., Biochemical and Biophysical Research Communications,* **356**,

494 (2007)
34) Junji Fukuda *et al., Biomaterials,* **27**, 5259 (2006)
35) Dirk R. Albrecht *et al., NATURE METHODS,* **3**, 369 (2006)
36) Seglen, Methods in Cell Biol (Prescott, DM, ed), **13**, 29 (1976)
37) Landry J., *J Cell Biol,* **101**, 914 (1985)
38) Hidenori Otsuka *et al., Chem Bio chem,* **5**, 850 (2004)

第8章　光応答収縮ゲル

須丸公雄[*1]，杉浦慎治[*2]，金森敏幸[*3]

1　はじめに

化学反応や分離・分級，微量分析といった化学操作を，微小な流路，混合器，反応器などを備えたチップ（マイクロ流路チップ）上で行う試みが，最近になって盛んになされるようになった[1,2)]。これは，システムを小型化・集積化することに加え，マイクロメートルスケールの微小な系に固有の化学プロセスの有用性をも積極的に活用しようとするものであり，コンビナトリアルケミストリーの他，ハイスループットのバイオアッセイや総合的生化学分析（total analysis）などへの応用が期待される。また，流体のみならず，微粒子や細胞などの微小な物体を，こうしたマイクロチップで操作することも検討されている[3,4)]。

さて，このような研究において現在検討されているマイクロ流路チップの多くは，外部に設置される，必ずしもマイクロでないポンプやバルブによって制御されているのが現状である。しかしながら，チップの集積化がさらに進めば，数多くの流路や混合器を独立に制御する手段を，チップ内部に組み込むことが必要となってくる。また微小物体のマニピュレーションも，多数の対象を独立に，しかしながら並列的に操作するニーズの高まりが予想される。

こうした状況において筆者らは，微小な対象に即時的に作用させることができる光の特性を活用して，微小流路の並列制御や微小物体のマニピュレーションを行う新しいシステムを提案，現在その実現を目指して研究を進めている。そして最近，スピロピランで修飾されたハイドロゲルが，光照射に応答して素早く収縮し，暗所下で元の状態に戻ること，そしてこうした変化を何度も繰り返せることを見出した[5)]。本章では，このゲルの構造と物性，および物質移動や微小形状の光制御への応用について述べる。

＊1　Kimio Sumaru　㈱産業技術総合研究所　バイオニクス研究センター　バイオナノマテリアルチーム　主任研究員
＊2　Shinji Sugiura　㈱産業技術総合研究所　バイオニクス研究センター　バイオナノマテリアルチーム　研究員
＊3　Toshiyuki Kanamori　㈱産業技術総合研究所　バイオニクス研究センター　バイオナノマテリアルチーム　チーム長

2　光応答収縮ゲルの構造と物性

光に応答して膨潤度が変化するゲルについては，わずかながら1980年代から既にいくつかの報告がなされている。この分野の先駆的研究としてIrieらは，ロイコ色素で修飾したハイドロゲルの体積が，光照射によって3倍以上増加，暗所下で放置することにより，元の大きさに戻ることを報告している[6,7]。ゲルの膨潤・収縮は，共に1時間以上かかるかなり遅いプロセスであるが，光照射の刺激を材料の体積に変換できることが初めて示され，刺激応答性ポリマー材料に関するその後の研究に多大な影響を与えた。

上記のハイドロゲルに光反応性色素として組み込まれたロイコ色素は，光照射に応答してイオン化するため，ハイドロゲルの水和状態を大きく変化させられるメリットがあるが，その一方で，その光反応には波長300 nm以下の高エネルギーの紫外光を必要とし，副反応による劣化が著しいという問題もある。そこでSuzukiらは，顕著な温度応答性を示すことで知られるポリ(*N*-イソプロピルアクリルアミド)(pNIPAAm)ハイドロゲルをクロロフィル色素で着色，強い可視光を照射することによって収縮させられることを示した[8]。しかしながらこれは，色素に吸収された光が熱に変換され，結果としてゲルの温度が上昇，感温性ゲルが収縮するというもので，本質的に熱拡散の影響は避けられず，マイクロメートルスケールの分解能で作用させられるという光制御のメリットを，十分に利用することができない。

その後筆者らは，スピロピランで修飾したpNIPAAmが，pH＝4以下の酸性水溶液中において顕著な光応答性脱水和を示すことを見出した[9]。暗所下において溶液中のスピロピラン残基は，そのほぼ全てが開環化・プロトン化し，鮮やかな黄色を呈する一方で，波長436 nmの青色光を照射すると，色素残基がプロトン解離を伴って閉環化して無色となる[10]。上述のロイコ色素同様，荷電状態が変化することに加え，こうした変化がほぼ全てのスピロピラン残基において引き起こされるため，色素導入率がモノマー比でわずか1 mol%程度であるにもかかわらず，pNIPAAm主鎖の水和環境に大きな変化を及ぼし，顕著な光応答性脱水和が誘起される。さらにこのポリマーからなるハイドロゲルを調製，酸性水溶液中で膨潤させた状態のゲルに20 ℃から30 ℃の温度範囲で青色光を照射すると，元の体積の30 %にまで素早く収縮すること，その後暗所下で放置すると徐々に元の状態に戻り，同様の光応答収縮を繰り返し行えることが，これまでの筆者らの研究によって確認された(図1)[5,11]。これほど素早く顕著な体積変化を，可視光照射によって可逆的に誘起できるハイドロゲルは他に報告例がなく，光で自在に制御可能なウェットでソフトなシステムを構築する上で，有用な構成材料となることが期待される。以下では，この優れた光―体積変換機能の応用に向けて，筆者らが現在までに行ってきた実験的検討について紹介する。

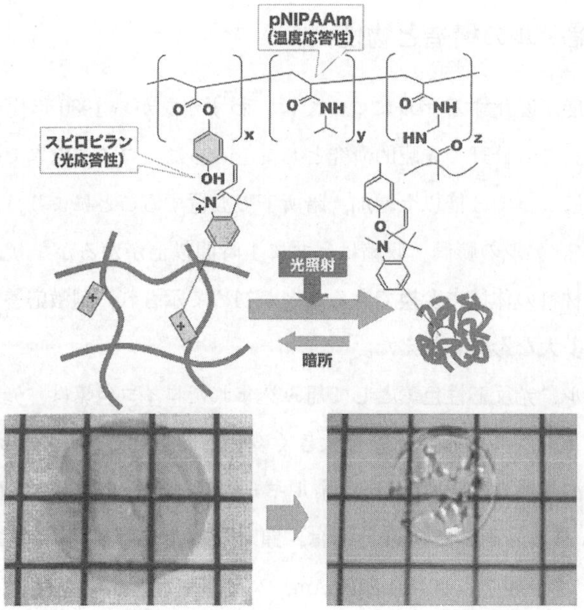

図1　光応答収縮ゲルの構造と光照射による収縮の様子

3　光応答性透過膜

物質移動の光制御については，光応答性キャリアを含む液膜によるイオン輸送の系が盛んに研究され[12,13)]，光照射によるイオン透過性の完全on／off制御[12,14)]，さらには濃度勾配に逆らうイオンの光駆動輸送[15)]が，1980年代前半の時点で既に報告されている。その一方でイオン以外の物質透過の光制御は，リポソームなどの脂質膜の系[16,17)]を含めてもあまり例がない。そこで筆者らは，スピロピラン修飾pNIPAAmゲルの光応答性を液透過性の光制御に応用すべく，このゲルで修飾した多孔膜に関する検討を行った[5)]。その詳細について以下に述べる。

まず，NIPAAmモノマー及び重合性スピロピランモノマーを重合性架橋剤と共にテフロン多孔膜（孔径1μm）表面で重合した後，表面の余分なゲルを取り除いて，光応答性透過膜を調製した。暗所下及び光照射下におけるこの膜の1mM HCl水溶液に対する温度依存透過性を図2に示す。膜の透過性は温度の上昇と共に増加しているが，ポリマーの温度依存相転移（脱水和→収縮）に対応するように，膜の透過性が転移温度付近で特に大きく増加していることが分かる。これは，低温で膨潤し，テフロン基膜表面の孔をふさいでいた光応答収縮ゲルが，昇温に伴う相転移によって収縮したことに対応すると考えられる。また，ゲルの光応答収縮特性からも期待されたとおり，測定したすべての温度範囲において，光照射下の方が暗所下よりも透過性が高いという結果が得られた。

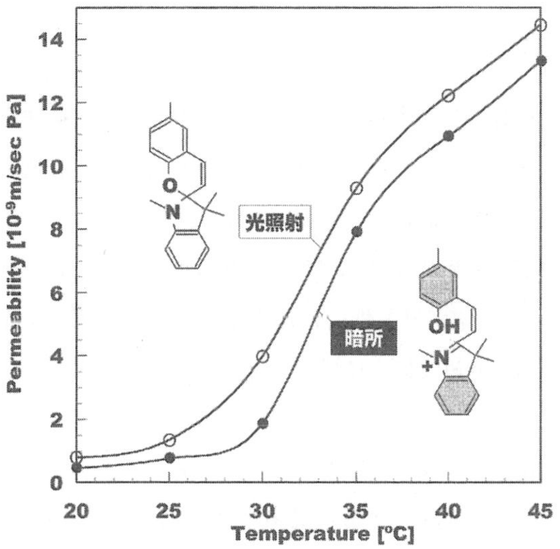

図 2　光照射下および暗所下における光応答性透過膜の 1 mN 塩酸水溶液に対する温度依存透過性

次に，光照射の有無による透過性の差が特に大きい 30 ℃の温度条件で，透過性の光応答を測定した。その結果を図 3 に示す。膜の透過性は光照射によって即座に 2 倍程度まで増加し，照射下においてその状態を保持，光の遮断後は数時間かけて元の低い透過性に戻っている。なお，ハイドロゲル中のスピロピランは，光で開環化させることができないため，戻りの過程は専ら暗所における色素の自発的な異性化に委ねている[5,9,10]。以上の結果から，戻りのプロセスは非常に遅いながらも，光応答収縮ゲルで修飾された多孔膜によって，水透過性を光によって繰り返し制御できることが確認された。

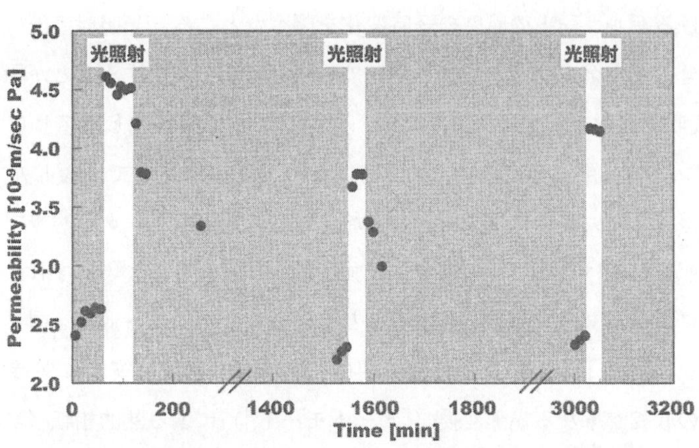

図 3　繰り返し光照射に対する光応答性透過膜の透過性変化

4　微小パターン照射による即時レリーフ形成

光によって材料形状を任意に制御する技術は，微小な対象の自在操作を可能にする非常に強力な工学的ツールとなることが期待される。こうした技術を実現する有望な系としては，アゾベンゼンを含むポリマー薄膜（常温で固体）の表面形状が光照射によって変化する現象を，第一に挙げることができよう。強度や偏光状態にサブミクロンスケールの分布を有する光を照射すると，その分布に沿った凹凸レリーフが薄膜表面に形成されるこの現象は，1995年に発見されて以来[18,19]，現在も様々な応用に向けて盛んに研究が行われている[20,21]。その形成メカニズムの全容はまだ明らかになっていないが，フォトクロミック色素であるアゾベンゼンの光異性化に伴う構造や分子間相互作用の変化，ポリマーの熱運動といった分子レベルで物質移動が起こる素過程によることが推察されている[22]。しかしながらこうした素過程に基づく物質移動は非常に遅いため，現実的な制御時間（数分以内）の間に，マイクロメートルスケールを越える形状変化をもたらすには至らず，これをそのままの形で流路制御や微粒子のマニピュレーションに応用するのは難しい。

そこで筆者らは，上で述べた光応答収縮ゲルを用いて，サブミリスケールの材料形状を光で即時的に制御する技術の検討を行った[23]。まず，このゲルからなる厚さ250 μmのゲルシートを，メタクリル基を表面に有するガラス基板上で *in situ* 重合することにより調製した。ゲルシートの片面はガラス基板の表面に固定されているため，酸性暗所下で膨潤させたシートの局所領域に光照射を行うと，その部分のみでゲルシートの高さが減少することが期待される（図4）。独自に開発した微小パターン光照射装置を用いて，所定のパターンで光照射を行った結果，わずか1秒程度の光照射によって，シート表面に明瞭な微小凹凸レリーフ像が刻まれることが確認された（写真1）。

光照射域におけるゲルシートの厚さの経時変化を調べたところ，光照射直後にゲルは収縮を開始，それから数分の間にゲルシートの厚さが元の約半分にまで減少することが明らかになった。その後10分程度収縮状態を安定に保持した後，照射によって異性化したスピロピランが熱的に元の開環プロトン化体に戻るのに伴い，約2時間かけて元の厚さまで回復した[23]。さらに長期間，収縮状態を保持したい場合には，所定の領域に対して適当なインターバルで光照射を繰り返すか，連続的に照射し続けるか（この場合，光強度はかなり低くてよい）すればよい。また，回復後のゲル表面に再びパターン光を照射することにより，全く異なる形状を同じ個所に刻むこともできる。マイクロメートルレベルの精度で明確に刻まれ，照射後安定に保持された凹凸形状は，ゲルシートの収縮が単なる光熱変換（「ヒートモード」）による熱的相転移に基づくものではなく，スピロピランの光異性化に基づく純粋な「フォトンモード」のプロセスであることを明ら

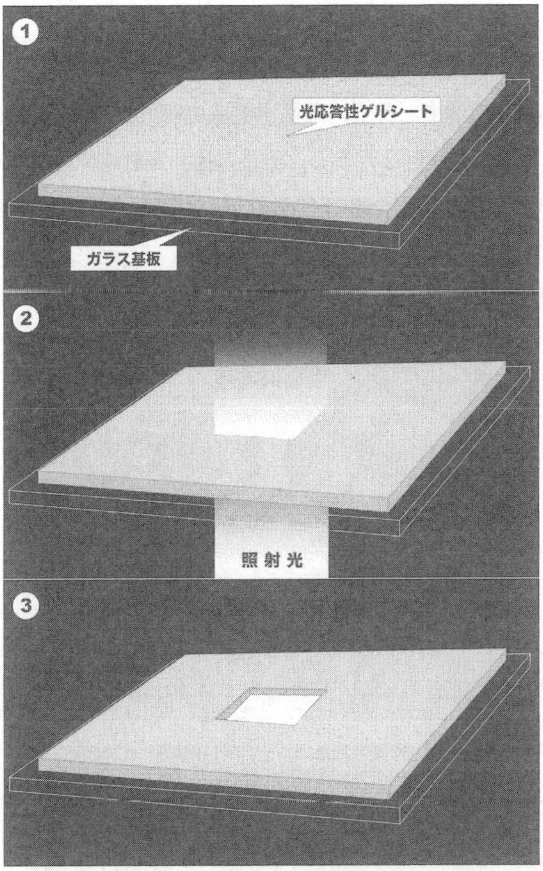

図4　光照射による光応答性ゲルシートの局所厚さ制御を示す模式図

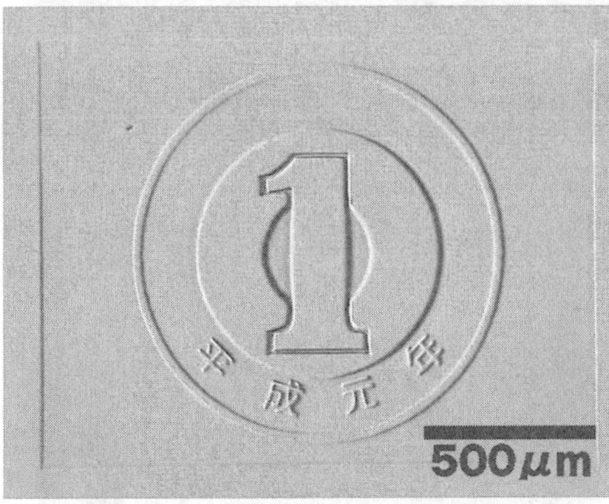

写真1　パターン光照射によって光応答性ゲルシート表面に形成した微小レリーフ

かに示している。

さらに3次元形状の自在制御性を実証するために，多階調の光照射による表面形状の制御も行った。その結果を写真2に示す。まず，酸性水溶液中暗所下で膨潤させたゲルシートに対して，所定のパターンに沿って光照射を行うと，上述の通り照射域で局所的に収縮が生じた（a)。その後異なるパターンに沿って順次光照射を行うことによって（b)，非照射の条件と合わせて合計4通りのエネルギー密度で照射された領域をゲルシート上に形成，4階調の高さからなるレ

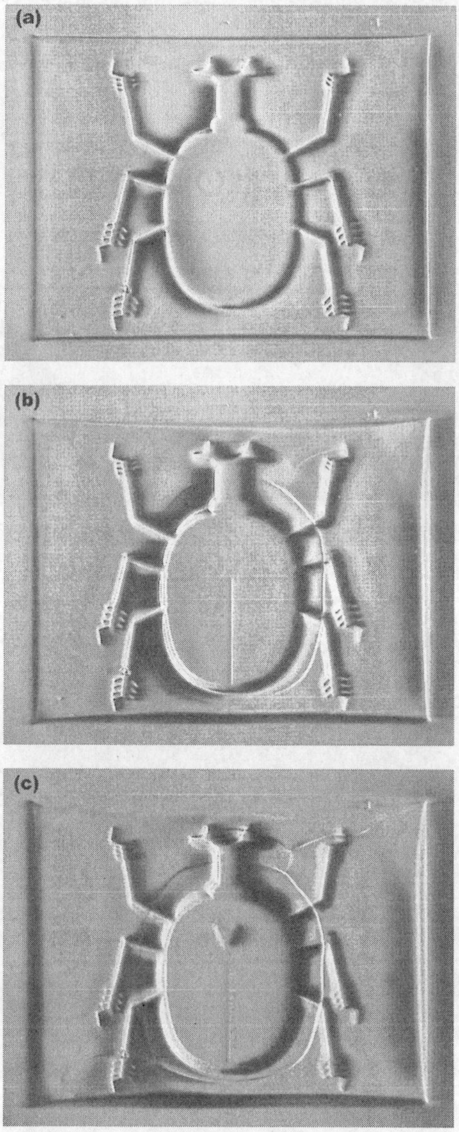

写真2　段階的パターン光照射による微小レリーフの形成過程

リーフ像が形成できることが確認された（c）。照射回数を増やす，あるいは，多階調の強度分布を有するパターンの照射を行うことで，任意のレリーフ形状を形成することが原理的に可能である。

5　マイクロ流路の光制御への応用

光照射に応答してその体積を大きく変化させることのできる上記ゲルは，多数の流路における物質移動を並列制御する集積型マイクロ流路チップを実現する上で，重要な構成要素となることが期待される。そこで筆者らは，*in situ* 光重合法によって，PDMSとガラスで構成された透明なチップの微小流路内の所定の位置に，光応答収縮ゲルを組み込み，複数の光応答性マイクロバルブを構成した[24)]。これを用いて検討を行った結果，青色光を順次局所照射することによって，個々のマイクロバルブの開通を独立に制御できることを確認した。その実験結果を写真3に示す。上流の流路から供給される着色液は，照射前には全てのバルブで止まっているが（a），それぞれに順次光照射を行うと，それに応じて各バルブを構成するゲルが独立に収縮し，液が下流流路に流通するようになる（b～d）。

上述の通り，ゲルの光応答収縮は純粋なフォトンモードで駆動されるので，集積度の高いシステムにおいて多数のバルブを同時に操作しても，近接するバルブ同士が熱的に干渉[25)]するおそれがない。1 cm角の領域に10個の光応答性バルブを組み込んだ最近の検討においても，それらを

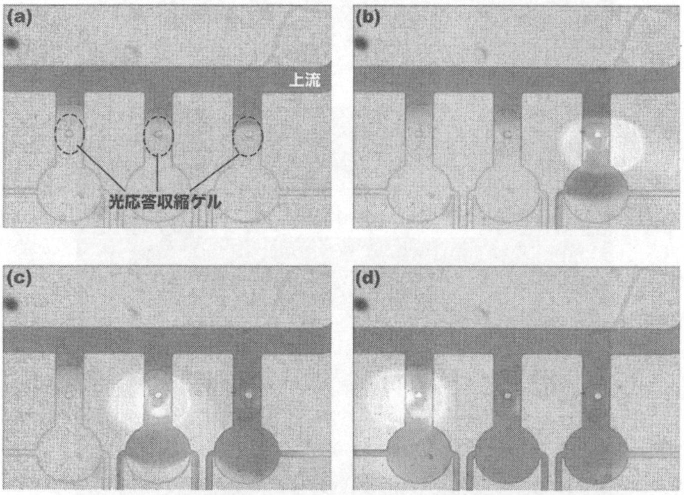

写真3　局所光照射による光応答性マイクロバルブの個別制御
（バルブ部分の流路幅：500 μm）

独立に光制御できることが実際に確かめられている。

さらに，こうした流路チップにおける液体の流れを，これまでになく高い自由度で光制御するスキームの提案として，光応答収縮ゲルを用いて，2次元平面内の任意の経路に沿って流路を即時形成する技術を開発した。原理を図5に示す。この技術を実現するシステムは，ガラス基板上に固定化された上述の光応答性ゲルシートの上面に，複数の注入ポートと排出ポートを備えたガラス面を密着，2枚のガラス基板の間にゲルシートが挟まれた構造となっている（①）。これに，任意の注入ポートと排出ポートを結ぶ任意の経路に沿って光を照射すると（②），照射域でゲルが局所的に収縮して流路を形成，注入ポートから供給された液が排出ポートに導かれる（③）。

実際にこのような構造を有するシステムを作製して検討した結果を写真4に示す。注入ポートから所定の圧力で試料溶液を供給した状態で，排出ポートに導く任意の経路に沿って局所的に光照射を行うと，照射域でのゲルの収縮に伴って即時的に流路が形成され，それに沿ってラテック

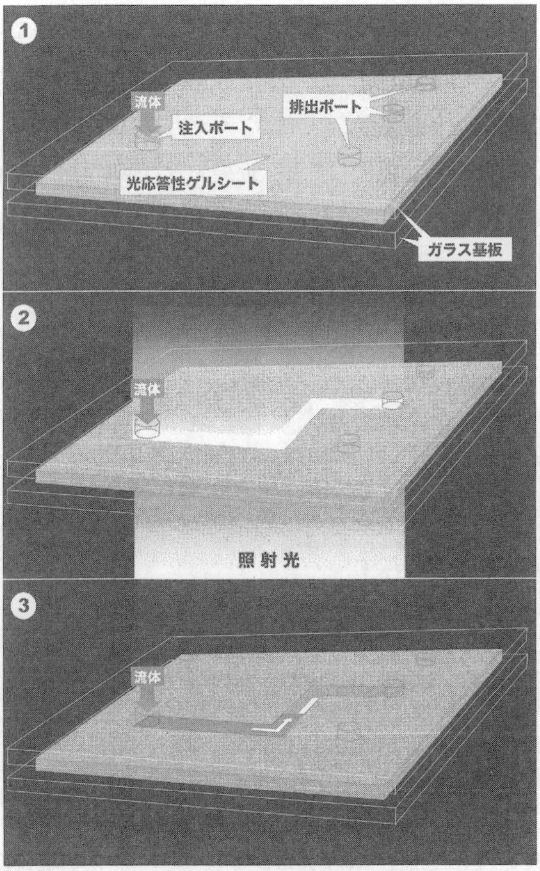

図5　局所光照射による任意経路を通る微小流路の即時形成の原理を示す模式図

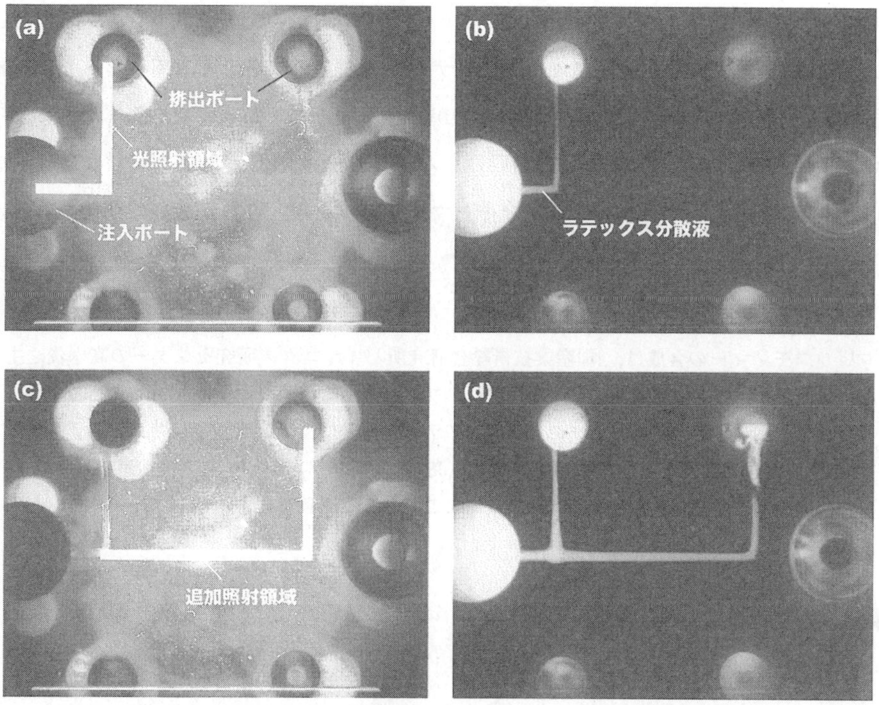

写真４　局所光照射による任意経路を通る微小流路の即時形成過程

ス分散液が導かれることが観察された。光応答収縮ゲルの光—体積変換機能に基づくこのスキームは，任意の経路，太さ（流路抵抗），形状の流路を，外部からの光照射によって任意のタイミングで自在に指定することが可能であり，自由度の高い物質移動制御の手段を提供することが強く示唆された。

6　おわりに

本章では筆者らが見出した光応答収縮ゲルの特性とその応用を中心に述べてきた。上述の通りこのゲルは，pH＝4 以下の酸性水溶液中でのみ顕著な光応答収縮を示すので，上に紹介した現状の光制御システムでは，酸性環境にデリケートな生理活性物質を，それらに直接触れるかたちで扱うことは出来ない。この点について現在筆者らは，マイクロ流体システムの分野で確立された様々な要素技術を集約して，試料溶液（分散液）を隔離したレイアウト設計の検討を進めるとともに，様々なスピロピランポリマーの設計・合成・特性解析を行い，中性条件で光駆動可能なゲルの開発を進めている。

このように，光応答性ゲルの光—体変換機能をバイオ・医療の分野で応用するには，まだクリアすべき重要課題が数多く残されているが，その一方で，近年の光エレクトロニクスの急速な伸展によって，これまでになかった様々な光制御デバイスが生み出されてきている。光は対象に対して局所的・遠隔的・即時的に作用させることができる唯一の制御手段であり，それによって駆動できるハイドロゲルは，IT技術との高いコンパチビリティを備えたソフトでウェットなマイクロ制御システムを実現する上で，有望なキーマテリアルとなることが大いに期待される。

謝　辞

スピロピランモノマーの合成は，㈱産業技術総合研究所バイオニクス研究センターの高木俊之主任研究員，光応答収縮ゲルシートの調製および応用検討は，ブダペスト経済工科大学のAndras Szilagyi博士の協力を得て行われました。また，微小パターン光照射システムの開発は，エンジニアリングシステム株式会社代表取締役　柳沢真澄氏と共同で，科学技術振興機構（JST）大学発ベンチャー創出推進事業（平成17年度採択課題）の助成を受けて行われました。関係諸氏にここで深く感謝致します。

文　　献

1）北森武彦，庄子習一，馬場延信，藤田博之，「マイクロ化学チップの技術と応用」，丸善（2004）
2）T. Thorsen, S. J. Maerkl, S. R. Quake, *Science,* **298**, 580（2002）
3）M. Yamada and M. Seki, *Lab Chip,* **5**, 1233（2005）
4）M. Yamada and M. Seki, *Anal. Chem.,* **78**, 1357（2006）
5）K. Sumaru, K. Ohi, T. Takagi, T. Kanamori, T. Shinbo, *Langmuir* **22**, 4353（2006）
6）M. Irie, D. Kunwatchakun, *Macromolecules,* **19**, 2476（1986）
7）A. Mamada, T. Tanaka, D. Kungwatchakun, M. Irie, *Macromolecules,* **23**, 1517（1990）
8）A. Suzuki, T. Tanaka, *Nature,* **346**, 345（1990）
9）K. Sumaru, M. Kameda, T. Kanamori, T. Shinbo, *Macromolecules,* **37**, 4949（2004）
10）K. Sumaru, M. Kameda, T. Kanamori, T. Shinbo, *Macromolecules,* **37**, 7854（2004）
11）須丸公雄，ケミカルエンジニヤリング，**51**, 378（2006）
12）新海征治，化学，**41**, 78-84（1986）
13）S. Shinkai, T. Nakaji, T. Ogawa, K. Shigematsu, O. Manabe, *J. Am. Chem. Soc.,* **103**, 111（1981）
14）A. Kumano, O. Niwa, T. Kajiyama, M. Takayanagi, K. Kano, S. Shinkai, *Chem. Lett.,* 1327（1983）
15）T. Shimidzu, M. Yoshikawa, *J. Membr. Sci.,* **13**, 1-13（1983）
16）K. Kano, Y. Tanaka, T. Ogawa, M. Shimomura, Y. Okahata, T. Kunitake, *Chem. Lett.,* 421（1980）

17) T. Sato, M. Kijima, Y. Shiga, Y. Yonezawa, *Langmuir,* **7**, 2330 (1991)

18) P. Rochon, E. Batalla, A. Natansohn, *Appl. Phys. Lett.,* **66**, 136 (1995)

19) D. Y. Kim, S. K. Tripathy, L. Li, J. Kumar, *Appl. Phys. Lett.,* **66**, 1166 (1995)

20) N. Zettsu, T. Fukuda, H. Matsuda, T. Seki, *Appl. Phys. Lett.,* **83**, 4960 (2003)

21) C. -D. Keum T. Ikawa, M. Tsuchimori, O. Watanabe, *Macromolecules,* **36**, 4916 (2003)

22) P. Lefin, C. Fiorini, J. -M. Nunzi, *Opt. Mater.,* **9**, 323 (1998)

23) A. Szilagyi, K. Sumaru, S. Sugiura, T. Takagi, T. Shinbo, M. Zrinyi, T. Kanamori, *Chem. Mater.,* **19**, 2730 (2007)

24) S. Sugiura, K. Sumaru, K.Ohi, K. Hiroki, T. Takagi, T. Kanamori, *Sens. Actuat. A. Phys.,* in press.

25) S. R. Sershen, G. A. Mensing, M. Ng, N. J. Halas, D. J. Beebe, J. L. West, *Adv. Mater.,* **17**, 1366 (2005)

第9章　バイオコンジュゲートを用いた機能性ゲルの創製

原田敦史*

1　はじめに

酵素は，生物学的触媒であり，生体内の穏和な条件下において数多くの有機反応を驚異的な速度と選択性で触媒することから，その反応に応じて，工業用・治療用・診断用などの目的で利用されている機能性分子である。しかし，酵素の高い機能性分子としての有用性にも関わらず，実用的な利用がなされているものは限られている。これは，酵素の安定性が乏しいことや，利用できる環境（溶媒・温度等）の制限のためである。このような問題点を克服するために，高分子による化学修飾や基板への固定化などが検討され，先天性の疾患の治療を目的としたものついては，高分子により化学修飾することによって，生体内での安定性の著しい向上などが報告されてきている。数多に存在する酵素のうち，実用的な目的で開発されている酵素は限られたものであり，酵素の安定性を向上させ，かつ，その機能を維持あるいは向上させるような技術の開発をされることによって，酵素の機能性分子としての活用が広がると期待されている。

このような研究の中で，天然あるいは合成高分子ゲルに酵素を固定化する試みがある。これは，高分子ゲルへの生体触媒機能の付与することによってセンサなどのバイオメディカルデバイスとして利用することを目的としたものである。このような試みにおいては，高分子量の酵素は，高分子ゲルマトリックス中へ物理的に固定化することが可能であるが，比較的低分子量の酵素の場合にはその漏洩が問題となる。酵素の漏洩を抑えるために高分子ゲルの架橋密度を増加させると，検体分子（酵素に対する基質）の拡散性が低下してしまう，あるいは，酵素と高分子ゲルマトリックスとの相互作用による失活が生じやすくなる。これらの問題は，高分子ゲルへの固定化前にあらかじめ酵素分子を高分子とのバイオコンジュゲート化することによって表面だけでなく，機能面でも安定化しておくことで克服されると考えられる。そのような着想によるバイオコンジュゲートの高分子ゲルへの固定化として，酵素とブロック共重合体から形成されるコアーシェル型バイオコンジュゲートをそのサイズ効果によって高分子ゲルへ物理的に固定化（図1）

＊ Atsushi Harada　大阪府立大学　大学院工学研究科　物質･化学系専攻　応用化学分野　准教授

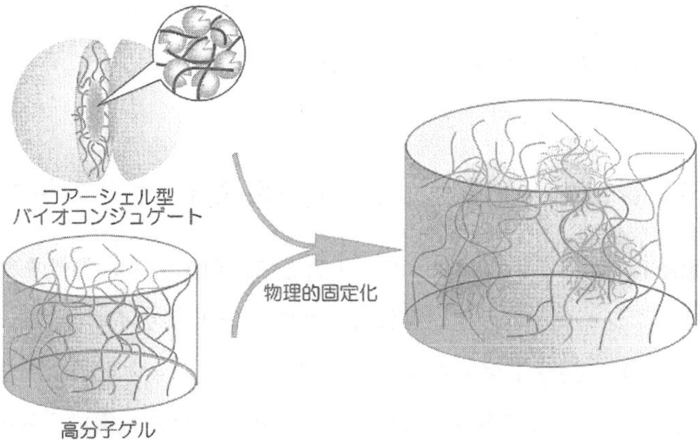

図1　コア-シェル型バイオコンジュゲート固定化高分子ゲルのイメージ図

する試みを紹介する。

2　コア-シェル型バイオコンジュゲート

さまざまなバイオコンジュゲートが開発されているが，そのひとつとしてコア-シェル型バイオコンジュゲートがある。これは，酵素と荷電性連鎖を有するブロック共重合体から形成されるポリイオンコンプレックスミセルを基盤としたものである。このポリイオンコンプレックスミセルは，荷電連鎖と酵素のポリイオンコンプレックスがコアを，ブロック共重合体の非イオン性連鎖がシェルを構成するコア-シェル構造を有している[1~3]。具体的には，カチオン性酵素であるリゾチームあるいはトリプシンと，ポリエチレングリコールとアニオン性ポリアミノ酸であるポリアスパラギン酸からなるブロックコポリマー〔PEG-P(Asp)〕を混合することによって，数十個の酵素をコアに担持した粒径数十 nm のナノ微粒子（ポリイオンコンプレックスミセル）が形成される[4,5]。高密度に酵素が集合したナノスコピックなドメインが酵素反応場として機能し，酵素反応が促進されるなどナノバイオリアクターとして興味深い特性を示す[6~8]。また，コア内にグルタルアルデヒドによる架橋を導入すると，酵素分子間および酵素分子とポリマー間で架橋され，共有結合で安定化されたコア-シェル型バイオコンジュゲートとなる[9]。このバイオコンジュゲートのコアでは，架橋構造のために酵素分子の運動性が抑制されているため，酵素分子と酵素分子の相互作用が制限される。その結果として，酵素としてプロテアーゼ（トリプシン）を内包している場合，自己消化が完全に抑制されることが確認されている[10]。また，酵素分子としてはコンジュゲート化によって分子量が増大しているため，そのコンホメーションを変化させるためには大きなエネルギーが必要となるため耐熱性が向上し，酵素反応の至適温度が40 ℃から

70℃へ増加する（図2）[10]。このような特性は，コアーシェル型バイオコンジュゲートのナノバイオリアクターとしての有用性を示すものである。

3　バイオコンジュゲート固定化温度応答性高分子ゲルの平衡膨潤度

高分子ゲルへ固定化するバイオコンジュゲートとして，前節でその特性を簡単に紹介したコアーシェル型バイオコンジュゲートが用いられた。コアーシェル型バイオコンジュゲートは，平均粒径70 nmあることから，高分子ゲルの架橋密度が低い場合にも物理的に固定化されること，表層がPEG鎖からなるシェル層でありコア部の酵素と高分子ゲルを構成する高分子鎖との相互作用することを阻害することが期待される。また，高分子ゲルへの固定化による酵素機能の低下も問題であるが，高分子ゲルの特性への影響も考慮する必要がある。そのため，その特性が明らかとなっている温度応答性高分子ゲルであるpoly(*N*-isopropyl acrylamide)(PNIPAAm) ゲルへのコアーシェル型バイオコンジュゲートの固定化を行うことにより，相互の機能への影響について検討された[11]。

バイオコンジュゲートを固定化したPNIPAAmゲルの調製は，バイオコンジュゲートが水溶液であるため，架橋剤として*N, N'*-methylene-bis-acrylamideを用い，水系でのNIPAAmのレドックス重合によって調製された。架橋密度 2，5，7 mol%，バイオコンジュゲートの仕込量80，150，270，390 μg/mLにおいてPNIPAAmゲル調製されたが，いずれの条件下においても無色透明なゲルが得られた。ゲルの洗浄時にゲル外液に含まれるバイオコンジュゲート量を定量し，ゲルに固定化されたバイオコンジュゲートが算出され，仕込みの70％程度の量のバイオコ

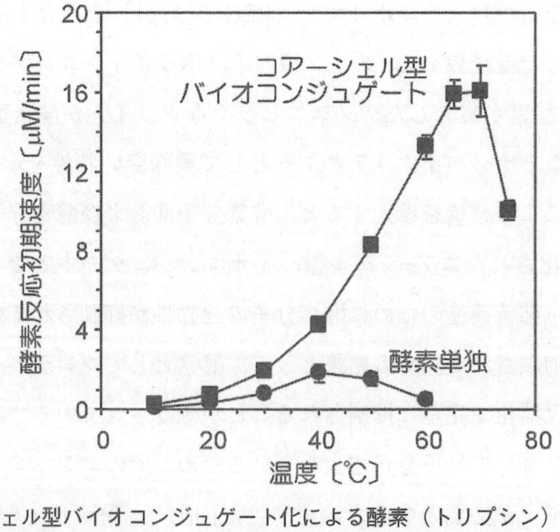

図2　コアーシェル型バイオコンジュゲート化による酵素（トリプシン）の至適温度上昇

ンジュゲートが固定化されることが確認された。洗浄後のゲルを緩衝液に1週間浸漬させ，ゲル外液中のバイオコンジュゲートの定量を行ったが全く検出されず，PNIPAAmゲルが合成される過程で，物理的に固定化されたバイオコンジュゲートはそのサイズ効果によって安定に固定化されることが確認された。

図3は，バイオコンジュゲート固定化PNIPAAmゲルの平衡膨潤度と温度の関係である（平衡膨潤度として含水率を測定）。種々架橋密度，バイオコンジュゲート量で調製されたいずれのPNIPAAmゲルも，バイオコンジュゲートを固定化していないPNIPAAmゲルと同様に32℃付近で体積相転移を示し，バイオコンジュゲートの固定化がPNIPAAmゲルの相転移温度に影響を及ぼさないことが確認された。これは，固定化されたバイオコンジュゲートとPNIPAAmゲルのポリマーマトリックスの間に強い相互作用を働いていないことを意味する。しかし，膨潤状態，つまり相転移温度以下においては，バイオコンジュゲート量が多いほど高い平衡膨潤度を示し，バイオコンジュゲート固定化の影響が観測された。このような現象は，PNIPAAmゲルとpolymethacrylateやPEG，sodium alginate，polyacrylamide，poly（vinyl alcohol）などの親水性高分子からなる相互侵入網目ゲルにおいて報告されている[12~16]。それらの報告においては，親水性高分子の導入によって系の親水性が増加し膨潤状態での含水率の増加を生じると説明されている。バイオコンジュゲートは，シェル層としてPEG鎖を多数有している。このPEG鎖の親水性の効果がPNIPAAmゲルの相転移温度以下での膨潤度の増加を誘導したと考えられる。この結果は，応用面においても重要な意味を持つものである。刺激応答性高分子ゲルへの酵素の固定化においては，酵素の触媒反応と同期して生じるゲルの体積変化を利用しセンサなどとして利用す

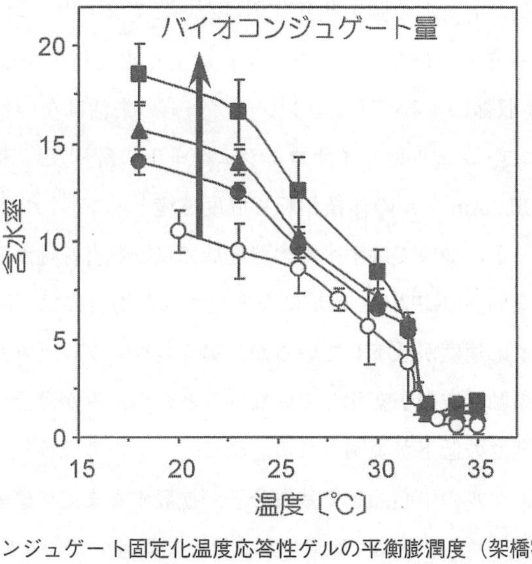

図3　バイオコンジュゲート固定化温度応答性ゲルの平衡膨潤度（架橋密度5 mol%）

る。この場合，相転移前後での体積変化が大きいほど，検出が容易，つまり高感度となる。図3の結果は，バイオコンジュゲートの固定化が体積相転移による体積変化をより大きくする効果があることを意味し，検出感度の向上を期待させるものである。

4 バイオコンジュゲート固定化温度応答性高分子ゲル内での酵素活性

前節において，バイオコンジュゲートの固定化が温度応答性高分子ゲルの重要な特性のひとつである相転移温度に影響を及ぼさないことが確認された。逆に，バイオコンジュゲートの機能への高分子ゲルへの固定化の影響が検討された[11]。基質としてPNIPAAmゲル内へ容易に拡散できる比較的低分子量のL-lysine *p*-nitroanilideが用いられた。基質溶液にゲルを浸漬させゲル外液を一定時間ごとに回収し，*p*-nitroanilineの生成量の時間変化より酵素反応速度が算出された。図3に示したゲルの体積相転移前後にわたり種々温度条件下においてPNIPAAmゲルに固定化されたバイオコンジュゲートの酵素反応速度と固定化されていないバイオコンジュゲートの酵素反応速度から相対酵素反応速度が決定された（図4）。PNIPAAmゲルが膨潤状態である場合，相対酵素反応速度は比較的高い値を維持しているが，温度が上昇しPNIPAAmゲルが体積相転移し収縮状態となると相対酵素反応速度は0.4程度まで低下した。この低下は，温度上昇による酵素の熱変性による本質的な活性の低下，あるいは，PNIPAAmゲルの収縮状態では基質分子の拡散性が低下による見かけの低下の可能性が考えられる。図2からわかるように，バイオコンジュゲート単独ではその酵素活性の至適温度は70℃まで向上しており，図4の評価を行った温度域（20〜45℃）では活性の低下は全く認められない。また，図3の結果からPNIPAAmゲルネットワークとバイオコンジュゲートの強い相互作用はないと考えられ，コア-シェル型バイオコンジュゲートのコア部に存在する酵素（トリプシン）は全く相互作用がないと考えられる。したがって，PNIPAAmゲル収縮によるバイオコンジュゲートの失活はないと考えられる。そこで，PNIPAAmゲル内でのコア-シェル型バイオコンジュゲートの酵素反応速度のアレニウスプロットを作成した結果，PNIPAAmゲルの体積相転移温度を境として，2つの直線が確認された。また，バイオコンジュゲートについてはすべての温度域で良好な直線性が確認され，熱変性や触媒定数の変化は生じていない。PNIPAAmゲルに固定化された場合には，図4からわかるように，ゲル収縮状態では酵素反応速度が低下しているが，アレニウスプロットが直線性を示し，バイオコンジュゲート単独での触媒定数が変化していないことから，みかけ上，酵素濃度が低下していると考えると酵素反応速度の低下が説明される。つまり，ゲルの収縮状態では，ゲル内での基質分子の拡散性が低下し，ゲルの中心部まで基質分子が拡散するまでに酵素反応による加水分解を受ける。その結果として，ゲル中心部の酵素は酵素反応に関与していないことになり，PNIPAAm

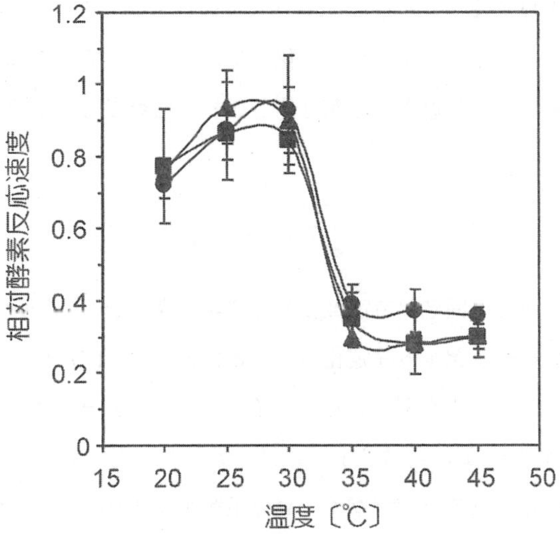

図4　温度応答性高分子ゲル内でのバイオコンジュゲートの酵素活性
（●：架橋密度2 mol%，▲：架橋密度5 mol%，■：架橋密度7 mol%）

ゲル固定化バイオコンジュゲートの酵素反応速度は見かけ上低下したと考えられる。

図4における高温条件下での相対酵素反応速度の低下はみかけのものであれば可逆的であると考えられる。可逆的であれば温度変化を通した酵素反応のon–off制御が可能となると考えられる。この目的のために，PNIPAAmゲルの体積相転移温度前後（25℃と35℃）の温度条件で基質溶液に2時間ごとにゲルを浸漬させる操作を繰り返し，その間の酵素反応生成物（*p*–nitroaniline）量を定量した（図5）。35℃（収縮状態）では酵素反応はほとんど進行していないのに対し，25℃（膨潤状態）では35℃の10倍近い酵素反応生成物量を示し，明らかな酵素反応が確

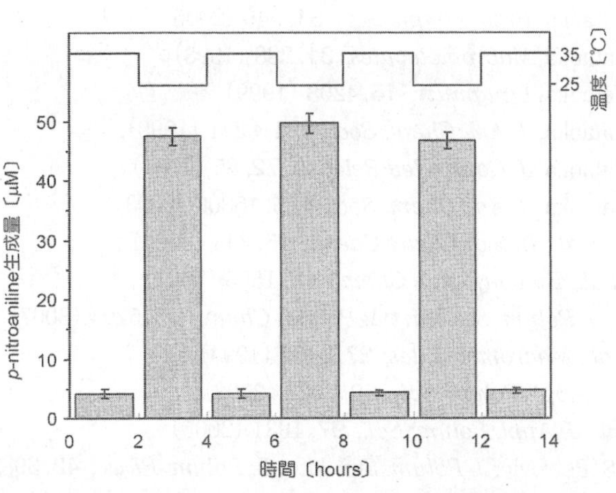

図5　温度変化を通したバイオコンジュゲート固定化PNIPAAmゲルの酵素反応制御

認された。また，この過程は繰り返し可能であり，可逆性も確認された。これは，PNIPAAm ゲルへの固定化前に酵素をバイオコンジュゲート化することによって，その熱安定性を向上させたため熱変性を生じることなく繰り返すことが可能となったためであると考えられる。

5 まとめ

高分子ゲルへの酵素の新しい固定化方法として，酵素を高分子とコンジュゲーションすることによって安定化した後に高分子ゲルへ固定化することによって，固定化による高分子ゲルおよび酵素の両機能低下を軽減する試みを紹介した。バイオコンジュゲートとして，ブロック共重合体と酵素から調製されるコアーシェル型バイオコンジュゲートを選択することによってサイズが効果的に増大し機能が安定化されるだけでなく，高分子ゲルマトリックスとの相互作用が著しく軽減されたと考えられる。また，刺激応答性高分子ゲルの刺激に応答した体積変化を増大させる効果が生じる可能性も示唆された。今後，バイオメディカルデバイスとしての有用性が期待できる酵素と刺激応答性高分子ゲルの組み合わせで検討することによって新しい酵素固定化高分子ゲルの概念が確立され，新規なバイオメディカルデバイスが開発されると期待される。

文　　献

1）原田敦史，酵素開発・利用の最新技術，179–187，シーエムシー出版（2006）
2）K. Kataoka, A. Harada, Y. Nagasaki, *Adv. Drug Deliv. Rev.*, **47**, 113 (2001)
3）A. Harada, K. Kataoka, *Prog. Polym. Sci.*, **31**, 949 (2006)
4）A. Harada, K. Kataoka, *Macromolecules*, **31**, 288 (1998)
5）A. Harada, K. Kataoka, *Langmuir*, **15**, 4208 (1999)
6）A. Harada, K. Kataoka, *J. Am. Chem. Soc.*, **121**, 9241 (1999)
7）A. Harada, K. Kataoka, *J. Controlled Release*, **72**, 85 (2001)
8）A. Harada, K. Kataoka, *J. Am. Chem. Soc.*, **125**, 15306 (2003)
9）M. Jaturanpinto *et al.*, *Bioconjugate Chem.*, **15**, 344 (2004)
10）A. Kawamura *et al.*, *Bioconjugate Chem.*, **18**, 1555 (2007)
11）A. Harada *et al.*, *J. Polym. Sci. Part A: Polym. Chem.*, **45**, 5294 (2007)
12）A. Gutowska *et al.*, *Macromolecules*, **27**, 4167 (1994)
13）S. J. Kim *et al.*, *J. Appl. Polym. Sci.*, **90**, 3032 (2003)
14）G. Q. Zhang *et al.*, *J. Appl. Polym. Sci.*, **97**, 1931 (2005)
15）J. Djonlagic, Z. S. Petrovic, *J. Polym. Sci. Part B: Polym. Phys.*, **42**, 3987 (2004)
16）J. T. Zhang, S. X. Cheng, R. X. Zhuo, *Colloid Polym. Sci.*, **281**, 580 (2003)

第10章　構造色ゲルを利用したグルコースセンサーへの展開

竹岡敬和*

1　はじめに

“最近，メタボ気味でねぇ”なんて言いながら，ビール片手に談笑している中年が目立つ。食事が西洋化し，日々の仕事が忙しいために運動不足に成りがちな人が少し自分のお腹が出てきたときに，メタボリック·シンドロームという言葉を簡略化して使用しているようだ。実際のメタボリック·シンドロームとは，肥満，高脂血症，糖尿病，高血圧などの生活習慣病が重複して発症することで，様々な病気が引き起こされやすくなった状態をいう。一つ一つが軽症でも，これらの病気が複合化すると，動脈硬化が進行し，心筋梗塞や脳卒中を起こしやすくなるため，非常に怖い状態である。本来ならば，ビールを飲みながら笑っている場合ではない。しかし，これらの病気は，軽症の場合には自覚症状が出にくいため，気づかなかったり，発症していても軽く考えがちになるようだ。

上に示した生活習慣病の中でも，特に糖尿病は，最近の生活の欧米化によって，患者が増えている。ここで，少し糖尿病について説明しよう。食べ物や飲み物を接種すると，それらが消化されてブドウ糖（グルコース）を作り出し，血液の流れに乗って体の細胞に運ばれる。ブドウ糖は筋肉や臓器で使用される重要なエネルギーである。その際，すい臓から分泌されるインスリンというホルモンが，血糖値の恒常性維持に重要な役割を担うのだが，そのインスリンが不足したり，うまく作用しなくなると，血液中のブドウ糖の濃度が高くなってしまう。糖尿病で怖いのは，合併症だ。糖尿病がもとになって，脳梗塞，網膜症，腎症，神経障害などを引き起こすからだ。全世界の患者数は2006年において，1億8000万人を超えると見積もられている。日本国内でも患者数はこの40年の間に，約3万人から700万人程度にまで膨れあがっており，糖尿病の予備軍を含めれば2000万人に及ぶとも言われている。

しかし，糖尿病は，日々の血中グルコース濃度を厳格に管理すれば，合併症などの重大な疾病の発症を未然に防ぐことができる。そのためには，随時，血中のグルコース濃度をチェックしなければならない。現在の方法は，指先に細い針を刺し，少量の血液を採取して，その血液中のグ

＊ Yukikazu Takeoka　名古屋大学大学院　工学研究科　准教授

ルコース濃度を電極反応によって定量できるセンサーで測定している。その濃度を知ることで，必要であればインスリンを皮下注射によって投与する。テクノロジーの進歩によって，従来の注射針に比べて格段に細く加工された無痛針なども使用できるようになってきたが，頻繁に針を体に刺して血液を採取するという行為自体に苦痛を感じる人も多い。できれば，針を刺す行為などで血液を採取せずに，血中のグルコース濃度を調べる方法が開発できれば，より管理しやすくなると思われる。本稿では，今後の発展が望まれるストレスフリーな体液中グルコース濃度測定方法について紹介する。

2 近赤外線を用いる分光学的測定方法

近赤外光を利用して血糖値を測定する血糖測定装置が提案されている[1]。従来の電極反応を利用した方法では，センサーを血液に直接接触させることでグルコースの定量を行う必要があった。しかし，分光学的な方法を用いれば非接触的方法によって測定できるので，採血する必要がなくなる。一般に皮膚細胞の細胞間液中のグルコース量は血糖値と同程度であり，皮膚内のグルコース量を測定することで血中グルコース濃度を管理できると考えられている。近赤外光は生体に対して吸収が弱く透過しやすいため生体計測でよく用いられている。一方，グルコースは近赤外光を吸収する性質があるため，皮膚に光を当てて，体内から戻ってくる光を検出して調べることでグルコース含有量を割り出すことができる。測定に用いられる場所は，手の甲の皮膚（図

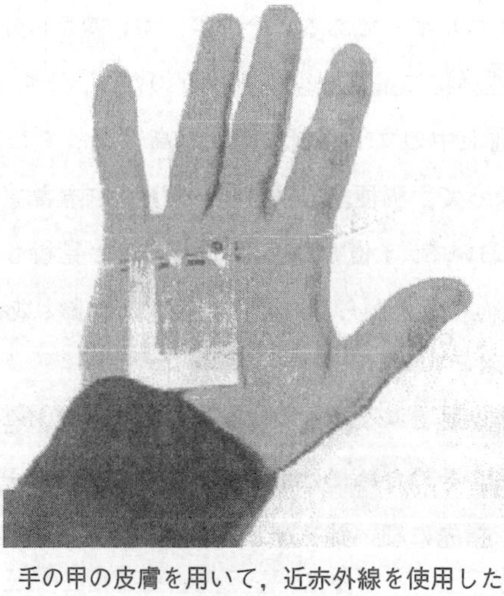

図1　手の甲の皮膚を用いて，近赤外線を使用した分光学的方法によりグルコース濃度を測定している
写真は *Chemical & Engineering News,* **80**, 41-43 (2002) より抜粋

1）や舌などが良いとされている。皮膚の構造は表皮・真皮・皮下組織の3層構造になっており，真皮層に毛細血管が発達していて，この部分を通過した光のスペクトルを選択的に測定することで精度のよい血糖値測定が可能となる。近赤外線で血糖値を正確に計るには，皮膚のなかで光がどのように伝播するかを把握しなければならない。しかし，生体は近赤外光を強く散乱する媒体でもあるためその中の光伝播を知ることは容易ではない。皮膚に対して照射した近赤外線が，どのような系を通過して，いかなる情報を持って検出されているのかということも含め，様々な検討が現在も行われている。近赤外光を体に当てるだけなので，1日に何回でもチェックでき，患者にとって負担の少ない手法となることから，今後の発展を期待したい。

3　涙の利用

体液中の物質濃度を直接測定できる方が，複雑な要因を除外できるので，より簡易な方法といえるだろう。健康状態を調べるために利用する血液以外の体液としては，尿を用いる検査が簡易で汎用だが，最近は，涙の利用も検討されている[2,3]。涙の98％は水であり，そのほかタンパク質・電解質・グルコース等が主として含まれ，その組成はほぼ血漿中の組成に類似している。涙は，感情に関係なく，目覚めている間中，涙腺から絶えず分泌されており，そのような涙を基礎分泌性涙液という。その役割は，目に入ってきた異物を洗い流して眼球の表面を常に清潔に保つことと，角膜への栄養の供給が考えられる。角膜は，光を通す機能を持つために，その中には血管が存在しないので，その栄養源として涙中に解けたグルコースや酸素が必要となるからだ。基礎分泌性涙液中には，血液中と比べて20分の1以下の量のグルコースがとけ込んでいるが，その濃度は，血中のグルコース濃度との相関性が良く，涙中のグルコース濃度を計測することで，糖尿病の危険度を判断できる。従来の観血的な方法ではなく，涙を利用する方法ならば，グルコースの濃度を定期的に測定することもさほど苦にはならないのではないか。このような考えの下，非観血的手法によるグルコースセンサーの研究が行われている。

4　グルコース濃度に応じて色を変えるゲル

昨今のコンタクトレンズの中には，特定の眼科疾患や目の状態の診断を支援するために，検査用コンタクトレンズや治療用コンタクトレンズ[4〜6]というものがある。また，ファッション性を取り入れたカラーコンタクトなどは若者の人気を集めており，機能化された商品が数多くでている。最近のコンタクトレンズは，装着に対する抵抗を感じさせなくなっているので，コンタクトレンズを用いて涙液中のグルコース濃度を調べることができれば，非常に有効な方法となるだろう。

そこで，筆者らがこれまでに開発してきた刺激応答性の発色性ゲル[7~9]の利用が有効になると考えた。筆者らは，これまでの研究より，様々な環境変化に応じて色変化を示す構造発色性ゲルを調製してきた。シリカなどのコロイド粒子が形成する最密充填型コロイド結晶を鋳型に用いてゲルを調製すると，得られたゲルは細孔が周期的につながって空いた構造を持つ。その結果，ゲル内部に周期的な屈折率変化が生じるので，ブラッグ反射に基づく特定の波長の光に対する反射能を示し，ゲルは色付いて見える（図２）。この発色は，ゲルが有する可視光の波長オーダーの微細構造が原因なので，構造色と呼ぶ。これまでの研究より，このポーラスゲルからの反射によって観測される光の波長（λ_{max}）は，次式で与えられることを明らかにした[9]。

$$\lambda_{max}=1.633(d/m)(D/D_0)(n_a^2-\sin^2\theta)^{1/2} \qquad (1)$$

右辺のd，m，D/D_0，n_a，θは，それぞれコロイド結晶を形成するコロイド粒子の直径，ブラッグの反射次数，ゲルの膨潤度（D_0：調製時のゲルの長さ，D：実際に観測されるゲルの長さ），ゲルの屈折率，ゲル膜面に対して垂直な位置を基準にした光を照射する角度を示す。このポーラスゲルは，環境に応じてその体積が変化しても，その屈折率の変化は非常に小さいことから，観測される構造色には，屈折率の変化を考慮しなくて良いことが分かった（図３）。

これまでにも最密充填型コロイド結晶と液晶を利用した系などが報告されている[10]が，可視光の全波長領域に渡って色を変化できる系の報告はない。非最密充填型コロイド結晶をゲルで固め

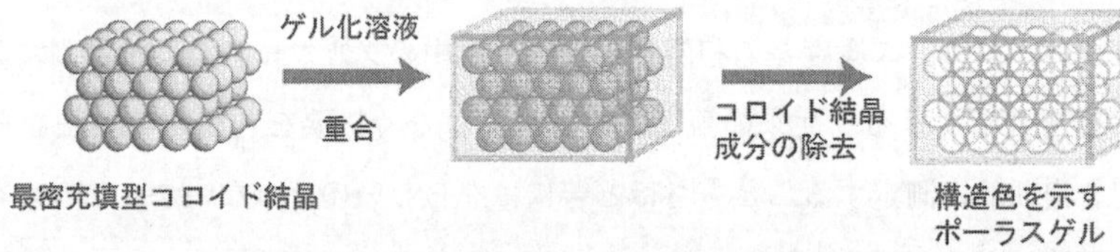

図２　構造色を示すポーラスなゲルの調製方法

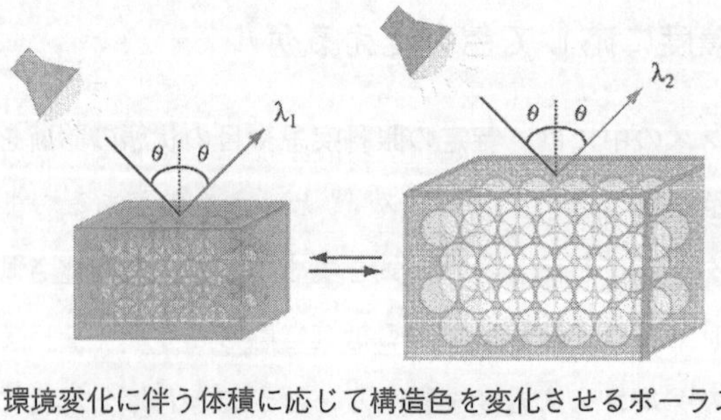

図３　環境変化に伴う体積に応じて構造色を変化させるポーラスゲル

ることで，環境に応じて色を変える系も研究されている[11]が，この系はいわゆるバルクゲルとしての性質を持つため，環境に応じた色変化が非常に遅い。それに比べて，筆者らのポーラスなゲルを利用した系は，可視光の全波長領域に渡る色変化を示し，バルクゲルよりも1000倍以上の速さで応答する。また，非最密充填型コロイド結晶はわずかな振動や，イオン性物質の添加により，コロイド結晶としての性質を失うためゲル調製時の取り扱いが難しいが，最密充填型コロイド結晶は非常に安定なので，様々な種類のゲルに構造発色能を付与することができる。例えば，これまでに開発された電場，光，磁場，特定の化学物質，もしくは生体由来物質，温度，pHなどに応答してその体積を変化させるゲルに，この手法を用いて周期的な細孔構造を導入することが容易にできる。刺激に応じて変化する膨潤度域は，ゲル調製時のレシピ（モノマーや架橋剤の組成など）によって制御することが可能なので，与えられた環境で特定の構造色を示すように設計できる。それでは，本系を用いて調製したグルコースに応答して構造色を変化させるポーラスゲルの設計指針および調製方法について以下に説明しよう。

4.1　設計指針

日本では，糖尿病の診断基準には，日本糖尿病学会[12]の診断基準を用いており，それはアメリカ糖尿病学会の診断基準に基づいている。検査には，①普段の血糖値の測定，②朝，何も食べていないとき（空腹時）の血糖値の測定，③一定量のグルコースを接種した直後の血糖値測定があるが，ここでは②の空腹時の検査について紹介しよう。空腹時の血糖値を測定し，その濃度が110 mg/dL（約6 mM）未満ならば正常，110～126 mg/dLの範囲にある場合には境界状態（危険領域），126 mg/dL（約7 mM）以上のときには糖尿病（異常領域）と判定される。つまり，これら三つの濃度領域において，空腹時の血中のグルコース濃度がどこに位置するのかを測定することで診断を行っている。筆者らは，信号の色の組み合わせが世界で共通の意味を持っていることから考えて，上記の診断基準に対して，それぞれの濃度域で，正常時に緑色，危険領域において黄色，異常な場合には赤色になるような構造色ゲルの構築ができれば，汎用なセンサーになると考えた。

4.2　信号型グルコースセンサーの構築

先に説明したように，構造色を示すゲルから観測される色は，コロイド粒子の直径，ゲルの屈折率，および膨潤度と観測する角度で決定する。もし，コンタクトレンズ型とするならば，鏡を用いて正面から観測するようになる（図4）ので，角度は0（もしくは一定の値）とすることができる。コロイド粒子の大きさは，鋳型としてのコロイド結晶を作る際に前もって選択すればよい。また，ゲルの屈折率は，ポーラスゲルの膨潤度が大きく変化しても，その変化量は無視でき

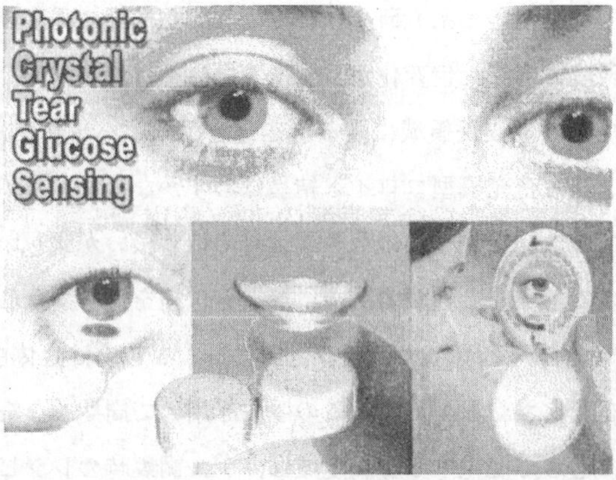

図4　構造色を示すゲルを用いた涙液中のグルコース濃度検知システム
このゲルは，非最密充填型コロイド結晶を利用している。アメリカのグルコースセンシングテクノロジー社により開発が進められている[3]。

るほど小さいことが実験的に確認されている。よって，これらは一定の値とすることができる。つまり，得られたポーラスゲルの膨潤度を精密に制御できれば，設計指針に基づいたセンサーの開発が可能となる。ゲルの膨潤度は，調製時の組成（モノマーの種類や濃度および架橋剤濃度，溶媒種など）を調整するだけで，同じ環境で異なる膨潤度を示すゲルをつくることができるので，グルコースの濃度に応じて望みの膨潤度を示すように制御可能である。

以下に，具体的な実験結果を紹介しよう。まずは，コロイド結晶を鋳型に用いて調製した感温性の*N*-イソプロピルアクリルアミド（NIPA）ゲルの例を示す。図5は，構造色を示すNIPAゲ

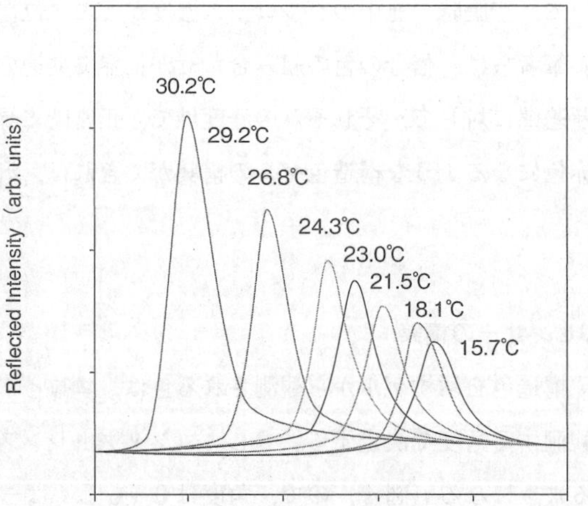

図5　構造色を示すNIPAゲルから観測される反射スペクトルの温度依存性

ルから観測される反射スペクトルの温度依存性である。NIPA ゲルは，水中で低温膨潤，高温収縮の温度に依存した膨潤収縮を示し[13]（図 6），その膨潤度に対応して構造色が変わる。(1)式に各パラメーターの実験値を代入することで見積もられる λ_{max} の値は，実際に反射スペクトルで測定された λ_{max} の値と非常に良く一致することがわかる（図 7）。次いで，同じ NIPA モノ

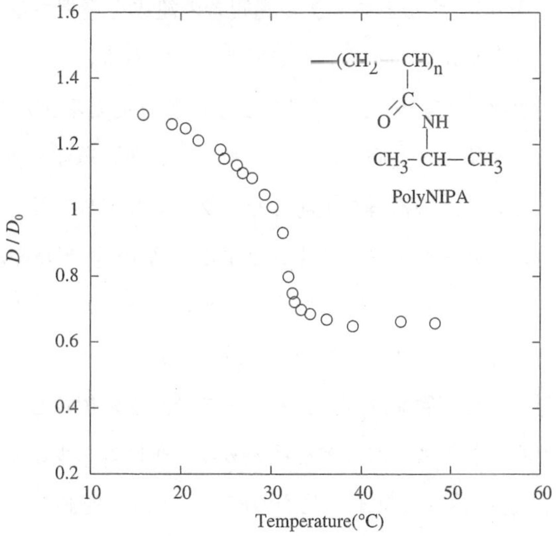

図 6　NIPA ゲルの膨潤度の温度依存性

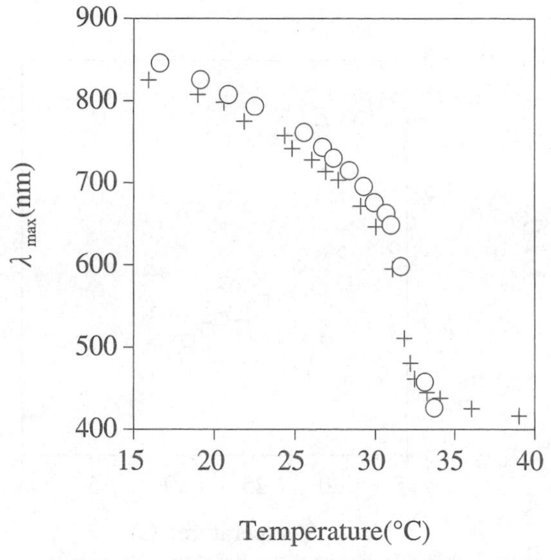

図 7　構造色を示す NIPA ゲルから観測される反射スペクトルのピーク値の実験値（○）と(1)式に各パラメーターの実験値を代入することで得られる理論値（＋）との比較

マーと架橋剤からなるゲル化溶液の組成（モノマー濃度や架橋剤濃度）を調整してゲルを作った。すると，同じ環境でも異なる膨潤度を示すゲルをつくることができた（図8）。そこで，このようなゲルを，粒径が210 nmのコロイド粒子からなるコロイド結晶を鋳型に用いて，ポーラスな構造を持つように調製してみた。得られたゲルの膨潤度の温度依存性は，どれも低温膨潤，高温収縮型の挙動を示すが，その低温側での膨潤度に変化が現れ，同じ温度でも異なる構造色が観測されるようになる（図9）。すなわち，ゲル調製時の組成を選択することで，同じ環境でも異なる望みの色を示すようなゲルをつくることができるのである。

それでは，血糖値の診断基準に対応して信号のように色を変えるゲルを調製する方法を示そう。筆者らは，東京大学の片岡らと共同で，フェニルボロン酸誘導体を組み込んだゲル[14]を利用することで，グルコースセンサーの構築を検討した。フェニルボロン酸誘導体はグルコースに対する認識能が高く，グルコースを捉えるとイオン化する（図10）。ゲルの網目上にイオン化した官能基が増えるとゲル内の浸透圧が上昇するため，ゲルの体積は大きくなる。つまり，フェニルボロン酸誘導体を組み込んだゲルは，グルコースの濃度上昇に伴って，その体積が大きくなるので，コロイド結晶を鋳型にして調製すれば，グルコースの濃度に依存して色を変化するようになる。このような系を利用すると体液に涙などを用いる非観血性のグルコースセンサーを開発できる。上述したように，λ_{max}の値はコロイド粒子の直径，ゲルの膨潤度，および，ゲルの屈折率で決定する。屈折率はゲルの膨潤度に関係なく1.4という値であることが実験結果より得られ

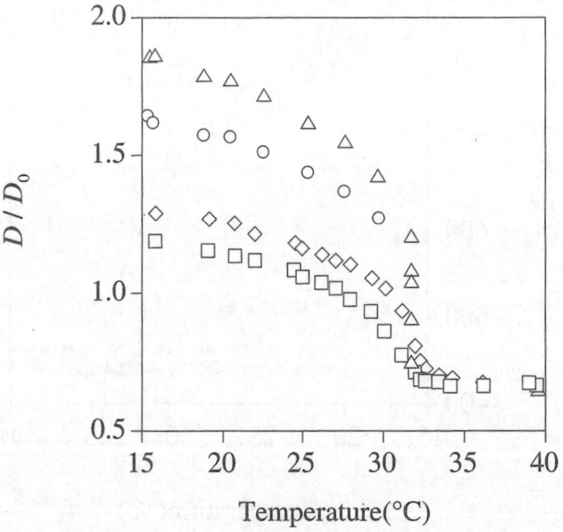

図8　NIPAの濃度は2Mに固定し，架橋剤の濃度を変えることで調製したゲルの膨潤度の温度変化
架橋剤の量が多いほど，低温での膨潤度は小さくなる。

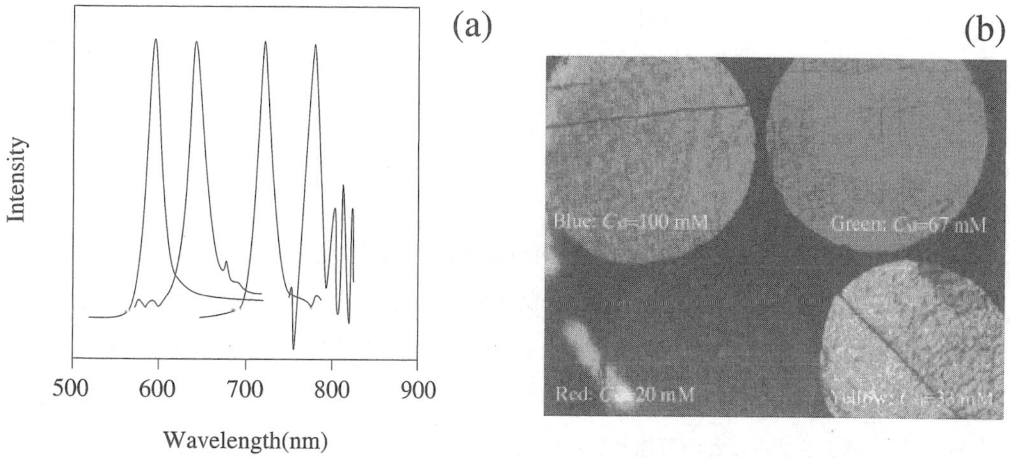

図 9　図 8 のゲルを調製するためのレシピを用いて調製した構造色を示すゲルから観測される反射スペクトル（a）と写真（b）

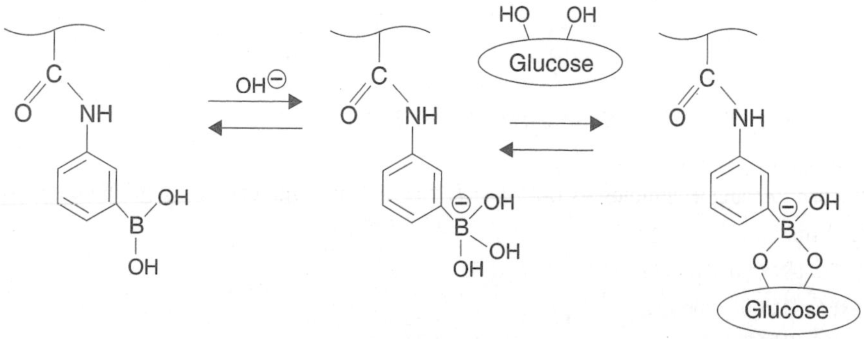

図 10　フェニルボロン酸誘導体がグルコースを認識するメカニズム

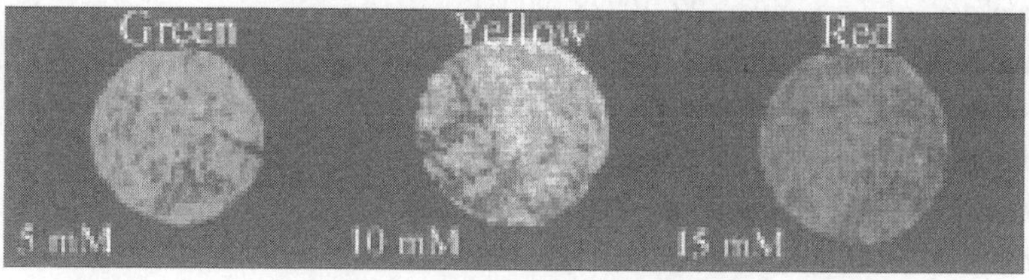

図 11　グルコースの濃度に応じて信号のように色を変える構造色ゲル

た。コロイド粒子には直径 220 nm のシリカ粒子を用いた。よって，危険領域のグルコース濃度時に黄色の色に当たる 580 nm から 590 nm になるようにするために，ゲルのレシピを調節することで所定の膨潤度になるゲルを作れば，望みの性質を示すゲルができる（図 11）[15]。本稿で紹介した結果は，血中のグルコース濃度に対する変化であるが，ゲル調製時のレシピ等を制御すれば，涙液中のグルコース濃度に対しても同様の応答を示す系を構築できるだろう。

5 おわりに

筆者らは，グルコースなどの特定の分子の濃度に応答してその色彩を信号のように変化させるゲルを構築した。表面状態を加工すれば，低刺激性で装着感の良いコンタクトレンズとしても利用できることから，常時グルコース濃度を，その色彩や色の強度によってモニターすることができるだろう。このような非観血性で簡便性のあるセンサーデバイスの開発が進めば，重度の糖尿病患者の数を減少させることが可能となるに違いない。

文　　献

1） C. M. Henry, *Chemical & Engineering News,* **80**, 41 (2002)
2） V. L. Alexeev, Clinical Chemistry, **50:12**, 2353 (2004)
3） Glucose Sensing Technologies LLC ホームページ：http://glucosesensingtechnologies.com/index.html
4） 特許公開 2005-218780
5） 特許公開 2005-266692
6） 本書応用編第 3 章
7） Y. Takeoka *et. al., Langmuir,* **18**, 5977 (2002)
8） Y. Takeoka *et. al., Langmuir,* **19**, 9104 (2003)
9） Y. Takeoka *et. al. Langmuir,* **22**, 10223 (2006)
10） Y. Shimoda *et. al., Appl. Phys. Lett.,* **79**, 3627 (2001)
11） S. A. Asher *et. al., Anal. Chem.,* **75**, 1676 (2003)
12） 日本糖尿病学会ホームページ：http://www.jds.or.jp/
13） Y. Hirokawa *et. al., J. Chem. Phys.,* **81**, 6379 (1984)
14） K. Kataoka *et. al., J. Am. Chem. Soc.,* **120**, 12694 (1998)
15） D. Nakayama *et. al., Angew. Chem. Int. Ed.,* **42**, 4197 (2003)

応用編

第1章　生体分子応答性ゲル

宮田隆志*

1　はじめに

高分子ゲルは，物理的あるいは化学的な架橋構造を有する高分子鎖の三次元ネットワークが水などの溶媒に膨潤したソフトマテリアルであり，食品・環境・エネルギー・医療分野などに幅広く利用されている[1,2)]。例えば，ゼリーや寒天などは古くから食品用ゲルとして食されており，ゲルの高吸水性を活かした紙オムツや生体適合性を利用したソフトコンタクトレンズなど幅広く実用化されている。さらに，田中らによってゲルの体積相転移現象が見出され，pH や温度などの外部環境の変化に応答して膨潤収縮する刺激応答性ゲルが，インテリジェント材料として医用分野や環境分野等への応用が期待されている[3~10)]。例えば，pH 応答性ゲルや温度応答性ゲルなどを利用することによって，pH や温度変化に応じた薬物放出システムや細胞培養システム，センサーシステムなどが報告されている。このように刺激応答性ゲルを利用することにより，従来にない自律応答型の医用システムを構築することが可能になり，それらはインテリジェント医用材料として有望視されている。

これまで報告されてきた刺激応答性ゲルの大部分は pH や温度などの物理化学的変化に応答するゲルであり，生体分子を特異的に認識して体積変化する刺激応答性ゲル（生体分子応答性ゲル）はほとんど報告されていない。一方で，生体の異常を示すシグナルは pH や温度などの物理化学的因子だけでなく，腫瘍マーカーのように特定の生体分子が疾病などのシグナルとなる場合も数多く知られている。したがって，このような疾病のシグナルとなる生体分子を認識して体積変化する生体分子応答性ゲルを合成することができれば，より高度なインテリジェント医用システムを構築することが可能になる。例えば，グルコース濃度に応答して膨潤するグルコース応答性ゲルを利用することによって，糖尿病患者のための血糖値に応答した自律型インスリン放出システムを開発することができる。このように生体分子応答性ゲルはドラッグデリバリーシステム（DDS）や診断センサーシステムなどを構築するためのインテリジェント医用材料として有望であるが，これまでに報告されている生体分子応答性ゲルはグルコース応答性ゲルなど極わずかである[10~12)]。これは，刺激応答性ゲルに分子認識能を付与することが困難であり，生体分子応答

* Takashi Miyata　関西大学　化学生命工学部　化学･物質工学科　准教授

性ゲルを合成するための一般的方法が確立していないためである。

本章では，インテリジェント医用材料として有望な生体分子応答性ゲルについて，まず従来の合成方法とその代表的な研究を概説し，さらに筆者らの提案している生体分子応答性ゲルを合成するための一般的方法とその研究例を紹介する。

2 酵素反応を利用した生体分子応答性ゲル

これまでに生体分子応答性ゲルとしてはグルコース応答性ゲルなど極わずかしか報告されていない。このグルコース応答性ゲルを合成した最初の例として，酵素反応とpH応答性高分子とのコンビネーションを利用した方法が知られている。ここでは，このような酵素反応を利用した生体分子応答性ゲルとして，グルコース応答性ゲルに関する研究を紹介する。

糖尿病になると膵臓の機能である血糖値をコントロールする働きが低下するため，糖尿病患者は血糖値を測定して，その値に応じて血糖値を下げる作用を有するホルモン（インスリン）を注射しなければならない。したがって，血糖値に応じて自律的にインスリンを放出するシステムを構築することができれば，糖尿病患者の負担を大きく軽減することができる。このような自律応答型インスリン放出システムを構築するための材料としてグルコース応答性ゲルが比較的古くから研究されている。

グルコースオキシダーゼ（GOD）は，グルコースを酸化してグルコン酸と過酸化水素を生成する反応を触媒する酵素である。そこで，酸性条件下で膨潤するpH応答性ゲル内にGODを固定化すると，グルコース存在下ではゲル内GODによってグルコースからグルコン酸が生成してゲル内pHが低下するので，ゲルネットワークの解離基の状態が変化してゲルが膨潤する（図1）。したがって，GOD固定化pH応答性ゲルを利用すると，グルコース濃度が高い場合にゲルが膨潤してインスリンを放出し，グルコース濃度が低下すると収縮してその放出を抑制するグルコース応答性インスリン放出システムを構築することができる。

石原らは，pH応答性を示す成分として*N*,*N*-ジエチルアミノエチルメタクリレートを用い，それと2-ヒドロキシプロピルメタクリレートとの共重合体からなるpH応答性ゲル膜とGOD固定化ポリアクリルアミドゲル膜とを組み合わせることによって，グルコース応答性複合膜を調製した。この膜を用いてインスリン透過実験を行った結果，外部グルコース濃度の増加に伴ってインスリン透過量も増加し，自律応答型グルコース応答性インスリン放出システムとして有用であることが示された[13,14]。同様に，Horbettらによって GODとpH応答性ゲルとを利用したグルコース応答性インスリン放出システムが提案されており，GOD濃度とインスリン放出挙動との関係について詳細に検討された[15,16]。これらの研究はいずれもpH応答性ゲルの主成分としてア

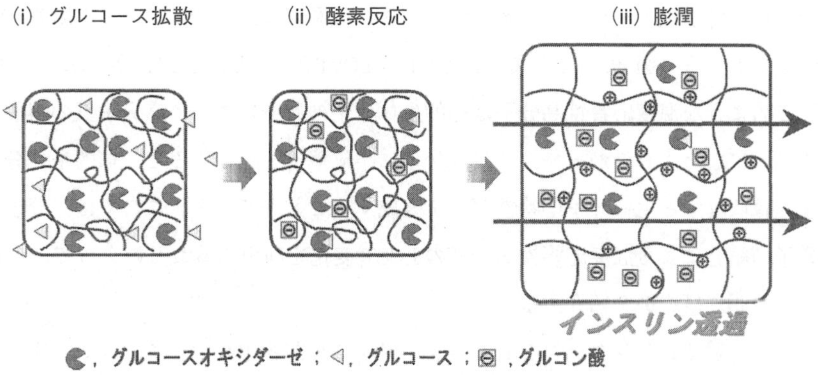

図1　pH 応答性ゲルにグルコースオキシダーゼを固定化したグルコース応答性インスリン放出システム

ミノ基を有する高分子が利用されたが，ポリエチレングリコール（PEG）とポリメタクリル酸（PMAAc）とのコンプレックス形成が pH に影響されることに着目して，GOD の酵素反応とコンビネーションすることによってグルコース応答性ゲルが提案されている[17]。このように GOD の酵素反応と pH 応答性ゲルの膨潤収縮挙動を組み合わせることによってグルコース応答性ゲルが合成されており，糖尿病患者に対するインスリン治療用デバイスとしての応用が期待されている。

3　温度応答性高分子を利用した生体分子応答性ゲル

ポリ（*N*-イソプロピルアクリルアミド）（PNIPAAm）は 32 ℃以下で水に溶解するが，32 ℃以上になると不溶になる。このようにある温度を境に溶媒に対する溶解性が著しく変化する高分子は温度応答性高分子として知られている。PNIPAAm の場合には低温で溶解し，高温になると不溶になるので，その境界の温度は下限臨界溶液温度（LCST）と呼ばれている。PNIPAAm の温度応答性については，LCST 以下では PNIPAAm 鎖が親水性を示すが，LCST 以上になると疎水性になって PNIPAAm 鎖同士が凝集することが知られている。さらに，PNIPAAm に親水性成分を導入すると高分子鎖の親水性が増加するために LCST は上昇し，逆に疎水性成分を導入すると LCST は減少する。このように PNIPAAm を一成分とする温度応答性高分子はその親水性―疎水性のバランスによって LCST がシフトする。したがって，標的生体分子と特異的に結合する分子認識部位を温度応答性高分子に導入することにより，生体分子応答性ゲルを合成することができる。例えば，分子認識部位を導入した温度応答性高分子が水中においてある温度（LCST 1）で LCST を示すとき，標的生体分子が存在すると分子認識部位にそれが結合することによって高分子鎖の親水性—疎水性のバランスが変化するために低温側（LCST 2）または高温側（LCST 3）にLCSTがシフトする（図2）。そこで，LCST 1とLCST 2（またはLCST 3）の間の温度一定の条件では，このような温度応答性高分子は標的生体分子の有無によって高分子鎖の溶解性が大きく変化することになる。したがって，この高分子に架橋構造を導入すると，標的生体分子に応答して膨潤または収縮する生体分子応答性ゲルを合成することができる。ここでは，分子認識部位への生体分子の結合による温度応答性高分子のLCST変化を利用することによって，生体分子応答性ゲルを合成した研究例を紹介する。

糖結合タンパク質であるレクチンをPNIPAAmゲルに含有させることによって，デキストラン硫酸ナトリウム（DSS）の存在に応答して体積変化する生体分子応答性ゲルが合成されている[18]。電荷を有するDSSが溶解した水溶液にレクチン固定化PNIPAAmゲルを浸漬すると，レクチンがDSSと複合体形成してゲル内の荷電状態が変化する。そのため，DSSが存在しない場合のレクチン固定化PNIPAAmゲルのLCSTに比較して，DSSが存在する場合のLCSTが高くなる。したがって，DSSの存在の有無によるLCSTのシフトを利用することにより，そのLCST間の温度ではレクチン固定化PNIPAAmゲルはDSSに応答して膨潤することができる。

一方，片岡らはフェニルボロン酸がグルコースと複合体形成することに着目し，*N*-イソプロピルアクリルアミド（NIPAAm）とフェニルボロン酸基含有モノマーとを共重合することによって，GODやレクチンのような生体分子を用いずに合成高分子のみからなるグルコース応答性ゲルを合成した[19~21]。一般に，フリーの状態のフェニルボロン酸基は電荷をもたないが，グルコースと複合体形成すると図3のように負電荷を生じる。そこで，フェニルボロン酸基含有モノマーとNIPAAmモノマーとの共重合体ゲルを合成すると，フェニルボロン酸基含有PNIPAAmゲル

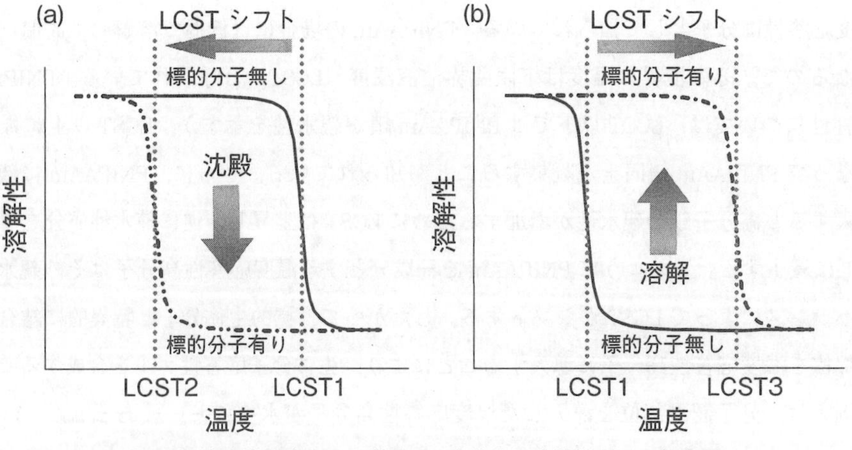

図2 温度応答性高分子を利用した生体分子応答性ゲルの概念図

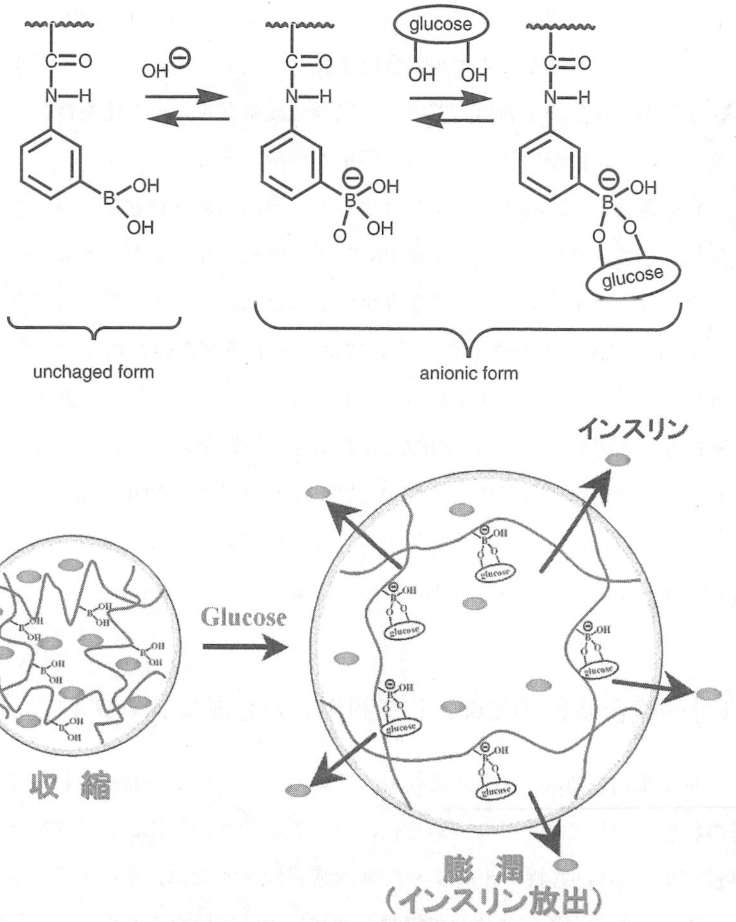

図3　フェニルボロン酸基とグルコースとの複合体形成とそれを利用したフェニルボロン酸基含有 PNIPAAm ゲルからのグルコース応答性インスリン放出挙動

を合成することができる。このゲルも当然のことながら LCST を有しているが，グルコース存在下ではフェニルボロン酸基とグルコースとの複合体形成によってゲル内に負電荷が生じてゲルの LCST が高温側にシフトする。そのため，水溶液中のグルコースの有無によってシフトする LCST の間の温度では，フェニルボロン酸基含有 PNIPAAm ゲルはグルコースに応答して膨潤することができる。このゲルは外部溶液中のグルコース濃度に応答して可逆的に膨潤収縮することも確認されており，さらにグルコース濃度に応答したインスリン放出の ON-OFF 制御も可能であることが示されている（図3）。また，最初に合成されたフェニルボロン酸基含有 PNIPAAm ゲルは，その LCST や複合体形成の条件が最適化されていないため，生理条件下の pH や温度では十分なグルコース応答性を示すことができなかった。そこで，片岡らは，さらにゲルに利用するモノマーの分子設計を行い，温度応答性成分のLCSTやフェニルボロン酸基のpKaを調節し，生理条件下でもグルコース応答性を示すゲルの合成を試みている[22,23]。これらのグルコース応答性ゲルはレクチンなどの生体分子を利用していない完全合成系グルコース応答性ゲルとして，糖尿病患者に対するインスリン治療用デバイスへの利用が期待できる。

上記のような生体分子に応答するゲルだけでなく，金属イオンなどを認識して膨潤収縮するゲルも，認識部位としてクラウンエーテルをPNIPAAmゲルに導入することによって合成されている。例えば，グラフトフィリング重合法を利用することにより，多孔質膜内にクラウンエーテル含有モノマーとNIPAAmを共重合したイオン認識ゲート膜が調製されている[24,25]。さらに，後で述べるような分子インプリント法を利用してPNIPAAmゲル内に分子認識部位を導入し，その認識部位と標的分子との結合およびPNIPAAmの温度応答性を巧みに利用することによって分子応答性ゲルを合成した研究例も報告されている[26]。このように，PNIPAAmゲルに分子認識部位を導入することによって，温度応答性と分子複合体形成とのコンビネーションを利用することができ，新規な生体分子応答性ゲルの合成が可能となる。

4　生体分子複合体を架橋点として利用した合成コンセプト

一般に，ゲルの膨潤挙動は，①ゲルを構成しているポリマーと溶媒との親和性，②ポリマー鎖中の荷電基の状態，そして③ポリマー鎖を結んでいる架橋点の数によって支配されている。従来の温度応答性ゲルやpH応答性ゲルのような刺激応答性ゲルでは，主に温度やpHなどの外部環境変化によって①と②の因子が変化して膨潤率変化を示していた。しかし，上記③の因子のようにゲル架橋点の数もゲルの膨潤挙動に強く影響することから，外部環境変化によって可逆的に架橋点数が変化するゲルを合成することによって，新規な刺激応答性ゲルを合成できると筆者らは考えた[27,28]。特に，このような可逆的架橋点として生体分子複合体をゲル内に導入すると，分子間相互作用の三角関係を利用することによって，全く新しい機構に基づく生体分子応答性ゲルの合成が可能になると期待できる。そこで，筆者らは，分子間相互作用の三角関係を利用する方法によって，大きく二種類のタイプの生体分子応答性ゲルを合成してきた（図4）。一つはあらかじめ生体分子同士で相互作用させた生体分子複合体をゲルネットワークに結合させた「生体分子架橋ゲル」であり，もう一つは標的生体分子と複合体形成する生体分子をリガンドとして最適な配置に導入した「生体分子インプリントゲル」である。生体分子架橋ゲルは，標的となる生体分子が存在するとゲル架橋点として導入された生体分子複合体の形成が阻害されて，ゲル架橋点の数が減少することによって膨潤することができる。一方，生体分子インプリントゲルは，標的生体分子に対して複数のリガンド生体分子が結合し，それが架橋点として作用するために収縮する

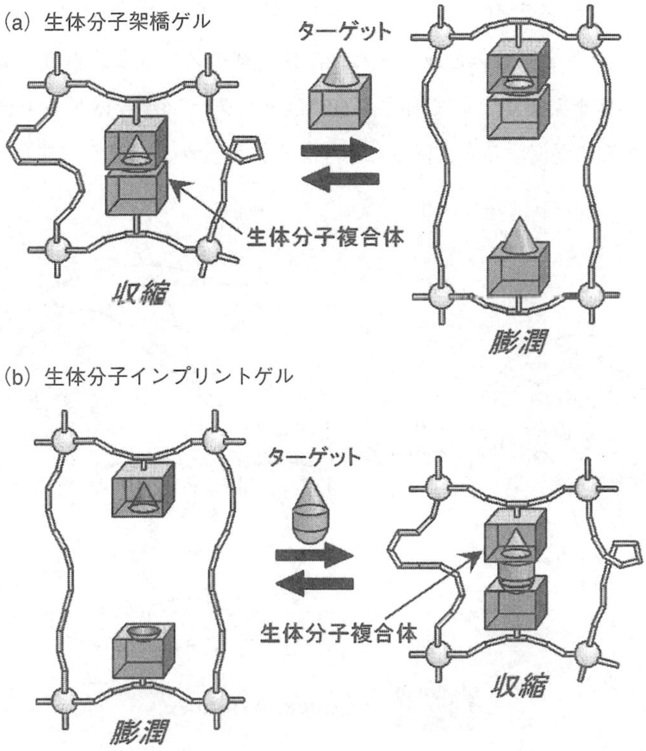

図４　生体分子複合体を架橋点として利用した生体分子応答性ゲルの概念図

ことができる。すなわち，生体分子架橋ゲルは標的生体分子に応答して膨潤し，生体分子インプリントゲルは収縮するといった二種類の生体分子応答性ゲルを合成することができる。以下に，このような応答膨潤型と応答収縮型の生体分子応答性ゲルについて筆者らの研究を紹介する。

5　応答膨潤型の生体分子応答性ゲル（生体分子架橋ゲル）

レクチンは糖鎖結合タンパク質であり，特定の糖鎖を認識して糖鎖—レクチン複合体を形成することから，糖鎖を分析するためのセンサーチップなどに利用されている。また，その複合体形成能は糖鎖の種類によって異なり，糖鎖—レクチン複合体はより強い相互作用を有する糖鎖によって阻害される。そこで，糖鎖を結合させたインスリン誘導体とレクチンとの複合体を利用することによって，グルコース存在下で糖鎖交換が生じてインスリン誘導体を放出するグルコース応答性インスリン放出システムなども報告されている[29～31]。筆者らは，図４(a) に示したコンセプトに基づいて糖鎖—レクチン複合体をゲル架橋点として導入することにより，グルコース濃度に応じて膨潤収縮するグルコース応答性ゲルの合成を試みた[32～35]。

まず，側鎖にグルコースを有するモノマー（2-グルコシルオキシエチルメタクリレート（GEMA））とレクチンとを複合体形成させた後，架橋剤モノマーと共重合することによって，糖鎖―レクチン複合体を架橋点として有するGEMA―レクチン複合体ゲルを合成した。このゲルを様々な単糖水溶液に浸漬すると，図5に示すようにガラクトース水溶液中では全く変化しな

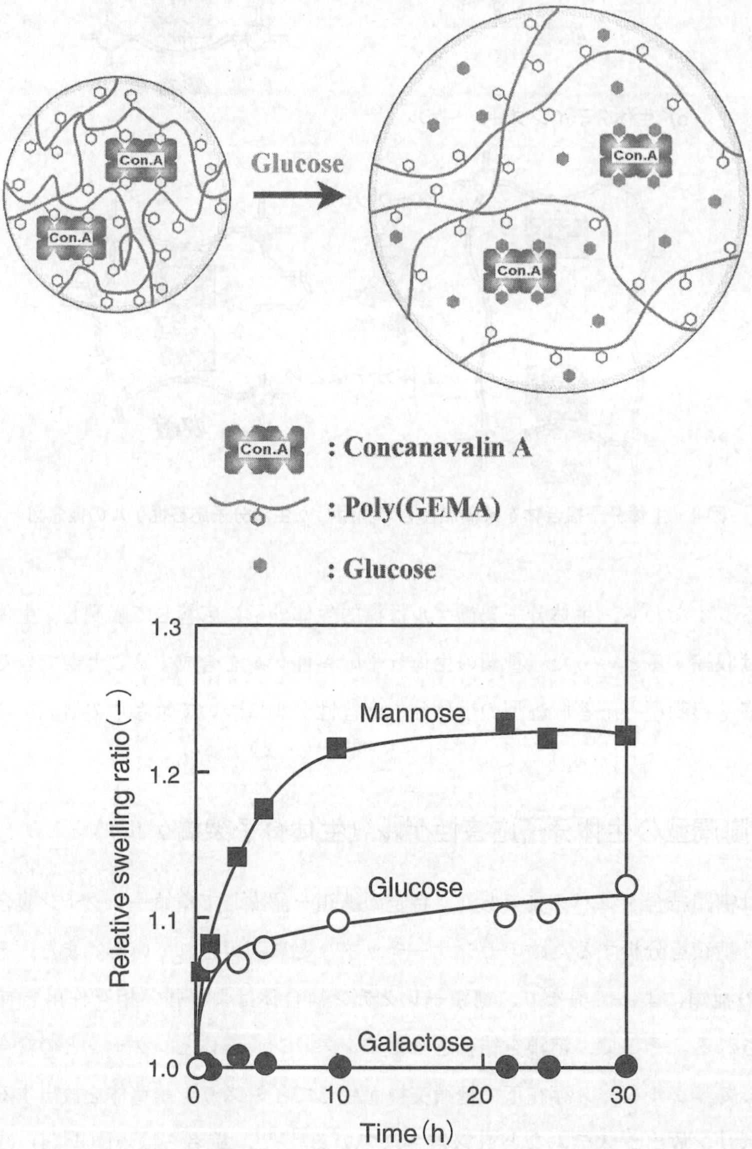

図5　架橋点としてGEMA―レクチン複合体を利用したグルコース応答性ゲルの糖認識膨潤挙動
（●）ガラクトース，（○）グルコース，（■）マンノース

かったが，グルコース水溶液とマンノース水溶液中で次第に膨潤した[33]。これは，ゲル内に固定化するレクチンとしてマンノースやグルコースと複合体を形成し，ガラクトースとは形成しないコンカナバリンA（Con. A）を用いており，ゲル架橋点として作用しているGEMA—レクチン複合体を解離させる効果が単糖によって異なるためである。さらに，外部溶液中のグルコース濃度を変化させたときのGEMA－レクチン複合体ゲルの弾性率を測定し，その値から架橋密度を算出した結果，グルコース濃度の増加に伴ってゲル架橋密度も低下することが明らかとなった。したがって，GEMA—レクチン複合体ゲルはCon. Aによって認識されるマンノースやグルコースの存在下では，架橋点として作用しているGEMA－レクチン複合体が解離し，架橋密度が減少するために単糖濃度に応答して膨潤することがわかる（図5）。

また，上記のようなGEMA—レクチン複合体ゲルはレクチンがゲルネットワークと化学的に結合していないため，グルコースに応答して膨潤するとレクチンがゲルから放出されるので，グルコース濃度が低下しても収縮することができない。そこで，レクチンをゲルネットワークに共有結合で固定化することによって，可逆的なグルコース応答性を示すゲルの合成も試みた[35]。まず，レクチンに重合性官能基を導入し，それとGEMAとを複合体形成させた状態で架橋剤モノマーと共重合することによって，GEMAネットワークにレクチンが共有結合されたGEMA—レクチン複合体ゲルを合成した。このゲルは，グルコース濃度が高い状態では膨潤するが，再びグルコース濃度が低下すると収縮し，明確な可逆的グルコース応答性を示した。

同様に，Parkらは側鎖糖を有する高分子を合成し，レクチンとの複合体形成を利用したゾル—ゲル相転移を実現し，その相転移現象を利用したインスリン放出制御を試みている[36～38]。彼らの合成した側鎖糖高分子は，グルコースが存在しない条件下でレクチンとの複合体形成によってゲル化している。しかし，グルコースが存在すると，それが阻害剤として作用してゲル構造を形成していた複合体が解離してゾル状態へと変化する。このようなグルコース応答性ゾル—ゲル相転移現象を利用することによって，グルコース濃度に応答したインスリン放出の制御が試みられている。

さらに，筆者らは生体内の特異的な相互作用として知られている抗原抗体結合に着目し，抗原抗体複合体をゲル架橋点として導入することによって新規な抗原応答性ゲルを合成した[39,40]。まず，図6に示すように化学的手法によって抗原（rabbit IgG）と抗体（goat anti-rabbit IgG）にビニル基を導入した。次に，ビニル基導入抗体とアクリルアミド（AAm）とを共重合することによって，ポリアクリルアミド（PAAm）に抗体が結合した抗体グラフトPAAmを合成した。さらに，この抗体グラフトPAAmと抗原抗体複合体を形成させた状態でビニル基導入抗原をAAmおよび架橋剤モノマーと共重合させることによって，抗体グラフトPAAmと抗原グラフトPAAmネットワークからなるセミ相互侵入網目（semi-IPN）構造を有する抗原抗体複合体semi-

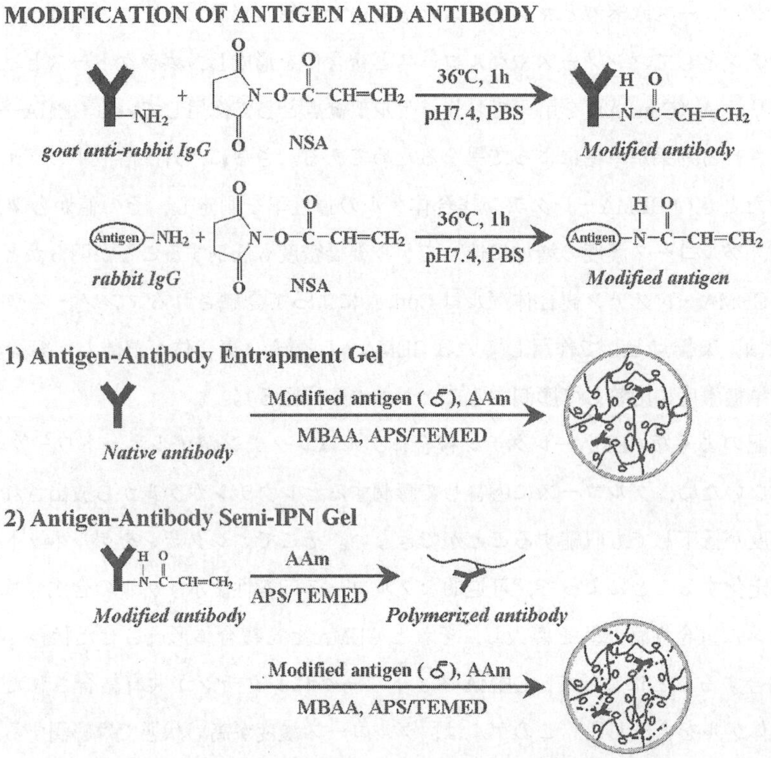

図6　抗原抗体複合体を架橋点として導入した抗原応答性ゲルの合成方法

IPNゲルを合成した。また，フリーな抗体を用いてビニル基導入抗体とAAm，架橋剤モノマーを共重合することによって抗原抗体複合体包括ゲルも合成した。

まず，抗原抗体複合体semi-IPNゲルを種々の抗原が溶解した緩衝液に浸漬させた場合の膨潤率変化を調べた。その結果，ゲル内の抗体に対する抗原（rabbit IgG）が存在する場合にはゲルは次第に膨潤したが，異なる抗原（goat IgG）が存在しても全く変化しなかった（図7）。また，抗原抗体複合体semi-PNゲルが抗原に応答して膨潤する際の架橋密度を測定した結果，抗原濃度の増加に伴ってゲル架橋密度も減少することが明らかとなった。したがって，このような抗原応答性膨潤挙動は，ゲル内で架橋点として作用している抗原抗体複合体が標的抗原の存在下で複合体交換が生じ，ゲル架橋密度が減少するためであることがわかる。さらに，上記のような抗原抗体複合体semi-IPNと抗原抗体複合体包括ゲルの抗原応答性に対する可逆性を検討するため，両者のゲルを緩衝液と抗原の溶解した緩衝液に交互に浸漬した。その結果，抗原抗体複合体包括ゲルは明確な可逆性を示さなかったが，抗原抗体複合体semi-IPNゲルは抗原濃度の変化に応じて可逆的に膨潤収縮を繰り返すことが明らかとなった（図8）。抗原抗体包括ゲルの場合には，

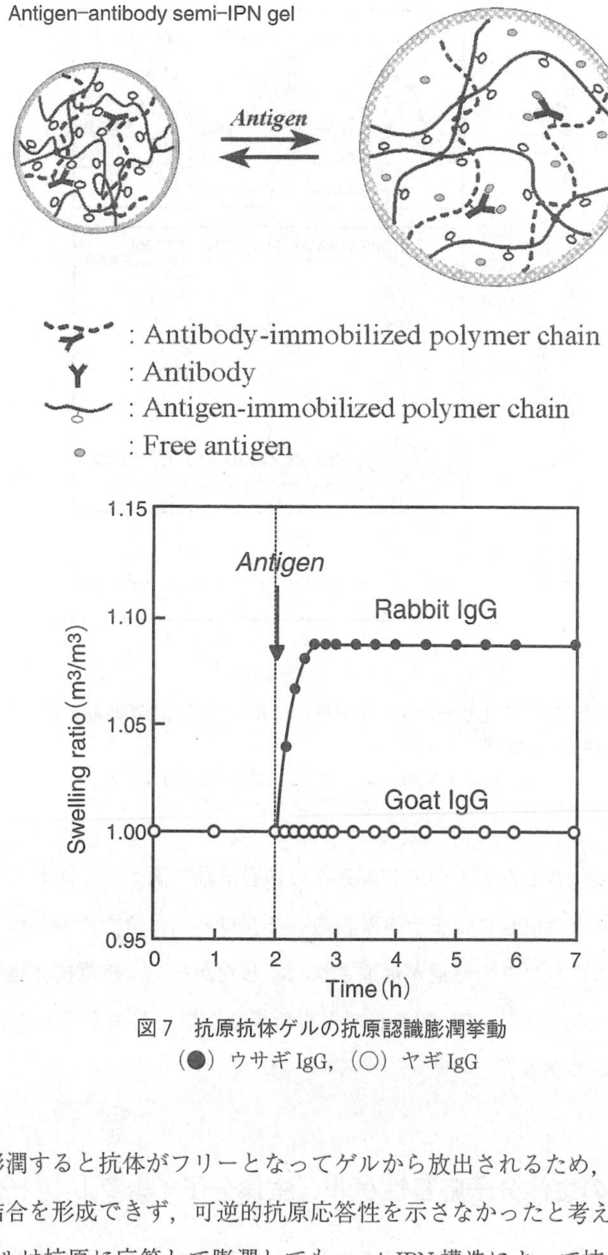

図7　抗原抗体ゲルの抗原認識膨潤挙動
(●) ウサギ IgG，(○) ヤギ IgG

抗原に応答して膨潤すると抗体がフリーとなってゲルから放出されるため，抗原濃度が低下しても再び抗原抗体結合を形成できず，可逆的抗原応答性を示さなかったと考えられる。一方，抗原抗体 semi-IPN ゲルは抗原に応答して膨潤しても semi-IPN 構造によって抗体グラフト PAAm がネットワーク内に固定化されているため，抗原濃度が低下するとネットワークに結合した抗原と抗体が再び抗原抗体結合を形成して架橋密度が増加するので可逆的な抗原応答性を示すことができる。したがって，semi-IPN のようなネットワーク構造を最適に設計することによって，可逆的な抗原応答性ゲルを合成できることがわかる。

さらに，可逆的抗原応答性ゲルの応用の可能性を検討するため，膜状の抗原応答性ゲルを調製

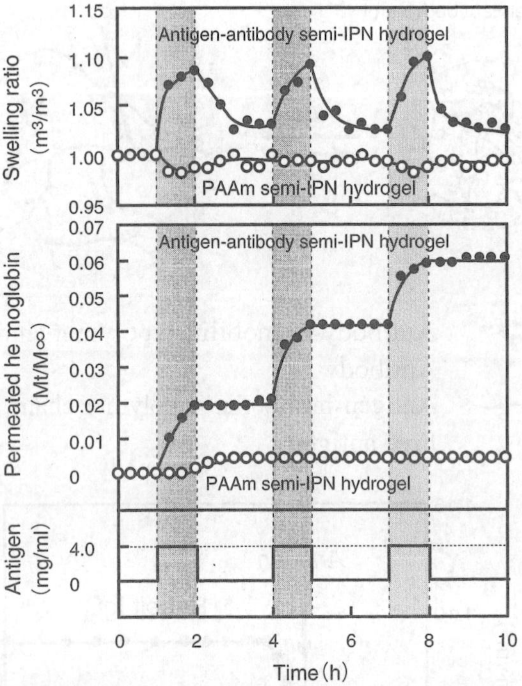

図8　抗原濃度が変化したときの抗原抗体ゲルの可逆的膨潤収縮挙動とその薬物放出制御機能
（○）アクリルアミドゲル，（●）抗原抗体ゲル

し，外部抗原濃度を変化させたときのモデル薬物の透過挙動を調べた。図8に示すように，外部溶液中に抗原が存在しない場合にはモデル薬物のヘモグロビンは全く透過されなかったが，抗原濃度が増加するとヘモグロビンの透過が促進された。したがって，抗原抗体複合体ゲルは，抗原濃度に応答して薬物放出のON-OFF制御ができる新規な抗原応答性ドラッグデリバリーシステムに利用できることがわかる。

6　応答収縮型の生体分子応答性ゲル（生体分子インプリントゲル）

分子インプリント法は，ターゲット分子を鋳型として用いて，それとリガンドモノマーを相互作用させた状態で架橋剤モノマーと重合することによってリガンドを固定化した後，鋳型分子を取り除くことによって分子認識部位を形成させる方法である[41~43]。この分子インプリント法は，非常に簡便な方法で材料に分子認識部位を導入することができ，人工抗体などのバイオミメティックス材料を開発するための手法として注目されている。従来の分子インプリント法では，リガンドを固定するために多量の架橋剤を用いて重合し，非常に固い材料として利用されてきた。一方，田中らは，NIPAAmとメタクリル酸からなる共重合体ゲルを合成する際に金属イオンを鋳型として用いると，そのイオンに対して高い吸着特性を示し，架橋密度の低いゲルネットワーク内にもターゲット分子が記憶できることを示した[44]。そこで，筆者らはこの分子インプリント法を利用してゲルネットワーク内に生体分子を記憶させ，さらに生体分子複合体をゲルの可逆的架橋点として利用するというコンセプトに基づいて，標的生体分子を認識して収縮する生体分子応答性ゲルを合成できると考えた。

まず，標的生体分子に対して特異的相互作用するリガンドモノマーを結合させた状態で，親水性モノマーと少量の架橋剤モノマーを混合して安定な状態におく（図9）。次に，その安定状態を維持したまま開始剤を用いて重合させた後，形成されたネットワークから鋳型として用いた生体分子を除去することによって生体分子インプリントゲルを合成することができる。このようにして合成された生体分子インプリントゲルは，標的生体分子とリガンドが結合した初期状態がエネルギー的に安定な構造を有すると考えられる。したがって，生体分子インプリントゲルは少量の架橋剤しか用いずに合成されているので，再び標的生体分子が存在すると複合体形成した元の安定状態に戻り，リガンドモノマーと生体分子との複合体が架橋点として作用するために生体分子に応答して収縮することができる。ここでは，このようなコンセプトに基づいて合成した肝癌マーカー応答性ゲルの合成方法とその糖タンパク質認識応答挙動について述べる。

糖タンパク質であるα-フェトプロテイン（AFP）は原発性肝細胞癌の患者の血液で著しく増加することから，肝細胞癌の腫瘍マーカーとして診断に利用されている。そこで，AFPの糖鎖

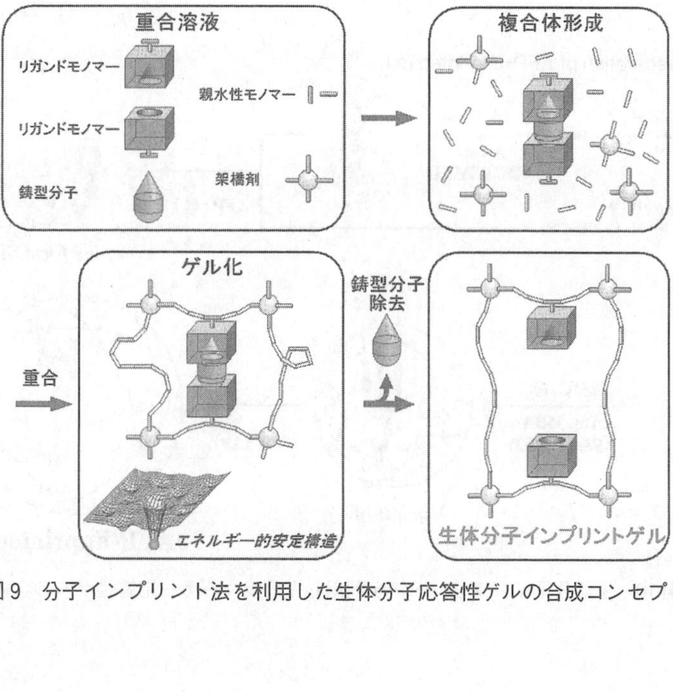

図9　分子インプリント法を利用した生体分子応答性ゲルの合成コンセプト

部位とペプチド部位を認識するリガンドとして各々レクチンと抗体を用いた生体分子インプリント法によってAFP応答性ゲルの合成を試みた[45)]。まず，図10のようにレクチンと抗体を化学修飾して重合性官能基を導入したビニル基導入レクチンとビニル基導入抗体を合成した。次に，ビニル基導入レクチンとAAmを共重合することによってレクチングラフトPAAmを合成し，それとAFP，ビニル基導入抗体とのサンドイッチ状の複合体を形成させ，主モノマーであるAAmと架橋剤モノマーを加えて安定な状態にした。さらに，レドックス開始剤を加えてビニル基導入抗体とAAm，架橋剤モノマーを共重合することによって，直鎖状のレクチングラフトPAAmと網目状の抗体グラフトPAAmネットワークからなるsemi-IPNゲルを合成した後，鋳型であるAFPをネットワークから除去することによってAFPインプリントゲルを合成した。ここでは，通常の分子インプリント法とは異なって，AFPに応答してゲルネットワーク構造が変化できるように1 wt%以下の架橋剤濃度でゲルを合成した。また，このときの分子インプリント効果を検討するために，鋳型分子としてAFPを用いずに同様の組成でノンインプリントゲルも合成した。

まず，合成したAFPインプリントゲルとノンインプリントゲルをAFPの溶解した緩衝液に浸

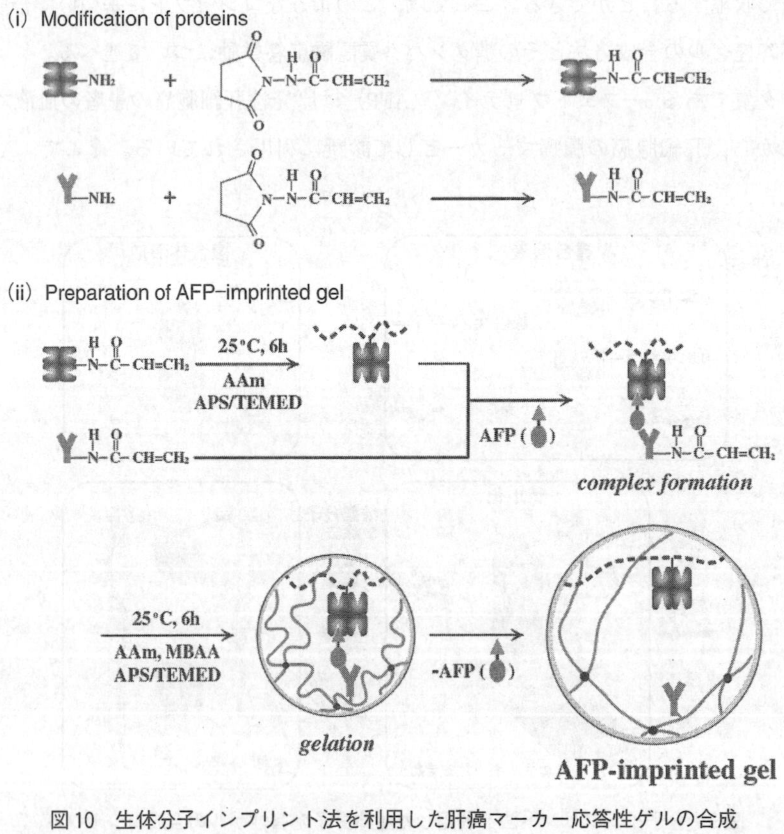

図10　生体分子インプリント法を利用した肝癌マーカー応答性ゲルの合成

漬して膨潤率変化を測定した。AFP存在下ではAFPインプリントゲルは次第に収縮したが，ノンインプリントゲルは若干膨潤した。また，外部溶液中のAFP濃度の増加に伴って，AFPインプリントゲルの膨潤率も低下したことから，AFPインプリントゲルが肝癌マーカー応答性を示すことが明らかとなった。そこで，このようなAFP応答性挙動について検討するため，ゲルの弾性率測定を行い，ゲル架橋密度の変化を調べた。その結果，外部溶液中のAFP濃度が変化してもノンインプリントゲルの架橋密度は全く変化しなかったが，AFPインプリントゲルの架橋密度は次第に増加することがわかった。したがって，AFPインプリントゲルのAFP応答性収縮挙動は，ゲル内にリガンドとして導入したレクチンと抗体が標的AFPの糖鎖部位とペプチド部位を認識してレクチン―AFP―抗体からなる複合体を形成して架橋密度が増加するためであると考えられた。一方，ノンインプリントゲルでは，レクチンと抗体がAFPを同時に認識してレクチン―AFP―抗体複合体を形成するように最適に配置されていないために架橋密度が増加せず，むしろレクチン―AFP複合体または抗体－AFP複合体が形成されるために浸透圧が増加して若干膨潤したと考えられる。

さらに，AFPインプリントゲルの糖タンパク質認識応答挙動について詳細に検討するため，AFPと類似の糖鎖を有しており，ペプチド部位が異なる糖タンパク質として卵白アルブミンを選択し，AFPインプリントゲルとノンインプリントゲルの膨潤率変化を調べた（図11）。ノンインプリントゲルは，AFPおよび卵白アルブミンのいずれの糖タンパク質が存在しても若干膨潤率が増加した。しかし，AFPインプリントゲルは，卵白アルブミンに対してはノンインプリントゲルと同様に若干膨潤し，AFPに対してのみ収縮することが明らかとなった。図12に示すように卵白アルブミンの糖鎖はレクチンによって認識されるがペプチド部位が認識されないために

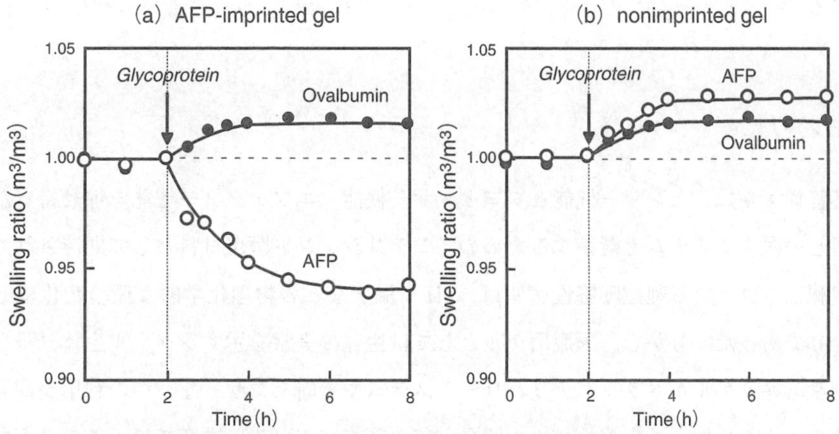

図11　AFPインプリントゲル（a）およびノンインプリントゲル（b）のAFP（○）および卵白アルブミン（●）に対する応答挙動

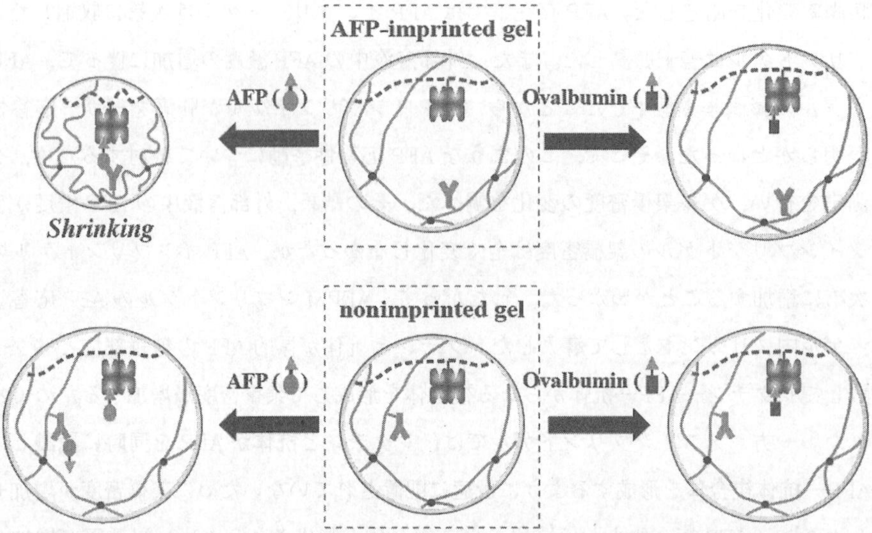

図12　AFPインプリントゲルおよびノンインプリントゲルの糖タンパク質認識応答挙動

ゲル架橋密度が増加せず，逆に浸透圧が増加するためにAFPインプリントゲルおよびノンインプリントゲルは若干膨潤したと考えられる。したがって，AFPインプリントゲルは標的糖タンパク質の糖鎖部位とペプチド部位がレクチンと抗体によって同時に認識された場合のみ収縮し，厳密に肝癌マーカーを認識して応答できる肝癌マーカー応答性ゲルであることがわかる（図12）。AFP等の腫瘍マーカーはすでに診断に利用されており，その存在量だけでなく僅かな分子構造の変化によって悪性度なども予測できると考えられている。そのため，AFPインプリントゲルのような厳密な認識応答性を示す生体分子応答性ゲルは，新しい診断センサー用材料として有用である。

7　おわりに

刺激応答性ゲルは，センサー機能とプロセッサー機能，エフェクター機能を併せ持った材料であり，新しい医療システムを構築するためのインテリジェント医用材料として期待されている。これまで報告されている刺激応答性ゲルは，pHや温度などの物理化学的な環境変化に応答するものばかりであった。しかし，医療用ゲルとしては生体の異常を示すシグナル生体分子などに応答する刺激応答性ゲルがドラッグデリバリーシステムや診断センサーなどへの利用が期待できるため，そのような生体分子応答性ゲルの開発が待ち望まれている。本章では，このような生体分子応答性ゲルとして比較的古くから研究されているグルコース応答性ゲルを紹介し，さらに筆者らが新しく提案しているコンセプトと共に応答膨潤型と応答収縮型の生体分子応答性ゲルについて合成方法からその応答挙動まで詳細に述べた。このような生体分子応答性ゲルは，生体分子複合体形成というナノレベルの現象をゲル構造変化としてマクロレベルへと情報変換することができる新しい材料であり，21世紀医療に貢献するインテリジェント医用材料として期待できる。

文　　献

1) T. Miyata, Gels and Interpenetrating Polymer Networks, Supramolecular Design for Biological Applications (ed. N. Yui.), CRC Press, 95 (2002)
2) N. A. Peppas, "Hydrogels in Medicine and Pharmacy", CRC Press, Boca Raton (1987)
3) T. Tanaka, *Phys. Rev. Lett.*, **40**, 820 (1978)
4) T. Tanaka, *Sci. Am.*, **244**, 124 (1981)
5) D. DeRossi, K. Kajiwara, Y. Osada, A. Yamauchi, "Polymer Gels, Fundamentals and Biomedical Applications", Plenum, New York (1991)
6) K. Dusek, Responsive Gels: Volume Transitions I & II, *Adv. Polym. Sci.*, **109** &**110**, Springer, Berlin (1993)
7) T. Okano, "Biorelated Polymers and Gels", Academic Press, Boston (1998)
8) A. S. Hoffman, *Macromol. Symp.*, **98**, 645 (1995)
9) R. Siegel, *Adv. Polym. Sci.*, **109**, 233 (1993)
10) T. Miyata, Stimuli-Responsive Polymers and Gels, Supramolecular Design for Biological Applications (ed. N. Yui.), CRC Press, 191 (2002)
11) T. Miyata, T. Uragami, Biological Stimuli-Responsive Hydrogels, Polymeric Biomaterials (ed. S. Dumitriu), Chapter 36, Marcel Dekker, Inc., 959-974 (2002)
12) T. Miyata, T. Uragami, K. Nakamae, *Adv. Drug Delivery Rev.*, **54**, 79 (2002)
13) K. Ishihara, M. Kobayashi, N. Ishimaru, I. Shinohara, *Polym. J.*, **16**, 625 (1984)
14) K. Ishihara, K. Matsui, *J. Polym. Sci., Polym. Lett. Ed.*, **24**, 413 (1986)
15) G. Albin, T. A. Horbett, B. D. Ratner, *J. Controlled Release*, **2**, 153 (1985)
16) S. Cartier, T. A. Horbett, B. D Ratner, *J. Membrane Sci.*, **106**, 17 (1995)
17) C. M. Hassan, F. J. Doyle III, N. A. Peppas, *Macrmolecules*, **30**, 6166 (1997)
18) E. Kokufuta, Y.-Q. Zhang, T. Tanaka, *Nature*, **351**, 302 (1991)
19) T. Aoki, Y. Nagao, K. Sanui, N. Ogata, A. Kikuchi, Y. Sakurai, K. Kataoka, T. Okano, *Polym. J.*, **28**, 371 (1996)
20) K. Kataoka, H. Miyazaki, M. Bunya, T. Okano, Y. Sakurai, *J. Am. Chem. Soc.*, **120**, 12694 (1998)
21) A. Matsumoto, T. Kurata, D. Shiino, K. Kataoka, *Macromolecules*, **37**, 1502 (2004)
22) A. Matsumoto, S. Ikeda, A. Harada, K. Kataoka, *Biomacromolecules*, **4**, 1410 (2003)

23) A. Matsumoto, R. Yoshida, K. Kataoka, *Biomacromolecules,* **5**, 1038 (2004)
24) T. Yamaguchi, T. Ito, T. Sato, T. Shinbo, S. Nakao, *J. Am. Chem. Soc*., **121**, 4078 (1999)
25) T. Ito, T. Hioki, T. Yamaguchi, T. Shinbo, S. Nakao, S. Kimura *J. Am. Chem. Soc*., **124**, 7840 (2002)
26) M. Watanabe, T. Akahoshi, Y. Tabata, D. Nakayama, *J. Am. Chem. Soc*., **120**, 5577 (1998)
27) 宮田隆志，高分子，**52**, 476 (2003)
28) 宮田隆志，分子に応答するスマートマテリアル−分子刺激応答性ゲル−，現代化学，**415**, 31 (2005)
29) M. Brownlee, A. Cerami, *Science*, **206**, 1190 (1979)
30) L. A. Seminoff, G. B. Olsen, S. W. Kim, *In. J. Pharm*., **54**, 241 (1989)
31) S. W. Kim, C. M. Pai, K. Makino, L. A. Seminoff, D. L. Holmberg, J. M. Gleeson, D. E. Wilson, E. J. Mack, *J. Control. Release*, **11**, 193 (1990)
32) K. Nakamae, T. Miyata, A. Jikihara, A. S. Hoffman, *J. Biomater. Sci., Polym. Ed*., **6**, 79 (1994)
33) T. Miyata, A. Jikihara, K. Nakamae, A. S. Hoffman, *Macromol. Chem. Phys.*, **197**, 1135 (1996)
34) T. Miyata, K. Nakamae, *Trend. Polym. Sci*., **5**, 198 (1997)
35) T. Miyata, A. Jikihara, K. Nakamae, A. S. Hoffman, *J. Biomater. Sci., Polym. Ed.*, **15**, 1085 (2004)
36) S. J. Lee, K. Park, *J. Molecular Recognition,* **9**, 549 (1996)
37) A. A. Obaidat, K. Park, *Pharm. Res*., **13**, 989 (1996)
38) A. A. Obaidat, K. Park, *Biomaterials*, **18**, 801 (1997)
39) T. Miyata, N. Asami, T. Uragami, *Nature*, **399**, 766 (1999)
40) T. Miyata, N. Asami, T. Uragami, *Macromolecules*, **32**, 2082 (1999)
41) K. Mosbach, *Trends Biochem. Sci.*, **19**, 9 (1994)
42) K. Shea, *Trends Polym. Sci*., **2**, 166 (1994)
43) G. Wulff, *Angew. Chem., Int. Ed. Engl*., **34**, 1812 (1995)
44) C. A. Lorenzo, O. Guney, T. Oya, Y. Sakai, M. Kobayashi, T. Enoki, Y. Takeoka, T. Ishibashi, K. Kuroda, K. Tanaka, G. Wang, A. Y. Grosberg, S. Masamune, T. Tanaka, *Macromolecules*, **33**, 8693 (2000)
45) T. Miyata, M. Jige, T. Nakaminami, T. Uragami, *Proc. Natl. Acad. Sci. USA,* **103**, 1190 (2006)

第2章　DDS用刺激応答ゲル

青柳隆夫*

1　はじめに

刺激応答性材料は，受動拡散に基づく徐放化といった比較的単純なDDSとは異なり，薬物ターゲティングに代表される，より進化した次世代の高度なDDSを実現させることができる材料として大変注目されている。刺激応答性材料とは，ある環境変化を材料自身がキャッチし，その変化に応答して自身の物性を大きく変化させる性質を持っている。インテリジェント材料とも呼ばれていることからも判るように，さも知能を材料自身が持っているかのような，極めてユニークな高機能材料である。通常，ある応答システムを構築しようとすると，センシングやプロセッシング，アクチュエーティングなど素過程を組み合わせる必要であるが，刺激応答性材料を用いればこれらを一つで実現できるため，そのシステムが大変シンプルなものになる。すなわち疾患に基づく，ある状態変化の値をキャッチし，その程度によって薬物投与を行う一連の作業を材料自身で実現出来る。DDSのみならず，最近のナノテクノロジー研究と相まってラボオンチップなど微小システムを構築するための材料としても大変注目されている。

2　温度応答性高分子とDDS

材料の性質や大きさを変化させる刺激としては温度変化が大変多く，温度応答性材料の研究が盛んに行われている。水中で応答挙動を生起する材料は，温度変化をキャッチすると，連鎖の水和と脱水和に伴うポリマー鎖のコンフォメーション変化（例えば，コイル—グロビュール転移など）を可逆的に生起し，溶解性を大きく変化させる。材料を構成する分子は，一つの分子内に水素結合が可能なアミド基やエーテル基，水酸基などと，水とはなじみにくいアルキル基などを併せ持つような構造をしており，アルキルアクリルアミド（メタクリルアミド）や側鎖にエチレンオキシドを持つビニルエーテル，メチルセルロースなどが知られている[1)]。図1に代表な例を示した。これらの高分子は一般に低温側で溶解状態，ある温度を境に急激に不溶化し，この温度は下限臨界溶解温度（Lower Critical Solution Temperature，通常LCSTと略す）と呼ばれている。

* Takao Aoyagi　鹿児島大学大学院　理工学研究科　ナノ構造先端材料工学専攻　教授

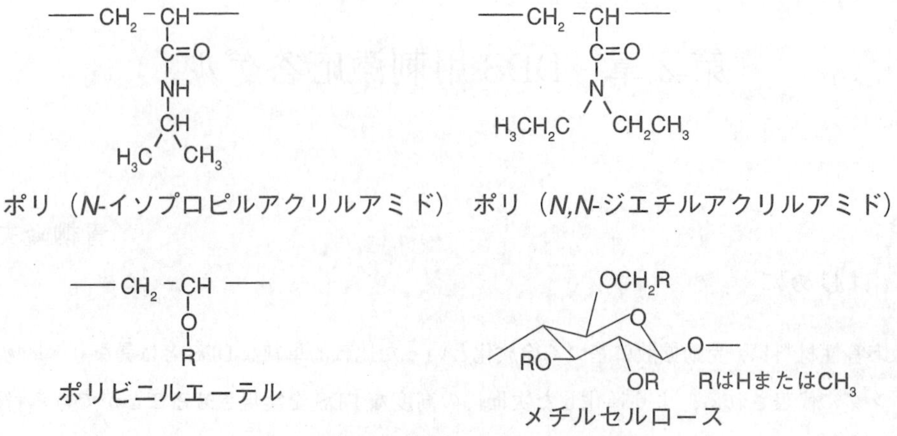

図1　代表的な温度応答性高分子の化学構造

これらの材料から得られるハイドロゲルはLCST以下で膨潤し，LCSTに近づくにつれて脱水和による体積収縮を起こす。従ってゲル内部に薬物を封入し，温度が上昇すると体積は収縮し，水を吐き出すと共に薬物が放出する。しかし，イソプロピルアクリルアミド単独のハイドロゲルでは，構成する高分子連鎖の脱水和が急激に起こるためにスキン層と呼ばれるハイドロゲル表面の非透過性のバリア層が形成される。このために水の流出が困難になり，ほぼ内包薬物の放出はストップする。このメカニズムを利用すれば温度上昇によって薬物放出を停止させ，また低温にすることで放出を再開することができる。病態変化を考慮すると高温で薬物が放出，低温で放出がストップすることが使いやすいことから，温度応答性ハイドロゲルを構成要素するシステムの検討がなされ，スキン層の形成を抑制する親水性モノマーとの共重合や，膨潤時の放出を抑制する温度応答性薬物放出システムがいち早く提案された。詳細は成書を参考にされたい[2)]。

生体内での応用を目的としたDDSでは，生体温度付近に駆動温度を調節することが極めて重要である。材料自身の共重合体においては親水性を増すと高温側に，疎水性を増すと低温側にシフトすることが知られている。従って疎水性の程度が時間と共に親水性に変化させると固定した転移温度を変化させることが実現出来る。Leeらは，温度応答性高分子の側鎖に生分解性の連鎖をグラフトさせたポリマーにおいて，それを実現している[3)]。図2に化学構造を示した。側鎖の分解が進行すると，相転移温度が連続的に上昇するのを確認している。性質の変化しない温度応答性材料において周りの環境が変化することによって転移温度が変化し刺激応答するのが通常であるが，この例はポリマー自身の疎水性の程度を順次変化させる興味深い研究である。薬物の放出スピードを変えたり，複数の薬物の放出制御が可能となろう。

米国のHealyらはイソプロピルアクリルアミドベースの温度応答性高分子を用いて細胞外マトリックスについて大変興味深い研究を進めている。基本的な骨格は，メチレンビスアクリルアミ

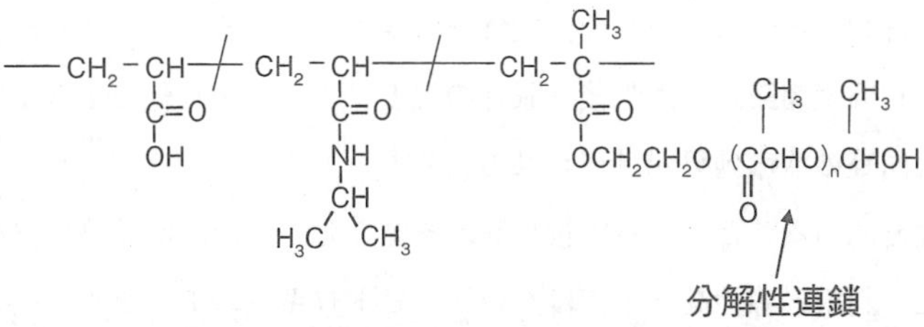

図2　転移温度が変化する温度応答性材料の化学構造（側鎖はポリ乳酸）

ドを架橋剤としてイソプロピルアクリルアミドとアクリル酸を共重合させた，ネットワークに親水性部分を導入したハイドロゲルである。アクリル酸は親水性部分としてだけでなく，ポリエチレングリコールを介して細胞親和性のあるペプチド鎖を導入している[4]。さらに，酵素分解性のペプチド連鎖を用いた架橋剤を調製し，イソプロピルアクリルアミドとアクリル酸と共に共重合したハイドロゲルも合成している[5]。後者の生分解性ハイドロゲルを用いた場合，架橋部分を切断する酵素濃度や架橋密度に応じた分解挙動が得られている。組織再建までの時間は用いる細胞の種類や量によっても異なると考えられ，それに対応できる可能性がある。

生体内に埋め込んで使用することを目的とするときには，外科的な処置をなるべく回避するために，常温では高粘性液体にゾル，生体内でゲルになるようなインジェクタブルのハイドロゲルが理想的である。このようなハイドロゲルを用いた例を次節で述べる。

3　温度変化によるゾル―ゲル転移の応用

急激な脱水和が起こらない，すなわち脱水和が完全に起こらない高分子材料ではいわゆるゾル―ゲル転移に基づく物理架橋型のハイドロゲルの調製によって薬物放出デバイスや細胞の固定化，細胞外マトリックスとしての応用などが研究されている。DDS分野において長期にわたる薬物徐放化の実現は大変重要な課題であり，Kimらはゾル―ゲル転移を利用したインジェクタブルハイドロゲルをいち早く提唱した[6,7]。これは，生分解性のポリラクチド（ポリ乳酸）とポリエチレングリコールからなるブロック共重合体であり，室温状態では粘度の高い液体のゾル状態であり，体内に注射されると疎水性相互作用に基づいてゲルになる。ゲル中の薬物拡散はネットワーク構造のために効果的に抑制され，ゲル内に含まれた薬物はゆっくりと徐放化する。体温付近に転移温度を合わせせることができること，ゲル化後に十分な強度を得ることがポイントとなる。

キッセイ薬品工業から，リズモンという商品名の温度応答性高分子を用いた新しい点眼薬が発売された。これは，眼球内部で作られる房水の排泄異常で起こる緑内障の治療を目的としており，房水の産生を抑制するチモロールの徐放性を実現させている。クエン酸ナトリウムを添加して体温付近にゲル化温度調節し，点眼後，眼球の温度によってゲル化し１日１回の点眼で，これまでの２回点眼と同等の治療効果が実現されている[8)]。

患部への滞留性を高めることによって投与回数を減らし，また治療効果を高める試みはこれまでも行われてきた。刺激応答性高分子ではないが，ヒドロキシエチルセルロースなどの医薬品添加物として認可されている材料を使った口内炎の治療薬のアフタッチである。唾液を吸収してゲル化し，患部を飲食などの刺激から防御し，抗炎症剤であるトリアムシノロンアセトニドを患部上で膨潤したゲルから徐放させて治療効果を発揮させるものであり，日本発のDDSとして大変有名である。さらに，鼻腔内での滞留性を高めるために粘性の大きい経鼻抗アレルギー剤も市販されている。いわばこのような第１世代から，投与時のみにゲル化して徐放性を獲得するという次世代型の患部留置型DDSが誕生したといって良い。

筆者らは，物理架橋によっては十分な強度が得られにくい欠点を克服するために，分解性の化学架橋型の温度応答性インジェクタブルハイドロゲルに関する研究を行った[9)]。これは，架橋部分に生分解性を獲得するためにアラニンとグリシンのポリアミノ酸共重合体を用いている。調製方法はまず，敏感な温度応答を発現するカルボキシル基を有する温度応答性プレポリマーおよびアミノ基を有するプレポリマーをあらかじめ合成しておく。アミノ基を開始点とするポリアミノ酸の合成を行い，その連鎖の末端のアミノ基とカルボキシル基を有するプレポリマーを反応させるというものである。ダブルルーメンの注射筒のそれぞれにカルボキシルプレポリマー，アミノ基を末端に有するポリアミノ酸架橋剤グラフトプレポリマーを入れておけば，例えば皮下内に十分なゲル強度を有する留置型の生分解性と温度応答性を有するハイドロゲルを構築することができる。

4　ハイドロゲル以外の温度応答性DDS

非晶性の高分子は，低温から高温へと徐々に加熱していくと，ある温度域で比容（見かけの分子当たりの体積）が大きくなる。これは高分子の主鎖のミクロブラウン運動が始まるガラス転移点（Tg）であり，この温度前後において連鎖の運動性が活発になることから，別の化合物が浸透してくるとTg前後でその拡散性を大きく変化する。Fujimoriらは，臨床的に使用が認められているEudragitRS®（アクリル酸エチル—メタクリル酸メチル—メタクリル酸塩化トリメチルアンモニウムエチル共重合体,）を用いた温度応答性材料の研究を発表している。ポリエチレングリコールをブレンドさせた材料のTgを調べ，ポリエチレングリコールが10％程度含むことにより生体温度付近にTgを調整することができたことを報告している[10,11)]。ドラッグデリバリーシステムをはじめとするバイオ系に利用する場合は，駆動する温度が転移温度を調整することは大変重要な課題である。

著者らは，脂肪族ポリエステルが室温付近で融点を有するのを利用して，結晶融解後もその形状が保持できるように架橋構造を導入した新しい温度応答性高分子膜を調製し，薬物の温度による透過制御を試みた[12]。連鎖間の高い相互作用を有する高分子においては，結晶構造をとることが知られており，結晶融解に伴う融点を有する。融点以上では高分子連鎖の運動性がより活発になるために，分子の溶解性や拡散性が融点前後で大きく変化する。そこで，半結晶性高分子として知られているポリ（ε-カプロラクトン）（以下，PCLと略す）に注目した。PCLのホモポリマーは，58℃付近に大変明確な融点を有しているが，この温度では使用ができないので駆動温度を調節するための手法について検討した。その結果，分岐数が異なる，4分岐の構造を持つ鎖長の短い架橋用マクロモノマーと，結晶性を発現させるための分岐数が2のPCLを混合させた新しい材料の設計を行った[13]。すなわち，融点前後での形状の保持と，結晶性の制御による融点コントロールの2種類の役割分担させた複合型のPCL架橋体を合成した。この材料のDSC測定を行って，融点（架橋後では軟化点）を調べたところ，直線的な2分岐のマクロモノマー組成依存性を示した。したがって，組成を変化によって融点は厳密に制御出来ることが判った。そこで，この材料を用いて架橋膜を調製し，疎水性物質のON—OFF透過制御の可能性を追究した。あらかじめ測定した熱分析結果に反映して，融点以下ではまったく透過が観察されず，融点付近で急激に薬物透過が観察された。Fickの式へのフィティングにより，薬物分子の膜への分配が律速になっていることが明らかにされた。密に折りたたまれた高分子結晶構造が融点以上で崩れ，物質の溶解が容易になりその結果，透過性の向上につながったと考えられている。

5　pH応答性高分子を用いたDDS

物理刺激として比較的簡便なpH応答性高分子の利用例も数多く研究されており歴史も古い。これは，イオン解離基のpKa値を境にして高分子全体の大きな極性変化を引き起こすといった大変シンプルな仕組みで大きな効果が期待できるためである。最も利用されているのはアクリル酸のようなカルボキシル基である。周りのpH環境に依存してpKa以下であればプロトン化し，極性が大きく低下する。解離状態であったカルボキシレートアニオンのイオン水和が崩れ水分子を放し，連鎖は凝集する。したがってこのようなpH応答性高分子を表面に導入すれば疎水化表面を作り出し，多孔性材料の孔内に導入すれば，孔を埋めていた連鎖が凝集するために隙間ができ，結果として水中での不透膜が透過性を示すようになる。また，多孔性の膜であっても，膜表面に大量にグラフトすれば表面に不透性の緻密層ができ，物質透過が抑制される。例えば，グルコースオキシダーゼをポリアクリル酸に固定化し，このような高分子を孔内に固定化した多孔性膜では，グルコースを分解した産物でグルコン酸が発生し連鎖の環境のpHが低下し，連鎖の凝集を引き起こす。その結果孔内の径が大きくなり，物質の透過が可能となる。このシステムによってインスリンのデリバリーが比較的早くに検討された[14]。また，カチオン性の高分子電解質であるポリ（ジメチルアミノエチルメタクリレート）系のハイドロゲルにグルコースオキシダーゼを固定化させ，糖濃度上昇→グルコン酸生成→低pH→膨潤度上昇→インスリンの放出を目指したpH応答性システムも検討されている[15]。

アクリル酸はイソプロピルアクリルアミドのような温度応答高分子と組み合わせると，さらにpHに敏感な材料への展開が可能になる。例えば，図3のAのような挙動を示すポリマーがあったとする。pHが低下してBの挙動を示すとすると，点線で示した温度域では，pHが低下することによって転移温度以上の状態になり，急激に凝集挙動を示す。すなわち温度応答性の素早い凝集力を利用することによって一定温度環境下において鋭敏なpH応答挙動を取り出すことができる。生体においては大きなpHの変化幅は胃内と腸内で観察される。これを利用して，メタクリル，アクリル系のpH応答性高分子であるEudragitが製剤化されている。胃内のような低pH環境で分解が起こるような薬物を用いる場合，腸内で崩壊し薬物が吸収されるような工夫が必要でありこの高分子は腸溶性コーティング剤として用いられる。

後述するが，ガン細胞への抗ガン剤のターゲティングは，その効果を高めるためと，避けられない重篤な副作用をなるべく低減させるために大変重要である。ガン細胞は異常な増殖をすることにより組織周辺は低酸素，低pH環境下となることが知られており，通常のpH 7.4から6.0程度まで低下しているとされている。そこでガン組織にpH応答性のポリマーなどを用いて，ガン組織の近傍で薬物を放出させる研究も行われている。

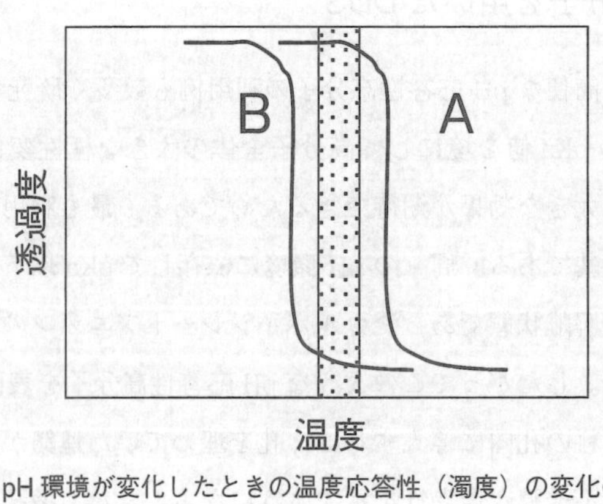

図3　pH環境が変化したときの温度応答性（濁度）の変化の様子

6　遺伝子デリバリーにおける刺激応答性材料

上述したように胃および腸内のような大きなpH変化は細胞内ではあり得ないが，遺伝子デリバリー研究でpH応答性が大いに注目されている。これはエンドソーム内が低pH環境であり，このエンドソームから細胞質内へのエスケープがトランスフェクション過程において大変重要であるからである。プロトンスポンジ効果によって低pH環境に抗することによって分解を抑制できるために，アミンを持った化合物，例えばポリエチレンイミンや，ジメチルアミノエチルメタクリレート，キトサンなどポリマーを使った応用研究が多い[16]。これらのポリマーとの複合体はポリプレックスと呼ばれる。プロトンスポンジ効果を発揮するためにはアミノ基のpKaが高い方が好ましいが，ポリプレックスの解離すなわち適度な強さでDNAと複合化しなければならないのでその場合はむしろpKaが中性付近のものが好ましい。これらを勘案して，ポリマーの設計が種々行われている。刺激応答性ポリマーを用いることによって更にトランスフェクション効率を高める研究も大変興味深い。これは，三級アミンを持った温度応答性高分子を用いることによって，温度変化によって細胞内トラフィックの中での最適なタイミングでDNAを解離，放出させるというものである[17]。この種の研究は細胞内での起こる様々なイベントを調査するための研究にも役立つと考えられる。これまではポリマーのような有機化合物を応用するものであったが，炭酸アパタイトのような無機塩の人工ベクターへの応用例もある[18]。

どのような遺伝子を運搬したいか，*in vivo*で発現させるのか*in vitro*で良いのか，どのような目的か，どのような細胞かなど，多くのバリエーションがある。最近のRNA干渉に関する研究数多く行われ医薬としての応用の可能性が明確になってきた。国内外でベンチャー企業が先導して研究を遂行している。より効果の高い人工ベクターによって治療が実現することをおおいに期待したい。

7　グルコース応答性DDS

このシステムの大きな目標はやはり，血糖値に応答してインスリンを制御放出するシステムであろう。糖尿病の治療を目的とした人工膵臓の研究は比較的早くから行われてきた。具体的には，糖分子と可逆的に結合するレクチンを使って，糖修飾インシュリンとの交換反応を利用した例[19]や，フェニルボロン酸とポリオール分子との可逆的な共有結合を用いたシステム[20]が研究された。KataokaらはPNIPAAmとフェニルボロン酸誘導体から構成されたグルコース応答性ゲルを調製した[21]。このゲルは，媒体中のグルコース濃度に応答して糖尿病の治療薬であるインシュリンの放出を，on—off的に制御することが可能である。フェニルボロン酸は水中で非解離型（非帯電型）と解離型（帯電型）との平衡状態で存在する。この系にグルコースを添加することにより，解離型フェニルボロン酸は可逆的な共有結合によってグルコースと安定なコンプレックスを形成する。従って系中のグルコース濃度が上昇すると平衡は解離型の方へ移動し，ゲルは浸透圧によって膨潤すると同時に内部のインシュリンが放出される。グルコース濃度が低下すると平衡は非解離型の方へ移動するためゲルは収縮し，スキン層形成によりインシュリンの放出が抑制される。このように，ゲルは外部のグルコース濃度に応答してインシュリンの on—off 放出制御を繰り返し行うことが可能である。

8　ガン治療を目指したターゲティング治療を実現させる刺激応答性材料

抗ガン剤を患部に送達させるための戦略として，EPR 効果に基づく受動的ターゲティングが有望であり，高分子ミセルを用いた研究例が大変多い。これらを更に発展させた，刺激応答性高分子を構成セグメントとするブロック共重合体を用いた研究が盛んに行われてきている。受動的ターゲティングでは，親水性のポリエチレングリコールと疎水性の連鎖，あるいは，薬物との相互作用によって疎水化，凝集するような成分との AB 型ブロック共重合体が用いられる。薬物を保持した疎水性核が生体成分との親和性が低いポリエチレングリコール殻で覆われているために，循環系での滞留性が向上し，結果として漏出性が高い新生血管が発達したガン患部に集積するメカニズムでターゲティングが実現している。一方，ポリエチレングリコールの代わりに温度応答性高分子を用いると，体温では親水性の状態で高分子ミセルを形成する。この状態でポリエチレングリコールのシステムと同様である。ある温度以上に加温されると，核の周りを取り囲んでいた温度応答性連鎖が脱水和する。殻の部分が疎水性となり凝集あるいは疎水化によって生体組織との相互作用が増して，患部に滞留する。すなわち，局所的に加温された部位にのみこの機能性薬物キャリアーをターゲティングすることができる。このようなシステムに基づく研究例がまとめられているので参照して頂きたい[22)]。患部での薬物放出は，疎水性の核が周りを囲む温度応答性連鎖の凝集に伴って構造が崩れることによって放出が可能になると考えられている。一方，疎水性の核に温度応答性連鎖を，親水性の殻にはポリエチレングリコールを用いると，冷却によってこの高分子ミセルが崩壊する仕組みの作ることができる。

9　磁性微粒子を用いたターゲティング DDS

死亡原因としてのガンの割合は，最近の医学の進歩にもかかわらず年々増加しており，治療後の社会復帰などを考慮した低侵襲治療の重要性が高まってきている。放射線療法や温熱療法などが知られており，化学療法と組み合わせることによりその効果を増強させることが報告されている。

磁性微粒子は体外からの磁気誘導によって患部に薬物を遠隔操作で送達する目的に使われていた。アクティブターゲティングを実現させるために使われていたわけである。最近では，磁性微粒子は，交流磁場内において，ヒステリシス損失や渦電流の発生に基づいて，自発的に発熱することを利用して，あたらしい概念のDDSとして利用されつつある。磁性微粒子の発熱を利用すると，ガンの患部を遠隔で焼き切ることができることが報告されている[23]。一般に，ガン組織は熱感受性が高く，通常42.5℃異常加熱すると死滅するといわれている。正常血管は血管が拡張して熱拡散を行うことができるので体温を保つことができるが，ガン組織の新生血管はそれが困難なため，患部の温度が上昇してしまうためである。磁性微粒子をリポソームに封入して用いて分散安定性を持たせて利用される[24]。筆者らは，血管内の移動も考慮して100 nm程度の発熱する磁性ナノ微粒子と敏感に応答する温度応答性材料を組み合わせることによって，温熱療法と化学療法を同時に実現する温度応答性ナノデバイスに関する研究を遂行している[25]。概念を図4に示した。外部からのリモートコントロールが可能な交流電流による誘導磁場を利用し，この誘導磁場による発熱によって局所的な温熱効果を発揮させ，その発熱を刺激として薬物の制御放出を行わせるシステムである。用いた温度応答性高分子は，側鎖にカルボキシル基を有するイソプロピルアクリルアミドベースのコポリマーであり，磁性微粒子表面にシランカップリング反応によってアミノ基を導入し，その官能基を利用して表面に固定化されている。この微粒子の温度応答性を評価したところ，温度応答性高分子の相転移温度以下の20℃では粒径変化は観察されなかったが相転移温度以上の30℃および40℃においては，時間経過と共に徐々に粒径が増大する

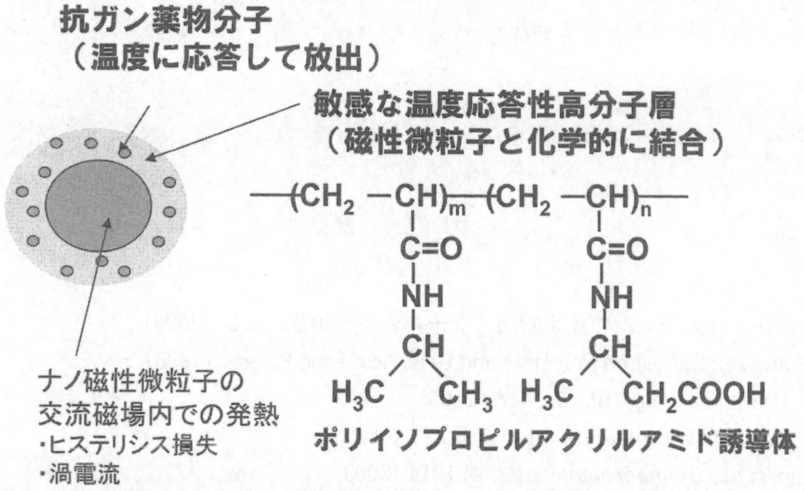

図4　ナノ磁性微粒子と温度応答性高分子を組み合わせたガン治療システムの概念図

傾向を示した。これは，相転移温度以上で温度応答性高分子が脱水和して疎水化したために，疎水性相互作用によって磁性微粒子同士が凝集したためであると考えられた。すなわち，化学固定しても温度応答性高分子が機能したことを示している。

さらに，この温度応答性ナノ磁性微粒子分散液の交流磁場内での挙動を，疎水化したシリカ微粒子を充填したカラムに流入してその流出過程を観察することにより検討した。交流磁場を発生させない場合は，ナノ磁性微粒子がそのまま流出してきたが，交流磁場を発生させると，ナノ磁性微粒子がカラム内に滞留することが判った。これは，ナノ磁性微粒子が交流磁場に応答して表面が疎水化し，疎水性表面と相互作用したためである。これは，ナノ磁性微粒子が誘導磁場によって発熱し，その熱が微粒子表面に伝わりその結果，脱水和を引き起こし疎水化したことを示している。本システムを用いれば，患部に磁気誘導し，その後，交流磁場に変えることにより自発的な発熱によるハイパーサーミア効果と温度応答性高分子の脱水和に伴うイオン解離度の低下に伴うイオン的な相互作用により固定化していた薬物の放出を可能にできるものと考えている。

10　おわりに

刺激応答性刺激応答性材料を用いたDDSへの応用展開について概説してきた。ポストゲノム時代に突入し，オーダーメード医療が本格化するにつれて，確実に薬物治療効果を発揮させるためにDDSの役割はますます重要になってくると思われる。死亡要因年度経過をみても，悪性新生物，すなわちガンによって亡くなる割合は依然として1位である。他の疾患のように，右下がりのグラフになるためには，優れた抗ガン剤の開発とDDS技術の進歩が必須である。また，上述したようにRNA干渉の研究がすすみ，効果的な人工ベクターの開発によってターゲティングが確実なものになって来ることを期待したい。

文　　献

1）青島ほか，高分子ゲルの最新動向，シーエムシー出版，p. 3（2004）
2）T. Okano ed., Biorelated Polymers and Gels, Academic Press 1（1998）
3）B. H. Lee, *et al., Poly, Int.,* **54**, 418（2005）
4）R. A. Stile, *et al., Biomacromolecules,* **2**, 185（2001）
5）S. Kim, *et al., Biomacromolecules,* **4**, 1214（2003）
6）J. B. Bae, *et al., Nature,* **388**, 860（1997）

7）J. B. Bae, *et al., J. Contr. Rel.,* **63**, 155 (2000)
8）添付文書情報
9）T. Yoshida, *et al., J. Polym. Sci., Polym. Chem.,* **41**, 779 (2003)
10）J. Fujimori, *et al., Chem. Pharm. Bull.,* **50**, 408 (2002)
11）J. Fujimiri, *et al., J. Contr. Rel.,* **102**, 49 (2005)
12）T. Aoyagi, *et al., J. Contr. Rel.,* **32**, 87 (1994)
13）K. Uto, *et al., J. Contr. Rel.,* **110**, 408 (2006)
14）Y. Ito, *et al., Macromolecules,* **25**, 7313 (1992)
15）K. Podual, *et al., , J. Controlled Rel.,* **67**, 9 (2000)
16）S. Chaterji, *et al., Prog. Polym. Sci.,* **32**, 1083 (2007)
17）N. Takeda, *et al., J. Contr. Rel.,* **95**, 343 (2004)
18）E. H. Chowdhury, *et al., Gene,* **376**, 5 (2006)
19）L. A. Seminoff, *et al.,* "Pulsed and Self-Regulated Drug Delivery", p. 187, CRC Press, Florida (1990)
20）S. Kitano., *et al., J. Contr. Rel.,* **19**, 162 (1992)
21）K. Kataoka, *et al., J. Am. Chem. Soc.,* **120**, 12694 (1998)
22）N. Rapoport, *Prog. Polym. Sci.,* **32**, 962 (2007)
23）I. Hilger ,*et al. Investigative. Radiology.,* **37**, 580 (2002)
24）A. Ito, *et al., J. Biosci. Bioeng.,* **100**, 1 (2005)
25）H. Wakamatsu, *et al., J. Magnetism. Magnetic Mater.,* **302**, 327 (2006)

第3章　薬物徐放化ゲルコンタクトレンズ

平谷治之*

1　はじめに

古くから食品として広く我々になじみのあるヒドロゲルであるが，近年の医療現場などでも多く使用されるようになってきた。今日まで多くの医療材料が登場し実用化されてきたが，その中でも最も数多く生産されてきたものにソフトコンタクトレンズがあげられる。事実，わが国のコンタクトレンズ装用人口は1,600万人を超えたといわれており，その多くがソフトコンタクトレンズを使用している。初めてコンタクトレンズを装用するという人に限れば，その90％がソフトコンタクトレンズを選択している。これは日本に限らず全世界共通の傾向である。コンタクトレンズは高度管理医療機器として分類され，視力矯正力などに必要な光学特性，生物学的安全性のみならず最近業界で問題となっているソフトコンタクトレンズとレンズケア用品の相性（レンズケア適合性）などクリアしなければならない要件が多く存在する。本章ではソフトコンタクトレンズに要求される基本的な機能，物性について解説し，次世代型のコンタクトレンズとして期待されている薬物徐放化ゲルコンタクトレンズについて，その特徴および実現の可能性を紹介する。

2　ソフトコンタクトレンズへの要求事項

一般的にコンタクトレンズは硬くて小さなハードコンタクトレンズと，水を吸って柔らかくなるやや大きめのソフトコンタクトレンズに分類できる。ハードコンタクトレンズは装用に慣れるまでにある程度時間を要する。一方，ソフトコンタクトレンズは低架橋密度ヒドロゲルという柔らかい材質のため即日から使用できるのが特徴である。しかしソフトコンタクトレンズの場合，涙液中に存在するタンパク質や脂質によるレンズの汚染，あるいは含水性という性質上菌などの繁殖のリスクが付きまとう。そのために最近では，2週間使用した後新品のレンズに交換する頻回交換タイプや毎日使い捨てるディスポーザブルタイプなどソフトコンタクトレンズの使用形態

＊ Haruyuki Hiratani　㈱メニコン　経営企画室　M&A／R&D･商品戦略チーム
マネージャー

が多様化してきた。

ソフトコンタクトレンズへの基本的要求事項としては，厚生労働省告知第349号：視力補正用コンタクトレンズ基準[1)]ならびに医療用具及び医療材料の基礎的な生物学的試験ガイドライン[2)]，コンタクトレンズ承認申請ガイドライン[3,4)]にてかなり詳細に規定されている。大まかにまとめると表１のようになり，その他コンタクトレンズの使用期間による臨床試験（治験）の症例数と観察期間が定められている。

3　コンタクトレンズの材質

プラスチック材料から構成されるコンタクトレンズは，表１に示すような様々な物性，機能をすべてクリアする必要がある。そのため，コンタクトレンズは通常複数の原材料モノマーから構成される共重合体として得られる[5)]。コンタクトレンズの原材料に用いられている代表的なモノマーを図１に示す。光学的に優れる（メタ）アクリル系樹脂が主に用いられ，酸素透過性の向上，耐汚染性の向上などの目的で化合物，フルオロアルキル化合物などとの共重合体も多く紹介されている。特にソフトコンタクトレンズの場合，親水性モノマーと疎水性モノマーから共重合体を作製するが，得られた材料の光学的透明性を高いレベルで維持しながら機械的強度にも優れたものを得る必要がある。これを可能にするための原材料モノマーの選定や組み合わせ，重合条件などがコンタクトレンズ開発の重要なコア技術となっている。

4　コンタクトレンズと酸素透過性の関係

角膜生理が理解されるに伴いコンタクトレンズの酸素透過性が角膜の恒常性（ホメオスタシス）の維持において非常に重要であることが明らかとなった。コンタクトレンズの分野では，レ

表１　ソフトコンタクトレンズへの基本的要求事項

１．物理的要求事項	①　形状・外観　②　直径　③　厚さ ④　ベースカーブ　⑤　頂点屈折力　⑥　視感透過率 ⑦　酸素透過性　⑧　引っ張り強度　⑨　屈折率　⑩　含水率
２．化学的要求事項	①　残留モノマー，添加剤などの溶出物定量試験 ②　残留モノマー，添加剤などの抽出試験 ③　煮沸消毒およびレンズ用消毒剤との適合性
３．生物学的要求事項	①　細胞毒性試験　②　感作性試験　③　眼刺激試験 ④　家兎眼装用試験　⑤　遺伝毒性試験
４．無菌性の保証	滅菌バリデーション基準
５．容器	細胞毒性試験など
６．表示	①　成分　②　有効期限

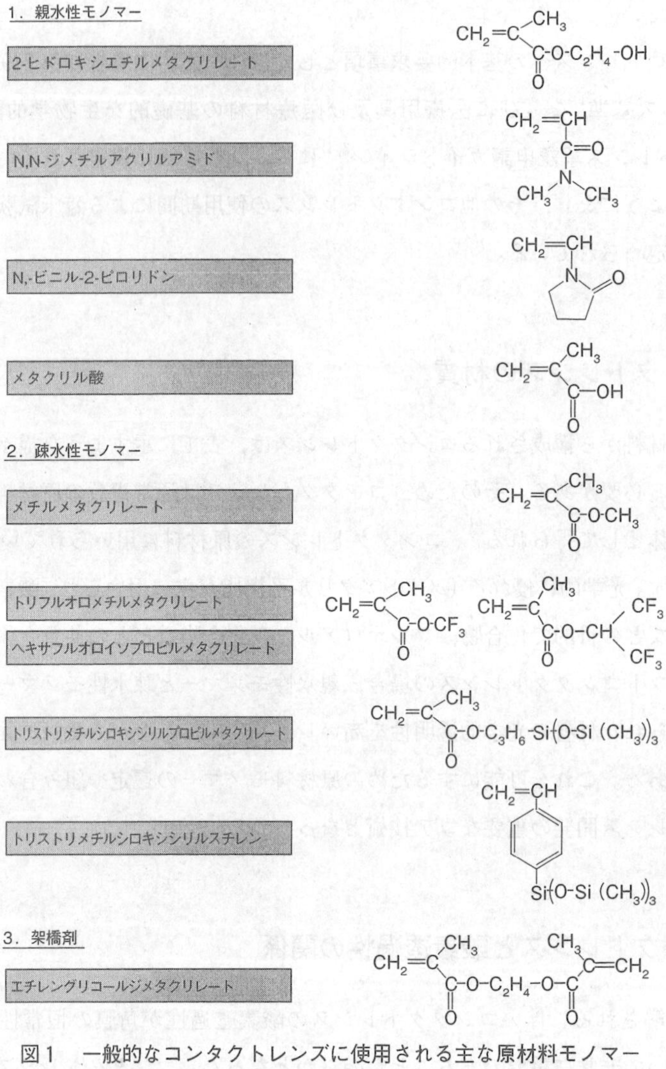

図1　一般的なコンタクトレンズに使用される主な原材料モノマー

ンズの酸素透過性の指標は通常 Dk/L（単位：(cm/sec)(mlO_2/ml×mmHg)）が用いられる。ここで D (cm^2/sec) は拡散係数，k (mlO_2/ml×mmHg) は溶解度係数，L (cm) はレンズの厚さを示している。酸素透過性の低いコンタクトレンズを長期間装用し続けると，角膜上皮だけでなく内皮にまで影響が及び，角膜内皮細胞数の減少やそれに伴う細胞形状の異常化が起こること言われている[6)]。

コンタクトレンズ装用において最も危惧すべき合併症は細菌性角膜潰瘍である。コンタクトレンズ非装用者と比較してレンズ装用者では終日，連続装用に関わらず細菌性角膜潰瘍の発生率が高く，これを起こさないコンタクトレンズが望まれている。Cavanagh らは酸素透過性の低いコンタクトレンズの装用が角膜の慢性的な酸欠状態を引き起こし，その結果ダメージを受けた角膜上皮細胞が細菌に浸襲され易くなり，細菌性角膜潰瘍が発生するとの仮説を唱えている。実際，様々なレンズ装用者の眼から恒常的に自然脱落した角膜上皮細胞を集め，緑膿菌に対する接着性を調べた結果，緑膿菌接着は装用されていたレンズの酸素透過性が低い程多くなることが確認された[7)]。この結果は，酸素透過性の高いコンタクトレンズを使用することによって角膜潰瘍の発生率を抑制できることを示唆している。

このような背景から，コンタクトレンズ業界ではソフトコンタクトレンズ，ハードコンタクトレンズを問わず高酸素透過性材料の開発競争が始まった。ハードコンタクトレンズでは，酸素を全く通さないポリメチルメタクリレート（PMMA）に代わり，レンズ材料に酸素透過性を付与するために各種シリコーンやフッ素化合物を共重合させたものが次々に登場した。これによりハードコンタクトレンズの角膜への安全性は格段に向上することとなり，ついに1986年には1週間の連続装用可能なハードコンタクトレンズが誕生し，今では30日間連続装用可能なものまで登場している。

一方，ハイドロゲルからなるソフトコンタクトレンズの場合は，材料中に含まれる水を介しての酸素の溶解拡散機構が提唱されており，レンズ材料の含水率が重要な要素となる。Fattらはソフトレンズの含水率と*Dk*の間に以下の関係が成り立つことを示した[8)]。

$$Dk = 2.00 \times 10^{-11} \exp(0.0411\,WC)\,(\mathrm{cm^2/sec})\,(\mathrm{mlO_2/ml \times mmHg})$$

ここで，*WC*は含水率（%）を示す。この式から，ソフトコンタクトレンズの*Dk*は含水率に比例することが分かる。しかし，含水率をたとえ80%まで上げてもその*Dk*は50×10^{-11}(cm^2/sec)(mlO$_2$/ml×mmHg)程度であり，この値は現在最も酸素透過性の高いハードコンタクトレンズのわずか1/5にしか過ぎず，ソフトコンタクトレンズの酸素透過性には限界があった[9)]。実際に海外では1970年代にソフトコンタクトレンズの連続装用が行われたが，酸素不足が原因と思われる角膜感染症が多発したため，ソフトコンタクトレンズの連続装用に対する安全性が疑問視された[10～12)]。

しかし近年，これまでのものとは異なり材料の含水率に依存せずに高い酸素透過性を可能にした画期的なソフトレンズが誕生した[9)]。これらは，*N*-ビニルピロリドン（NVP），*N, N,* -ジメチルアクリルアミド（DMAA）などの親水性モノマーとシリコーン化合物を共重合させた，「シリコーンハイドロゲル」と呼ばれる連続装用可能な次世代型ソフトコンタクトレンズとして区別される。これらの含水率は20～40%と比較的低いにもかかわらず，その*Dk/L*は100×10^{-9}(cm/sec)(mlO$_2$/ml×mmHg）を超えている[13)]。またシリコーン成分を含んでいるにもかかわらず，従来のソフトレンズと比べて，装用感，乾燥感，充血等の臨床的評価で優れていたと報告された[14)]。また別の報告でも，レンズの角膜への固着，耐久性，装用感の面において優れていることが示された[15]。その一方では，装用感，乾燥感，レンズの汚れに問題があるとの報告[16]や，終日装用でも角膜潰瘍が発生したとの報告[17]がなされ，議論の分かれるところである。材料の酸素透過性だけでなく生体適合性も重要であると思われ，さらに長期的な研究が必要である。

5 薬物治療用コンタクトレンズ(目薬コンタクトレンズ)というコンセプト

コンタクトレンズは視力補正という目的で使用される医療機器である。このコンタクトレンズに視力補正以外に新しい機能を付与するという発想から生まれたのが治療用コンタクトレンズである。

現在，ほとんどの眼疾患の治療には点眼薬が第一選択として選ばれる。しかし，生体の涙液交換（図2）のため結膜嚢内に点眼された薬剤の99％は鼻腔へと洗い流されてしまい十分な薬効は期待できない[18,19]。さらに鼻腔へと洗い流された点眼薬は鼻粘膜から血流にのり全身へと運ばれるため，使用される薬物（例えばβブロッカー）によっては全身的副作用のリスクが懸念される。このような理由から点眼薬を直接投与する代わりにソフトコンタクトレンズにあらかじめ薬剤を染み込ませたものをドラックデリバリーデバイスとして患者に装用するという試みがWaltmanやKaufranらによって1970年に提案された[20～22]。しかし，DDSデバイスとして市販のヒドロゲルコンタクトレンズを用いた場合，薬物が結膜嚢内に滞留できる時間は約30分と，点眼薬の5分と比較すると滞留時間は若干延長されたものの，薬効を長時間維持するためには1日に数回コンタクトレンズを交換する必要があった。そのため，作業面を考慮すると薬物治療用コンタクトレンズは実用化するレベルには達しなかった。それから37年経過した現在でもいまだ薬物治療用コンタクトレンズは実用化されていない。ソフトコンタクトレンズ内に取り込んだ薬物を長時間しかも持続的に放出させることが技術的に困難であることが最大の理由である[23,24]。

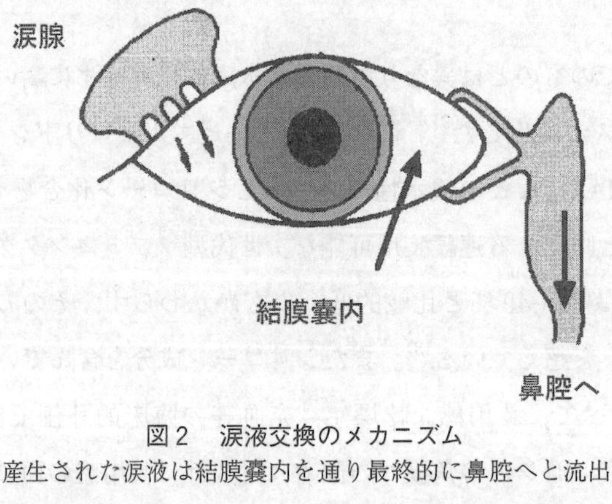

図2　涙液交換のメカニズム
涙腺より産生された涙液は結膜嚢内を通り最終的に鼻腔へと流出される。

6　薬物徐放化コンタクトレンズの開発

薬物を比較的長時間持続的に放出できるようなヒドロゲルを実現させる手段の1つとして，「分子インプリント」法が考案された。分子インプリントとは，ある目的のゲスト化合物とこれと相互作用可能なホスト成分（レンズ原材料モノマー）の複合体を形成させておく。この複合体の状態を維持したまま，架橋剤およびその他のモノマーと共重合を行う。重合後，得られたポリマーからゲスト化合物を洗い流すと，ポリマー鎖中にゲスト化合物の立体構造に相補的な分子サイズのキャビティ（吸着サイト）が形成されるというもので（図3），すでに1970年から広く研究されている[25~27]。これら一般的な分子インプリントポリマーでは，ゲスト化合物に対する吸着親和力や吸着選択性などのインプリント効果をあげるためには，ポリマーの架橋密度を高くする必要があった。しかし，架橋密度を高くするとコンタクトレンズとして使用する場合レンズの装用感が悪くなってしまう。従って薬物徐放化コンタクトレンズを実用化するには，インプリント効果とレンズ素材の柔らかさのバランスに優れたものを設計開発する必要がある[28]。

7　薬物徐放化コンタクトレンズの薬物吸着挙動

分子インプリントによって得られたヒドロゲルコンタクトレンズ（以下インプリントレンズ）のゲスト化合物に対する吸着挙動について，これと同一配合組成からなるヒドロゲルで通常の重合方法によって得られたコンタクトレンズ（以下ノンインプリントレンズ）を比較対照として評価した[29]。ゲスト化合物としては，緑内障治療薬として実際の医療現場で広く使用されているチモロール（図4）を用いた。また，チモロールと水素結合および静電的相互作用を介して複合体

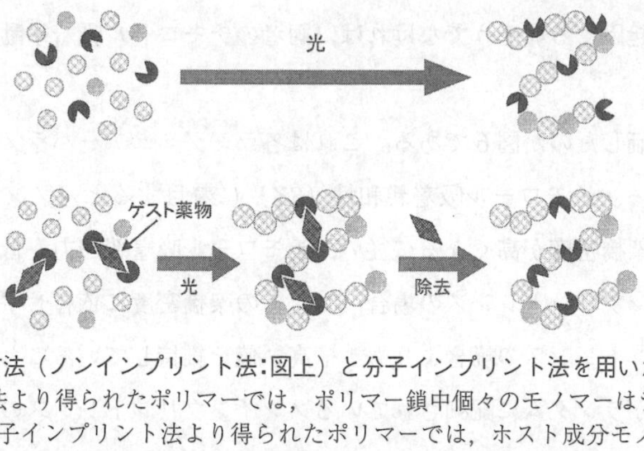

図3　通常の重合方法（ノンインプリント法:図上）と分子インプリント法を用いた重合方法（図下）
ノンインプリント法より得られたポリマーでは，ポリマー鎖中個々のモノマーはランダムな配列となる（図上）。一方分子インプリント法より得られたポリマーでは，ホスト成分モノマーの配列がゲストを効率的に吸着できるようにデザインされていると考えられている（図下）。

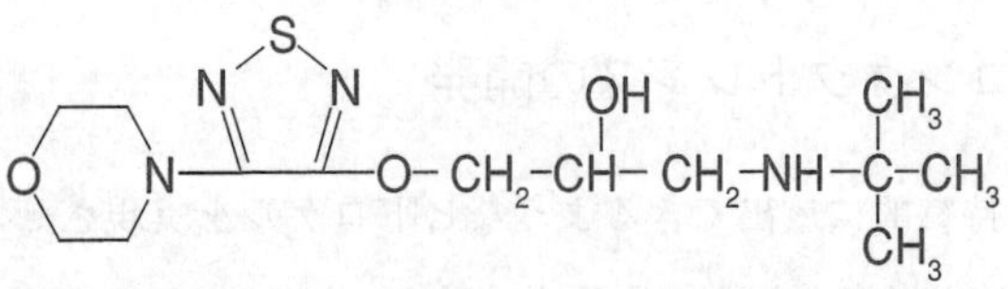

図4　チモロールの構造式

を形成するメタクリル酸をホスト成分として用いた。

インプリント効果がポリマーの架橋密度に大きく影響されるということから，異なる架橋密度のインプリントレンズをそれぞれ作製し，架橋密度がチモロールの吸着挙動に与える影響について評価した。チモロールの吸着挙動については，以下のラングミュアーの式を用いて評価した。

$$A = SKC_{eq}/(1+KC_{eq}) \tag{1}$$

ここで，A は単位体積当たりのチモロール吸着量，S はインプリントレンズの最大吸着サイト濃度，K は吸着定数，C_{eq} は平衡時における外液中チモロール濃度を示す。式(1)は以下のように変形でき，C_{eq}/A と C_{eq} のプロットにおける切片と傾きより S および K を算出しここでは SK を吸着親和力と設定する。

$$C_{eq}/A = (1/SK) + (1/S)C_{eq} \tag{2}$$

チモロールのコンタクトレンズへの吸着実験の結果を図5に示す。コンタクトレンズの架橋密度が60～280 mMの範囲ではいずれの場合においてもインプリントレンズとノンインプリントレンズの間にチモロールの吸着挙動に明らかな差が確認された。これらが同一配合組成から構成されるコンタクトレンズであることを考慮すると，両者に見られたチモロール吸着挙動の差は分子インプリントによる効果，すなわちヒドロゲルネットワーク中にチモロールに対する吸着サイトが形成されたことに起因する。そうでなければ，両者のチモロール吸着挙動は同じになるはずである。

これを定量的に評価したのが図6である。これは各ラングミュアーパラメータのレンズ架橋密度依存性を表している。チモロール吸着親和性（SK）に着目すると，ノンインプリントレンズの場合にはレンズの架橋密度が高くなるに従い，チモロール吸着親和力が低下していることが分かる。これに対しインプリントレンズの場合，レンズの架橋密度に依存せずに一定の値を示し，しかもノンインプリントレンズの場合よりも1桁高い値を維持していることが確認された。ポリマー鎖中のモノマーがランダムに配列されているノンインプリントレンズの場合，ネットワーク中の架橋構造がホスト：ゲスト（メタクリル酸：チモロール）の複合体の形成を物理的に阻害す

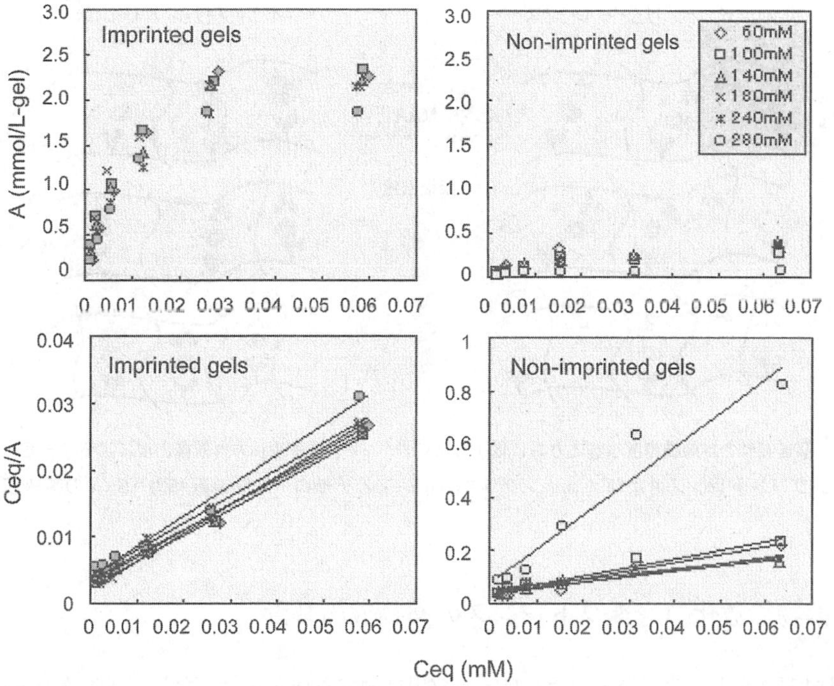

図５　架橋密度の異なるインプリントレンズおよびノンインプリントレンズへのチモロールの吸着挙動

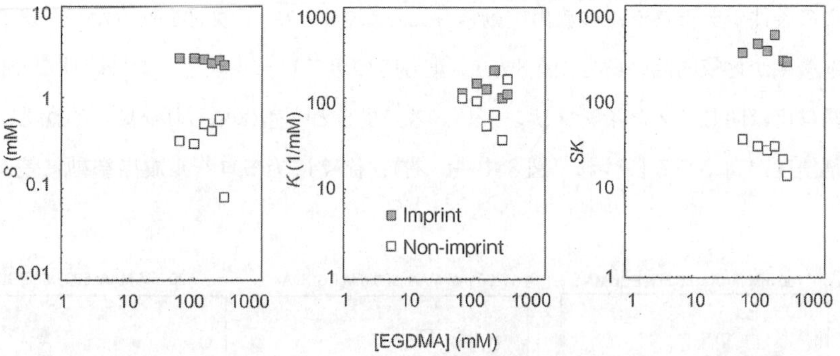

図６　インプリントレンズおよびノンイプリントレンズのチモロール吸着機能
（各ラングミュアーパラメター）の架橋密度依存性

る。これに対してインプリントレンズの場合，ポリマーネットワーク形成段階よりホスト：ゲストの複合体を形成させておき，この状態のままネットワークを架橋させるため，得られたポリマー鎖中のモノマー配列がチモロールを吸着できるようにデザインされている（図７）。従って，レンズの架橋密度に依存せず一定でしかも高い吸着親和力を示している[30]。

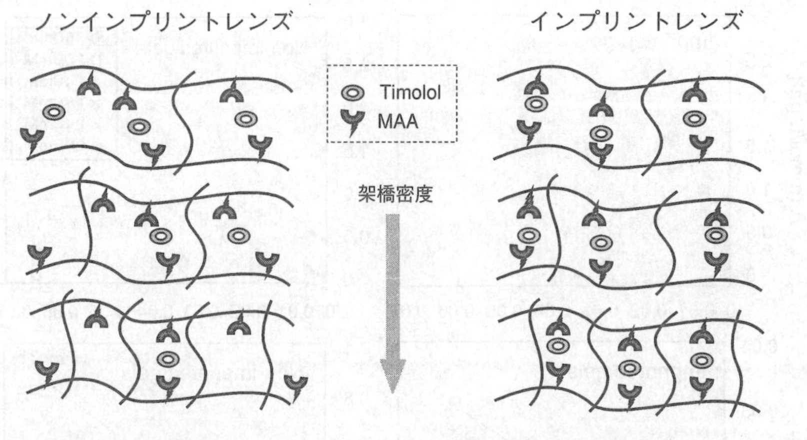

図7　インプリントレンズおよびノンインプリントレンズのチモロール吸着親和力（*SK*）の架橋密度依存性

8　薬物徐放化コンタクトレンズの薬物放出挙動

今度はコンタクトレンズからのチモロール放出に関する検討を行った[31]。メタクリル酸濃度，架橋剤濃度，メタクリル酸：チモロール（ホスト：ゲスト）仕込み比率などモノマー重合（インプリントあるいはノンインプリント実施）時の条件をいくつか変えてコンタクトレンズを作製し，これらの条件がチモロールの放出挙動に与える影響について検討を行った。メタクリル酸および架橋剤濃度が比較的低い場合（図8左），重合時のチモロール仕込み量に関係なく，チモロール放出挙動はほぼ同じでノンインプリントレンズの場合とも差は見られない。しかしメタクリル酸，架橋剤濃度が高くなるにつれ（図8中央，右），徐々にチモロール放出挙動に差が見られる

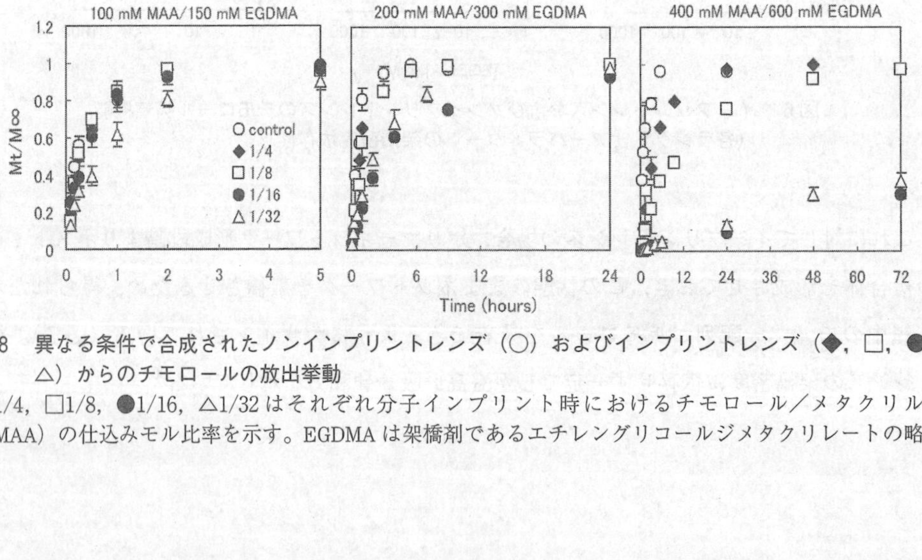

図8　異なる条件で合成されたノンインプリントレンズ（○）およびインプリントレンズ（◆，□，●，△）からのチモロールの放出挙動

◆1/4，□1/8，●1/16，△1/32はそれぞれ分子インプリント時におけるチモロール／メタクリル酸（MAA）の仕込みモル比率を示す。EGDMAは架橋剤であるエチレングリコールジメタクリレートの略。

ようになった。特に重合時のチモロール仕込み量が少ない場合（1/16，1/32），著しくチモロール放出速度が遅くなった。これは拡散係数を見ても明らかである（図9）。

興味深いのは，同一配合組成からなるインプリントレンズにおいても分子インプリント法の条件を変えることによって得られたレンズからのチモロールの放出速度を自由に制御できることである。図9と図10を比較するとその答えが見えてくる。すなわち，インプリントレンズ作製時，別の言い方をすれば分子インプリント時のチモロールの仕込み量をメタクリル酸に対して相対的に少なくしていけば，チモロールの放出速度は遅くなっていき（図9），チモロールのレンズ内メタクリル酸部位への吸着力は強くなっていく（図10）。すなわち，チモロールの放出速度が単純な拡散律速によるものではなく，ホスト：ゲストの相互作用という分子インプリント効果にも影響を受けていることが明らかとなった[32]。

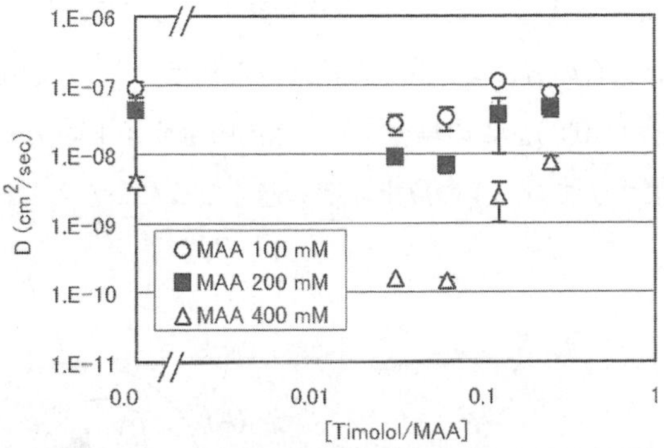

図9　チモロール：メタクリル酸（MAA）の仕込み比率を変えて合成されたインプリントレンズ内におけるチモロールの拡散係数
[Timolol/MAA]＝0.0（Y軸切片）の値はノンインプリントレンズの場合を示す。

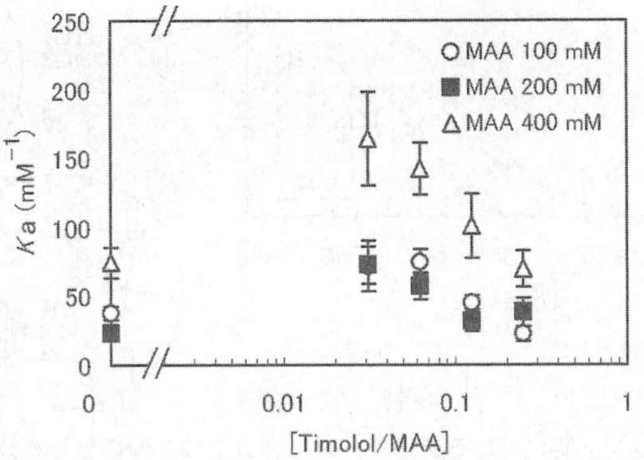

図10　チモロール：メタクリル酸（MAA）の仕込み比率を変えて合成されたインプリントレンズへのチモロール吸着定数（*K*a）
[Timolol/MAA]＝0.0（Y軸切片）の値はノンインプリントレンズの場合を示す。

では同じインプリントレンズでも分子インプリント時におけるチモロールの仕込み量が少ない場合，何故著しく放出速度が遅くなるのかという疑問が浮かんでくる。その答えは次のように説明できる。分子インプリント（重合）時，混合された複数の原材料モノマースープの中でチモロールとメタクリル酸は水素結合，静電的相互作用，あるいは疎水性相互作用などを介して複合体を形成していると考えられる。この複合体は比較的弱い相互作用によって形成されており，常に複合体は結合—解離の平衡状態にある。

モノマースープ中，メタクリル酸に対して相対的にチモロールが多く存在するとこのチモロール：メタクリル酸複合体の平衡は解離の方に傾き，その結果重合後に得られたポリマー鎖内に形成されたチモロールに対する吸着サイトは“不完全”な状態となってしまう（図11（B））。この場合，レンズ内吸着サイトのチモロールに対する吸着力はさほど強くはならず，結果としてチモロールの放出速度も速くなる。

一方，重合時のチモロール仕込み量がメタクリル酸に対して相対的に少ない場合，モノマースープ中複合体の平衡は結合の方に傾き，その結果得られたポリマー鎖中には“理想的な”吸着サイトが形成される（図11（C））。この場合，レンズ内吸着サイトのチモロールに対する吸着力が強くなり，これに応じてチモロールの放出速度も遅くなったと考えられる。

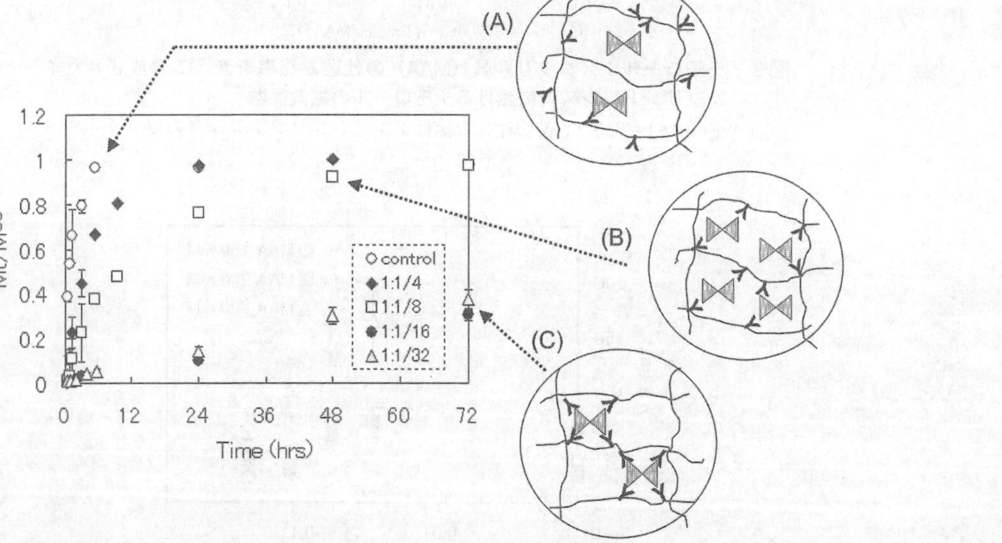

図11　分子インプリント時におけるチモロール：メタクリル酸の仕込み比率が，得られたレンズからのチモロール放出速度に与える影響

（A）ノンインプリントレンズ，（B）チモロールの仕込み量が多い場合のインプリントレンズ，（C）チモロールの仕込み量が少ない場合のインプリントレンズ。

9　薬物徐放化コンタクトレンズの応用展開

これまでインプリントレンズを用いた薬物徐放化コンタクトレンズについて説明してきたが，これを今後実現化するには克服しなければならない最大の障壁がある。それは行政の承認を取得することである。コンタクトレンズは医療機器として分類され，チモロールなどの薬物は医薬品としての承認を取得することになる。薬物徐放化コンタクトレンズの場合，医療機器でもあり医薬品でもあるため，このようなコンビネーション医療の場合は行政上どのように分類されるのか前例がない。屈折矯正機能を取り除き度数ゼロのレンズにしてしまえば医薬品となるし，医療機器であるコンタクトレンズに後から薬物を含有させれば，インプリントレンズは従来通り医療機器となる。どのような形で実現させていくかは今後の課題である。

薬物徐放化コンタクトレンズのその他の用途としては，点眼薬などの新薬開発時において前臨床試験（動物実験）用サンプルが考えられる。新薬の眼組織に対する毒性を調べる場合，高濃度の薬物をインプリントレンズに閉じ込めておいてこれを動物に装着させる。通常点眼薬は涙液の循環により，高濃度の薬物を長時間結膜嚢内に滞留させておくことが不可能であり，この問題はインプリントレンズを用いることによって解決できるかも知れない。実際，目の形や大きさが異なるそれぞれの動物に応じてインプリントレンズを設計することが可能になった（図 12）。

以上のように分子インプリント法によって得られた薬物徐放化ヒドロゲルはコンタクトレンズに限らず，ゲルシートやロッド状など形状を変えることによって様々な用途に応用可能になる。さらに薬物に限らず，化粧品や香水など使用できるゲスト化合物の範囲も多義にわたるため，イ

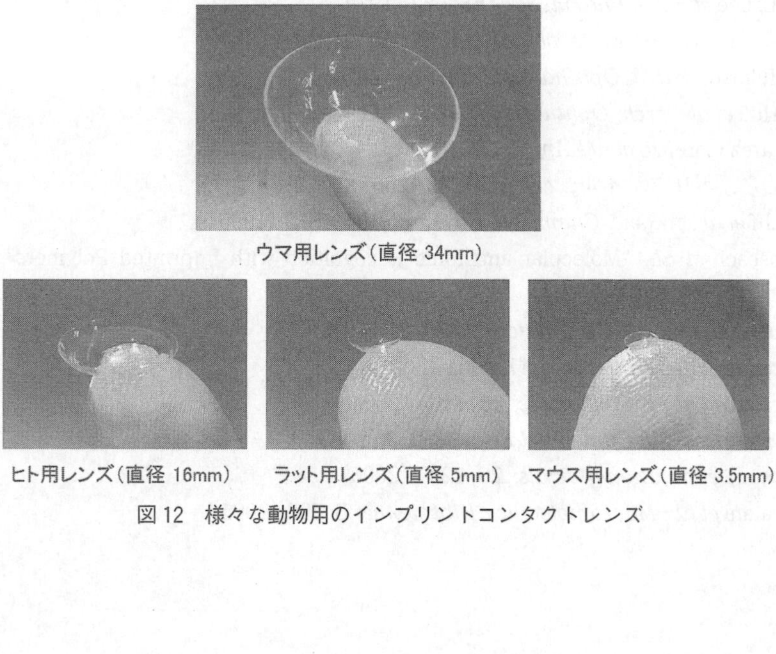

図 12　様々な動物用のインプリントコンタクトレンズ

ンプリントヒドロゲルが何らかの形で実用化される日は意外と近いのではないだろうか。

文　献

1） 視力補正用コンタクトレンズ基準改定について，医薬発第1097号
2） 医療用具及び医療材料の基礎的な生物学的試験のガイドライン，薬機第99号
3） Ophthalmic optics, contact lens, classification of contact lenses and contact lens materials, ISO 11539
4） Ophthalmic optics, contact lenses and care products, fundamental requirements, ISO/FDIS
5） 平谷治之ほか，プラスチック機能性高分子材料辞典　第6章，p 738，産業調査会（2004）
6） 平谷治之ほか，バイオマテリアル，**20**（4），220（2002）
7） D. H. Ren *et al., Ophthalmol.,* **109**, 27（2002）
8） I. Fatt *et al., J. Brit. Contact Lens Asoci.,* **17**, 11（1994）
9） B. Tighe, "Silicone hydrogels", p 1, Butterworth Heinemann（2000）
10） C. P. Adams *et al., Am. J. Ophthalmol.,* **96**, 705（1983）
11） P. S. Binder, *Ophthalmol.,* **86**, 1093（1979）
12） G. Hassman *et al., Arch Ophthalmol.,* **101**, 1549（1983）
13） J. F. Kunzler, *CL Spectrum,* **14**, 9（1999）
14） T. L. Comstock, *CL Spectrum,* **14**, 18（1999）
15） C. Amos *et al., CL Spectrum,* **14** 41（1999）
16） B. A. Holden, *Clin. & Exp. Ophthal.,* **30**, A 23（2002）
17） N. Efron *et al., Optom. Vis. Sci.,* **76**, 435（1999）
18） P. M. Hughes *et al.,* "Ophthalmic Drug Delivery Systems", p 1, Marcel Dekker（1993）
19） V. H. L. Lee *et al., J. Pharm. Sci.,* **68**, 673（1979）
20） S. R. Waltman *et al., Inv. Ophthalmol.,* **9**, 250（1970）
21） J. S. Hillman, *Brit. J. Ophthalmol.,* **58**, 674（1974）
22） D. S. Hull *et al., Arch. Ophthalmol.,* **92**, 413（1974）
23） C. Alvarez-Lorenzo *et al., Am. J. Drug Deliv.,* **4**（3），131（2006）
24） 平谷治之，ポリファイル，**44**（520），32（2007）
25） G. Wulff *et al., Angew. Chem. Int. Ed. Engl.,* **34**, 1812（1995）
26） K. Mosbach *et al.,* "Molecular and Ionic Recognition with Imprinted Polymers", p 29, ACS（1998）
27） B. Sellergren *et al., J. Chromatogr.,* **635**, 31（1993）
28） H. Hiratani *et al., Langmuir,* **17**, 4431（2001）
29） H. Hiratani *et al., Biomaterials,* **25**, 1105（2004）
30） H. Hiratani *et al., J. Controlled Rel.,* **83**, 223（2002）
31） H. Hiratani *et al., Biomaterials,* **26**, 1293（2005）
32） H. Hiratani *et al., Macromolecular Bioscience,* **5**, 728（2005）

第4章　温度応答性ゲルによる細胞シート工学

秋山義勝[*1]，岡野光夫[*2]

1　はじめに

我々の生命は組織，臓器の高度な機能が維持されることで成り立っている。その機能が，何らかの理由で損なわれた場合，組織，臓器移植は有効な治療手段である。近年の免疫抑制技術の進歩により，組織，臓器移植への期待は大きくなっている。しかし，深刻なドナー不足により，多くの患者を治療することは不可能である。

一方で，人工腎臓，人工心臓などのような人工臓器の開発が進み，これが組織，臓器の一部機能を物理的，機械的に代行することで数多くの患者を救っている。しかし，神経系や代謝のような高度な機能の付与，さらには血栓形成，炎症，異物認識反応等を抑制し，生体適合性を長期的に維持することが課題となっている。このような状況の中で，細胞と人工材料を組み合わせたハイブリッド型人工臓器の研究も行われているが，複雑な組織，臓器の機能を再現するためには解決すべき点も多くある。

1990年代，ハーバード大学の外科医，J. Vacanti教授とマサチュセッツ工科大学の材料工学者，R. Langer教授の2人が組織工学という新しい学問体系を提唱した[1)]。彼らは，3次元的な多孔性構造を有する生体吸収性高分子を細胞の足場として利用し，培養系で3次元的な構造を有する組織，臓器の構築した後にこれを生体内に移植することを考えた。本手法の特徴は細胞の足場として使用した生体吸収性高分子が生体内で分解，吸収，消失し，その部分を細胞あるいは細胞が分泌した細胞外マトリックス（ECM）に置換される所にある。組織工学的な手法により軟骨組織のような比較的，単純な構造の組織再生は可能である。しかし，生体吸収性高分子のECMとの置換により生じる空隙は密な細胞組織を構築しにくい面もあり，心臓，肝臓，腎臓などのように細胞が密で複雑な構造を有する組織，臓器構築には不向きである。さらには，生体吸収性高分子の分解，消失に伴う移植組織周辺の炎症反応も課題となっている。このような背景から，筆者らは生体吸収性高分子を利用した組織構築，移植ではなく，培養した細胞をシート状で回収できる細胞培養皿を開発し，回収した細胞シートを単層あるいは積層化することで生体内へ移植す

＊1　Yoshikatsu Akiyama　東京女子医科大学　先端生命医科学研究所　助教

＊2　Teruo Okano　東京女子医科大学　先端生命医科学研究所　所長；教授

るコンセプト（細胞シート工学）を提唱してきた[2~4]。

本稿では，細胞シートの作製を可能にする温度応答性高培養皿の特徴について述べ，細胞シートを利用した再生医療への応用について紹介する。

2　超薄膜状にグラフトした温度応答性表面と細胞培養床への応用

ポリ（*N*-イソプロピルアクリルアミド）（PIPAAm）は温度応答性高分子の1種であり，水溶液中，32℃を境に32℃以下では水和，溶解し，32℃以上では脱水和，沈殿する特性を示す（図1(a)）。この境目となる温度を下限臨界温度（lower critical solution temperature：LCST）と呼び，LCSTより温度が低い条件では，PIPAAmのイソプロピル基の周囲に疎水性水和が形成され高分子は溶解し，LCSTよりも高い温度では，イソプロピル基周囲の水和水が脱水和し，イソプロピル基間の疎水性結合が強くなり，PIPAAmは凝集する[5)]。この変化は迅速であり，かつ，可逆的に起こる。PIPAAmのこのような性質を利用することで，材料表面の濡れ性を温度変化で制御することができる。PIPAAmを基材表面に共有結合的にグラフトした材料表面の接触角はLCSTよりも高い温度では疎水性を示し，それよりも低い温度では親水性を示す（図1(b)）。電子線照射により，市販の組織培養皿ポリスチレン（TCPS）（温度応答性培養皿）にグラフトしたPIPAAmの表面接触角は，37℃で通常のTCPSと同等の50～60°を示すのに対し，20℃では約30°近くまで減少する。表面の濡れ性が30°付近の材料表面では，細胞接着は起こらない[2)]。温度応答性培養皿表面上に37℃で細胞を播種した場合，市販のTCPSと同等の細胞接着，伸展，増殖挙動を示す。一定期間培養した後，培養温度を20℃まで下げ，温度応答性培養皿の表面を親水性に変化させることで，温度応答性培養皿表面に接着した細胞は自発的に脱着する[2~4)]。細胞をコンフルエントになるまで培養し，20℃まで降温すると，細胞間の結合を保持したまま，細胞をシート状で回収できる。回収した細胞はフィブロネクチン等の細胞外マトリックス（ECM）を底面に保持している。このECM成分が糊の役割を果たすため，細胞シートの積層化，生体への移植が可能となる。一般的に，TCPS表面から培養細胞を回収する場合，トリプシン（タンパク質分解酵素）を使い，膜タンパク質受容体や沈着した細胞外マトリックス（extra cellular matrix：ECM）を分解して，細胞を回収する。すなわち，温度変化のみで非侵襲的に細胞をシート状で回収できる，全く新しい培養床の開発に成功した。このような新しい表面を利用し，筆者らは，培養細胞を細胞シートとして回収し，細胞シートを3次元的に積層化して組織，臓器を作製する，「細胞シート工学」を提案し，再生医療の領域へと応用を展開している[3,4)]。

温度変化による細胞接着，剥離能の変化は15～20 nm程度の均一な厚みでPIPAAmをTCPS表面にグラフトすることではじめて実現できる。これは，PIPAAmと固体表面の界面で起こる強

(a)

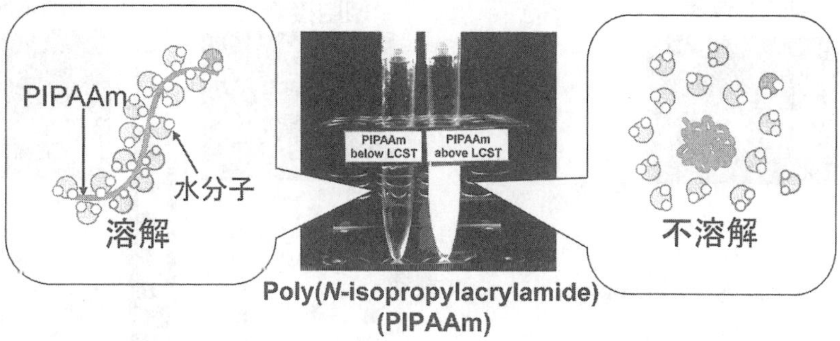

(b)

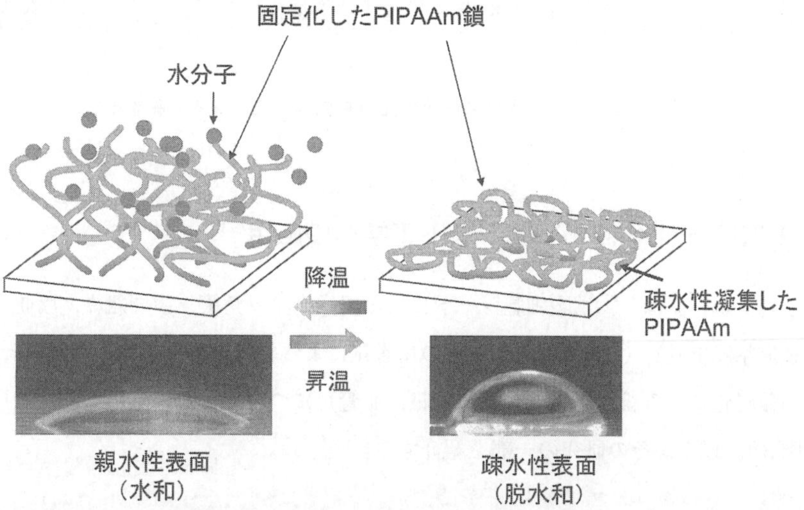

図１　(a) 水溶液中におけるPIPAAmの水和，脱水和挙動。中央写真はPIPAAm水溶液をLCSTよりも低温にした場合は透明だが，LCSTよりも高温にした場合は白濁する。(b) 材料表面にグラフトしたPIPAAm鎖の水和，脱水和の模式図と表面の濡れ性。低温側ではグラフトしたPIPAAm鎖は水和するため，材料表面は親水性を示す。一方，高温側ではPIPAAm鎖は脱水和，凝集するため材料表面は疎水性を示す。

い疎水性凝集がPIPAAmグラフトゲル層の最表層に影響することに起因する。その結果，最表面の分子の凝集性は通常のゲルに比べ強く，より疎水的になり，細胞を接着・増殖させることができる（図２）。40 nm以上の厚さのグラフト層では，固体表面の強い疎水性凝集が厚さと共に緩和されるため，15～20 nmの厚みの場合と比較すると，より親水性となり細胞は接着しない（図２）[6]。このように，ナノオーダーの厚みの違いでグラフトした高分子の物性が変わることは興味深い特性である。

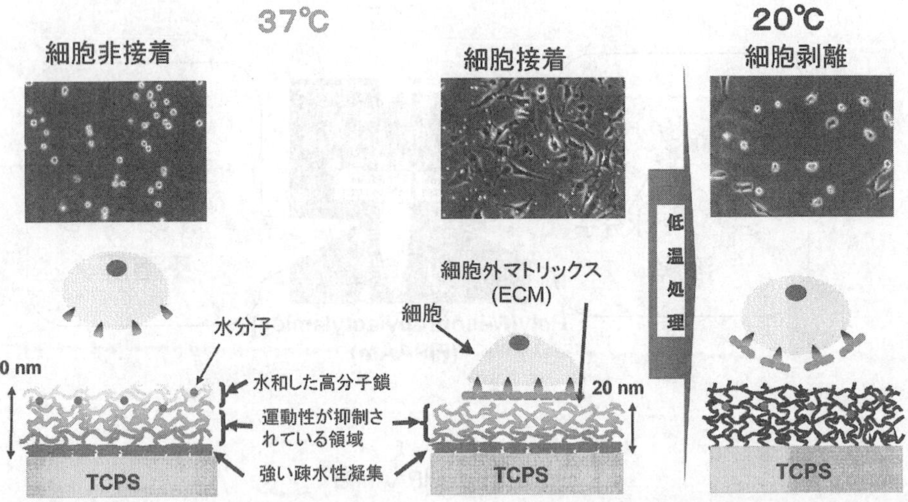

図２　37 ℃および 20 ℃における温度応答性培養皿の PIPAAm 層の厚みと細胞接着および剥離への影響

3　細胞シート作製と細胞シート工学への応用

筆者らのグループは，①単層細胞シートによる組織構築（角膜，歯周組織，膀胱上皮，皮膚，網膜，食道粘膜上皮），②同種細胞シートの積層化による組織構築（心筋，骨格筋），③異種細胞シートの積層化による組織構築（腎臓，肝臓，血管）について，臨床応用に向けた研究を進めている（図３）。以下，その研究の一部を紹介する。

3.1　角膜上皮細胞シート移植による角膜再生

上皮層，実質層，内皮層の３層で構成されている角膜組織は，厚さ 0.5 mm のコラーゲンと細胞から成る透明な無血管組織である。最表層の角膜上皮層の周囲には結膜上皮という角膜とは性質の異なる上皮細胞が存在している。角膜上皮と結膜上皮の境界部には角膜上皮幹細胞が局在する輪部と呼ばれる領域が存在するが，アルカリ火傷，Stevens-Johnson 症候群（ウイルス感染や薬剤投与により引き起こされる皮膚，粘膜組織障害），眼類天疱瘡（上皮細胞基底膜に対する自己免疫疾患と考えられている）により輪部が消失し角膜上皮幹細胞が供給できなくなる。その結果，角膜上皮は消失し，血管を伴った結膜や皮膚の角膜実質層への侵入により，角膜組織の透明性が失われ，視力が低下する。これらの病態は角膜上皮幹細胞の消失により生じるため角膜上皮幹細胞疲弊症とよばれ，治療には角膜上皮幹細胞を十分に含む組織の移植が必須となる。筆者らのグループは，角膜上皮幹細胞の輪部から角膜上皮幹細胞を含む組織を採取（2 mm 角程度）し

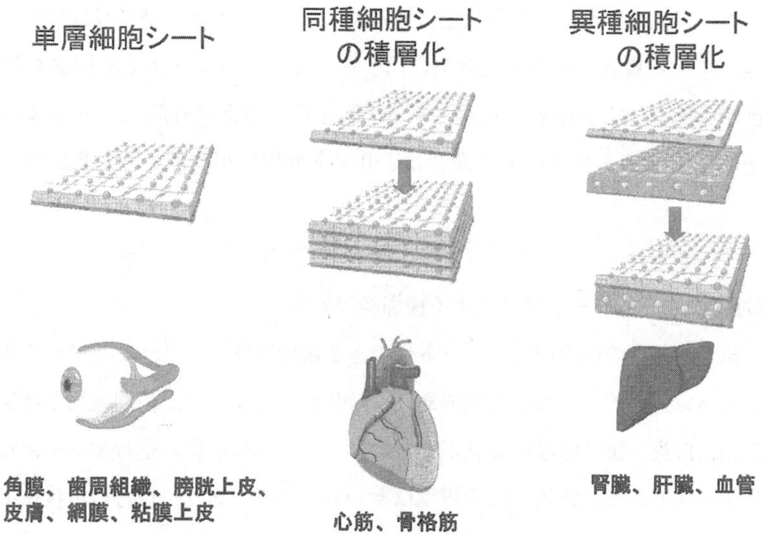

図３　細胞シート工学による組織構築のアプローチ
（左）単層細胞シート，（中央）同一の細胞シートを重層化した組織構築
（右）異なる細胞シートを重層化した組織構築

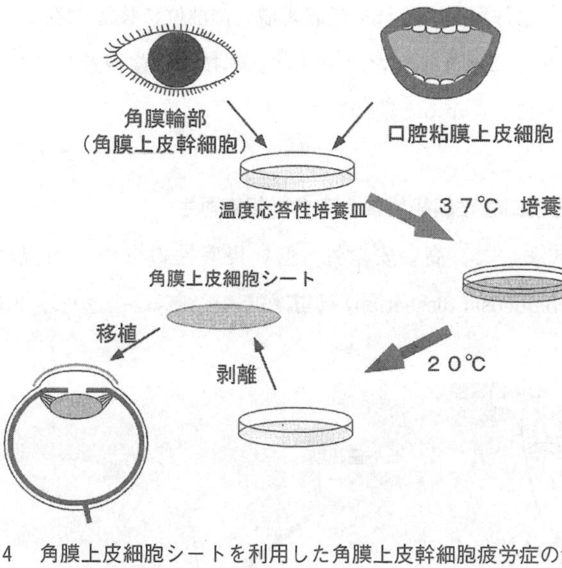

図４　角膜上皮細胞シートを利用した角膜上皮幹細胞疲労症の治療

た後，上皮細胞を単離し，これを温度応答性培養皿上で培養し，上皮角膜細胞シートを作製，移植を行った（図４）。通常の角膜移植の場合，移植後の縫合を必要とするが，温度応答性培養皿を用いて作製した角膜上皮細胞シートでは５分程度で角膜実質層に接着するので縫合を必要としない。これは細胞シートの底面に沈着したECMが糊としての役割を果たすためである。また，細胞シートを構成する細胞は細胞間の接着構造が，細胞シート回収後においても元の状態で維持

されているため，移植直後から外界の微生物等の侵入を防ぐバリア機能を発揮する。両眼共の輪部組織が損傷している場合，角膜上皮細胞の代替として自己口腔粘膜上皮細胞を用いることでも，移植可能な細胞シートを得ることができる（図４）[7]。以上の細胞シートによる角膜再生は東北大学医学部眼科 西田教授との共同研究によりヒト臨床応用を開始し，良好な治療成績を得ている。

3.2 歯根膜組織由来細胞シート移植による歯周組織再生

歯周病は，歯と歯茎との間の歯周ポケットにできる歯垢（プラーク）と呼ばれる細菌や歯周病性細菌の塊によって引き起こされる炎症であり，症状が進行すると，歯周組織が破壊され，歯肉（歯茎）の退縮，口臭，歯の弛緩の症状があらわれる。さらに症状が進行すると歯槽骨が破壊され抜歯に至るケースもある。歯周組織の再生はきわめて困難であり，現行の治療法では，歯茎を切開し歯垢や歯石を取り除き炎症を抑えるか，症状の進行を遅らせたり，止めたりするといった対処療法しかない。筆者らは，東京医科歯科大学 石川烈教授（現 東京女子医科大学 客員教授）らのグループとの共同研究により，歯と歯槽骨に存在する歯根膜から採取した細胞を用いて，歯根膜組織由来細胞シートを作製し，これを歯周組織欠損部位に移植することで，歯周組織（歯根膜組織）が良好に再生することを示した（図５）[8]。本技術は歯根膜を有した次世代型の人工インプラント開発への応用につながると期待している。

3.3 食道癌摘出後の自己口腔粘膜組織による食道組織再生

早期食道癌の治療において，高い安全性，低い侵襲性の点から内視鏡的粘膜下層剥離術（EDS；endoscopic submucosal dissection）が広がりつつある。しかし，ESD 後に起こる潰瘍瘢

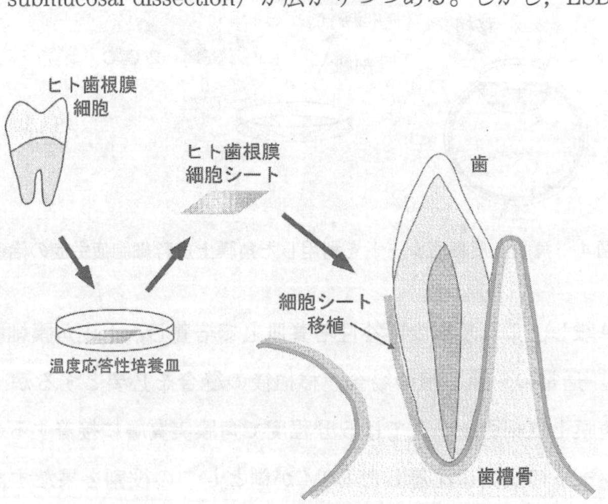

図５　歯根膜由来細胞シートを利用した歯周組織欠損部位の治療

痕や炎症反応により狭窄が起こることが問題となっている。これを予防するために，バルーンを用いる反復的な内視鏡的拡張術やステント留置の処置が必要となり，患者に大きな負担を与えてしまう。一方で，食道癌が発生する粘膜上皮層は口腔粘膜上皮とともに重層扁平上皮であり，分化マーカーにおいてもお互いの差はない。筆者らはこれらの問題を解決するために，自己由来の口腔粘膜上皮を細胞ソースとして細胞シートを作製し，これを食道ESD後に生じる潰瘍面に内視鏡を用いて移植する方法を開発した[9]。大動物による実験において，口腔粘膜上皮細胞シートを移植した場合，創傷治癒の促進，狭窄抑制の効果が認められた。現在，ヒト臨床応用に向け，準備を進めている。

3.4　心筋細胞シートによる心筋組織の構築

細胞を利用した心筋組織の構築，移植が，虚血性心疾患に対する次世代の再生医療として注目されている。心筋組織のような厚い3次元構造を作製するには，新しい組織構築法が必要となる。これまでは，3次元構造を有する生体吸収性高分子から成る多孔性支持体に心筋細胞を播種し，心筋組織の構築が行われてきた。しかし，冒頭でも説明したように多孔性支持体内への十分な細胞播種が困難であり，心筋組織のように細胞が密な組織構築は難しい。また，心筋細胞の自由な収縮弛緩の妨げにもなる。このような背景から，筆者らのグループは心筋細胞シートの積層化による，心筋組織の構築を試みている。

温度応答性培養皿より得られた心筋細胞シートは，底面のECMが糊として機能するため，心筋細胞シートの積層化は簡単に行うことができる。心筋細胞シートは全体が同期して拍動し，その拍動挙動は個々の心筋細胞シートによって異なる。拍動挙動の異なる2枚の心筋細胞シートを重層化したところ，お互いの細胞シートは同期して拍動し，一方の心筋細胞シートに与えた電気的刺激が他方の細胞シートへ伝達することを確認した。形態的にも2枚の心筋細胞シートは密着し，ギャップジャンクションが形成されることも示された。さらに，4枚の心筋細胞シートを積層化した3次元心筋組織では，肉眼レベルで拍動することを確認した。この3次元心筋組織をヌードラット背部皮下に移植したところ，3週間後にはホストの心電図とは異なる移植心筋組織由来の電位が観測された。組織切片から，移植した心筋組織には多数の血管新生が認められ，生体組織類似の心筋組織であることが示された[10,11]。現在，1年以上にわたり移植した心筋組織が拍動を維持したまま残存することが確認されている。移植心筋組織をラット心筋梗塞モデル部位に移植することで，心機能改善が確認されている。ヒト移植に応用する場合，拍動する心筋組織を作製するための心筋細胞種の選択という課題はあるが，代替として筋芽細胞シートを用いた前臨床試験が進んでいる。この成果に大きく期待したい。

3.5 肝実質細胞シートと血管内皮細胞シートの積層化による肝組織構築

肝臓は肝実質細胞と血管内皮細胞が規則的に配列し，生体分子の合成，代謝，解毒，分泌といった多様な機能を担っている。肝実質細胞の培養は難しく，通常の培養環境ではその分化機能を著しく低下させ，長期培養も困難であることが知られている。温度応答性培養皿で作製した肝実質細胞シートと血管内皮シートとの積層化により，アルブミン合成機能を維持した肝細胞の長期培養が可能となっている[12)]。単純に肝実質細胞と血管内皮細胞を混合して培養してもこのような性質は発現しない。2種の細胞シートの積層化を行なうことではじめて実現される。これは，肝臓を構成する肝実質細胞と血管内皮細胞との接着により，生体内に似た環境を構築し，細胞間のコミュニケーションを可能にしたことによるものと考えられる。現在，この手法を基に3次元的な肝組織構築への応用を展開している。

4 血清を利用しない次世代型の温度応答性培養皿の開発

通常，細胞培養を行う際，動物由来の血清が培養成分として利用され，その中でも特にウシ血清が多く使われている。血清には，細胞が培養基材表面に接着するために必要な細胞外接着分子が含まれているためである。培養細胞を臨床応用する場合，動物由来成分による感染，抗原性の回避が課題となってきている。特に，近年，狂牛病を引き起こすプリオンタンパクが問題となっていることから，無血清培地中での細胞培養のニーズが高まってきている。多くの細胞接着分子に含まれるアミノ酸配列，RGD ペプチドが細胞膜上のインテグリン分子と相互作用することが知られている。筆者らは，この性質に着目し，RGD ペプチドを温度応答性培養皿表面に固定化することで，無血清条件下での細胞培養が実現でき，細胞シートの作製もできると考えた。筆者らが新規に合成した2-カルボキシイソプロピルアクリルアミド（CIPAAm）と IPAAm を共重合させ，温度応答性表面に CIPAAm 由来のカルボキシル基を導入し，このカルボキシル基と RGD ペプチドの末端アミノ基を反応させて表面に化学結合的に固定化した[13)]。CIPAAm を導入した後でも，通常の温度応答性培養皿表面が示す鋭敏な温度応答性能は保有したままである。RGD ペプチドを固定した温度応答性培養皿は，無血清条件下でも良好な細胞接着性を示し，低温処理により細胞を回収することができた（図6 (b)）。対照的に RDE ペプチドを固定化した表面では，細胞接着性は見られなかった。さらに，細胞成長因子を培地に添加することで，細胞をコンフルエントまで増殖させ，細胞をシート状で回収することにも成功した。現在，細胞成長因子と RGD のような細胞接着ペプチドを共固定した表面で，無血清条件下の細胞接着，増殖による細胞シート作製の検討を行っている。

(a)

(b)

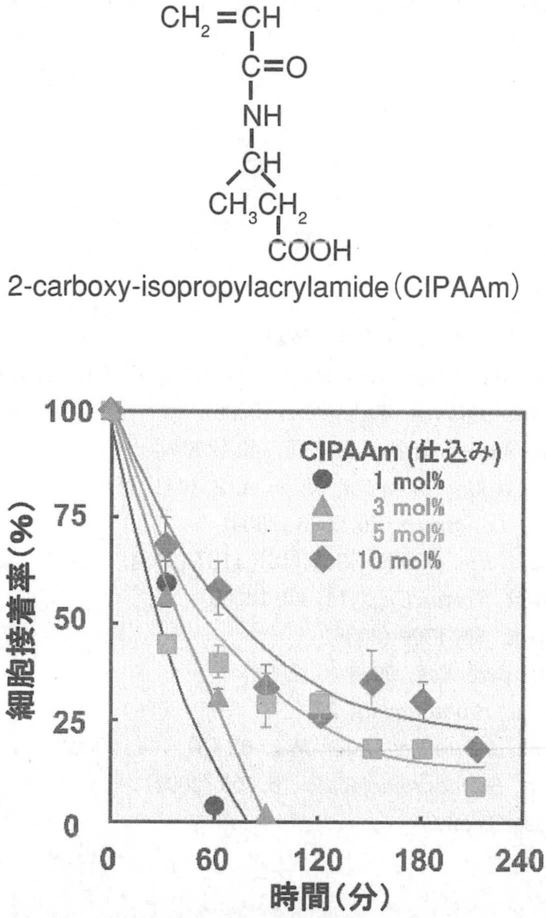

図6　(a) 2-carboxy-isopropylacrylamide (CIPAAm) の分子構造　(b) RGD ペプチド固定化量が与える温度応答性培養皿からの細胞剥離挙動への影響（CIPAAm の仕込量は RGD ペプチドの仕込量に対応）
CIPAAm 成分を含まない通常の温度応答性培養皿表面で，無血清条件下で細胞培養を行っても細胞は培養皿表面には接着しない。

5　おわりに

本稿では温度応答性培養皿の特徴とこれを利用した細胞シート作製，細胞シート工学による組織構築について解説した。筆者らが使用している温度応答性培養皿は少量スケールでしか作製することができず，細胞シートを利用した臨床応用研究を促進するためのハードルの1つとなっていた。最近，株式会社セルシードの工夫と努力により温度応答性培養皿の量産化に成功した[14]。これにより，ここで紹介した細胞シートの臨床応用が促進するだけでなく，温度応答性培養皿を利用した，細胞シート工学がより普及することで，細胞シートを利用した新しい治療の研究が広がり，種々の生体組織，臓器の構築，再生を可能とした医療が近い将来に，実現することを願っている。

文　献

1）R. Langer *et al., Science,* **260**, 920 (1993)
2）N. Yamada *et al., Makromol Chem Rapid Commun,* **11**, 571 (1990)
3）J. Yang *et al., MRS Bulletin,* **30** (3), 189 (2005)
4）M. Yamato *et al., Materials Today,* **7** (5), 42 (2004)
5）M. Heskins *et al., J. Macromol Sci, Chem. A,* **2**, 1441 (1986)
6）Y. Akiyama *et al., Langmuir,* **20**, 5506 (2004)
7）K. Nishida *et al., N Eng. J. Med.,* **351** (12), 1187 (2004)
8）M. Hasegawa *et al., Tissue Eng.,* **11**, 469 (2005)
9）T. Ohki *et al., Gut,* **55**, 1704 (2006)
10）T. Shimizu *et al., Circ. Res.,* **90**, e 40 (2002)
11）Y. Haraguchi *et al., Biomaterials,* **27** (27), 4765 (2006)
12）H Harimoto *et al., J. Biomed. Mater. Res.,* **62** (3), 464 (2002)
13）M .Ebara M *et al., Biomacromolecules,* **5**, 505 (2004)
14）http://www.cellseed.com/

第5章　バイオマテリアルのためのナノゲル工学

戸井田さやか[*1]，秋吉一成[*2]

1　はじめに

高分子ナノゲルは架橋された親水性高分子よりなる3次元網目構造をもったナノ粒子である。ゲルとナノ微粒子の両者の特性を有する興味ある材料であり，バイオマテリアルとして注目されている。これまでに様々なナノゲルが報告されているが，架橋方式によって分類すると共有結合により架橋点を形成する化学架橋ナノゲルと，非共有結合（水素結合，イオン結合，疎水性相互作用）により架橋点を形成する物理架橋ナノゲルに大別できる。筆者らは，部分疎水化した水溶性高分子の自己組織的な会合により物理架橋ナノゲルをえる方法を見出した。本自己組織化法は，様々な水溶性高分子に適用可能であり，種々の刺激応答性ナノゲルが設計しえる。また，ナノゲルは，タンパク質，核酸，リポソームの分子集合体と相互作用して新規なハイブリッドを形成した。さらに，反応性ナノゲルを用いることでナノゲルを架橋点とする従来にないナノゲル架橋ゲルを開発している[1,2]。本稿では，ナノゲル工学ともよべるナノゲルを基盤としたドラッグデリバリー用バイオマテリアルの創成と医療応用について紹介する。

2　自己組織化多糖ナノゲル

2.1　多糖ナノゲルの設計と特性

筆者らは水溶性多糖を主鎖として，またポリマー鎖の水中での会合の制御因子として疎水基を少量導入することにより物理架橋ナノゲル（疎水化多糖ナノゲル）を調製する方法を見いだした[3]。代表的な疎水化多糖ナノゲルとして，プルランに疎水性の高いコレステリル基を1～5 mol%置換した多糖プルランであるCHP（cholesterol-bearing pulluran，コレステロール置換プルラン）が挙げられる。このCHPナノゲルは，CHP 3～4分子が水中において自己組織的に会合した，粒径が20～30 nmのナノサイズの微粒子である。コレステリル基の会合領域が架橋点となり，疎水基が4～5個ずつ会合した疎水ドメインが1つのナノゲル粒子当たりに10個程度存在し

＊1　Sayaka Toita　東京医科歯科大学　生体材料工学研究所　有機材料分野　秋吉研究室

＊2　Kazunari Akiyoshi　東京医科歯科大学　生体材料工学研究所　教授

ている[4]。また，CHP ナノゲル内部は 90 %以上の含水率を有していることから，ナノサイズにおいてもヒドロゲル構造を有していることが分かった（図1）。また，マンナン，デキストラン，クラスターデキストリンなどの他の分岐を有する多糖においても，そのコレステロール置換によって安定なナノゲルが形成した。例えば，出芽酵母由来で高度に分岐した構造で，リン酸基をわずかに有する（100 単糖当たり 2 個程度）マンナンにコレステロール基を導入した疎水化多糖（CHM）は，同分子量，同コレステロール置換度を有する CHP に比べて，そのサイズは約 1.7 倍大きく，40 nm 程度であり，密度は約 1/3 となった（図2）。また，先に述べたように，CHP ナノゲルのコレステリル基の会合数 N_{ch} は約 4 ～ 5 個，ドメイン数は 9 ～10 であるのに対して，CHM ナノゲルでは N_{ch} は約 9 個，ドメイン数が～3 であり，CHP と比べてやわらかなナノゲルを形成した[5]。主鎖多糖の構造により，ナノゲルのサイズや密度を制御しえることが明らかになった。

筆者らの開発した自己組織化ナノゲル法は，様々な水溶性多糖類，ポリアミノ酸，および合成高分子においても適用可能であり，さらに，疎水的な会合力とともに光，熱，酸化還元，pH な

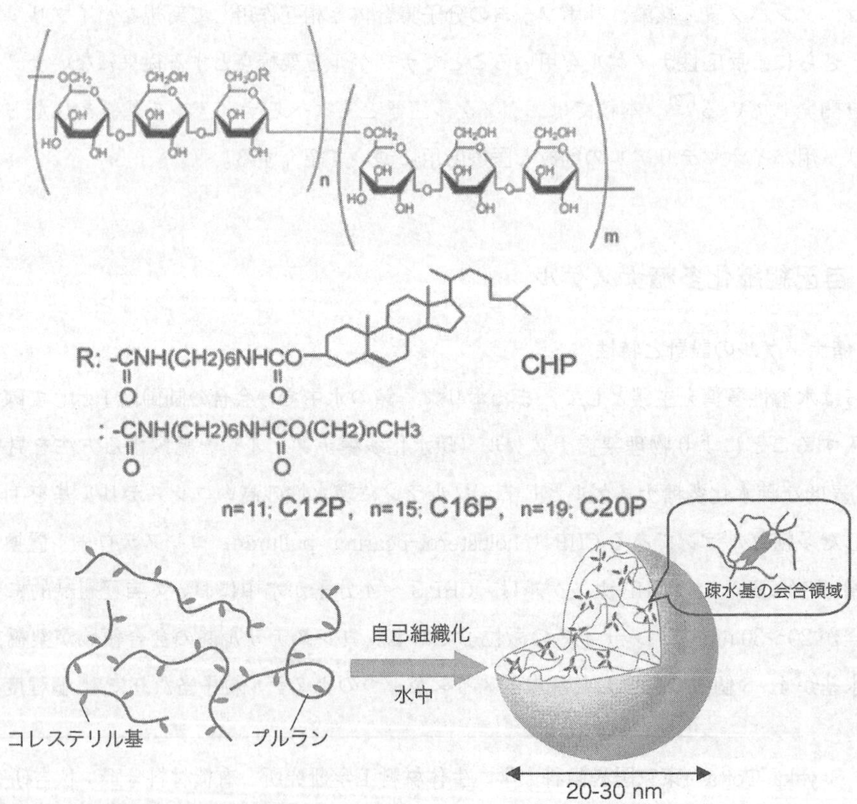

図1　疎水化多糖の構造とナノゲル形成

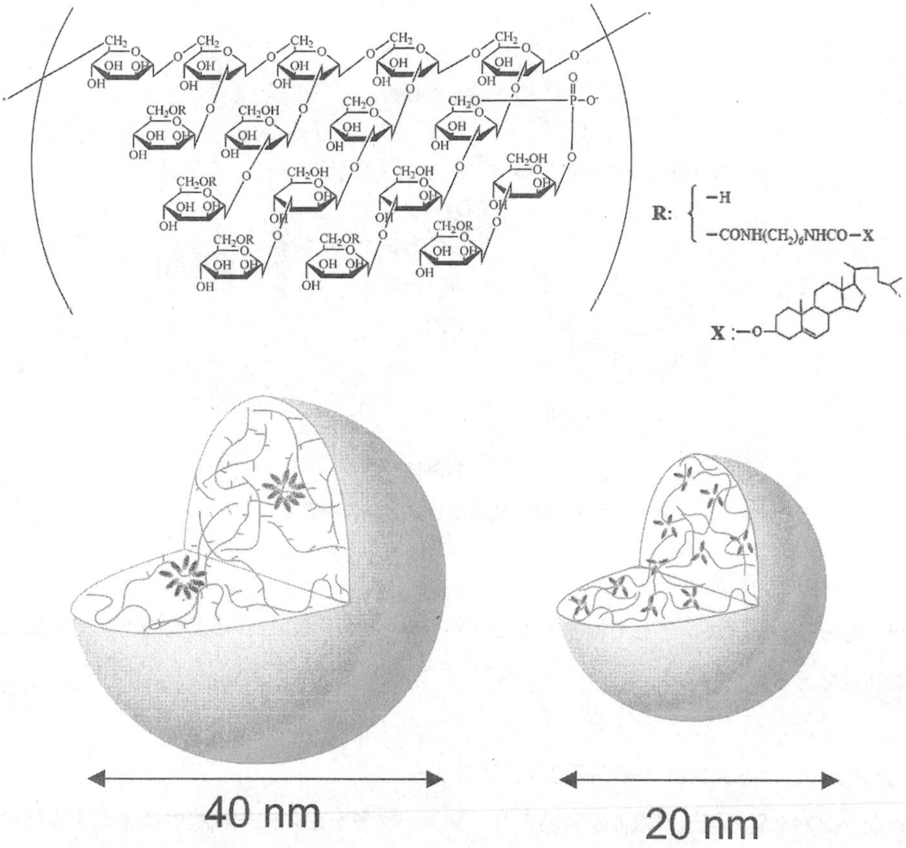

図2　CHM ナノゲルの構造と CHP ナノゲルとの比較

どの刺激応答性因子を有する新規会合性高分子を設計することで，種々の機能性ナノゲルをえることができる[1)]。

疎水化多糖ナノゲルの大きな特徴は，物理架橋により形成されるため架橋点が動的に変化することである（図3）。CHP ナノゲルにβ-シクロデキストリン（β-CD）を添加すると，コレステリル基が包接され水に可溶となりナノゲルは崩壊する。そして，β-CD よりも包接されやすい分子によりβ-CD が取り除かれナノゲルが再構築される。また，架橋点を複数有するため，タンパク質や疎水性薬物を安定に内包することができる[6,7)]。タンパク質の内包に関しては，種々のタンパク質との最大結合数および結合定数が求められた。これより，CHP ナノゲルはタンパク質のサイズ（分子量）によって決まった数のタンパク質と結合することが分かった。さらに，熱や化学変性させえたタンパク質を内包し，その後ナノゲルを崩壊させると，内包タンパク質の活性が多く戻ることが明らかとなり，天然の分子シャペロンと比べてシンプルな構造である CHP

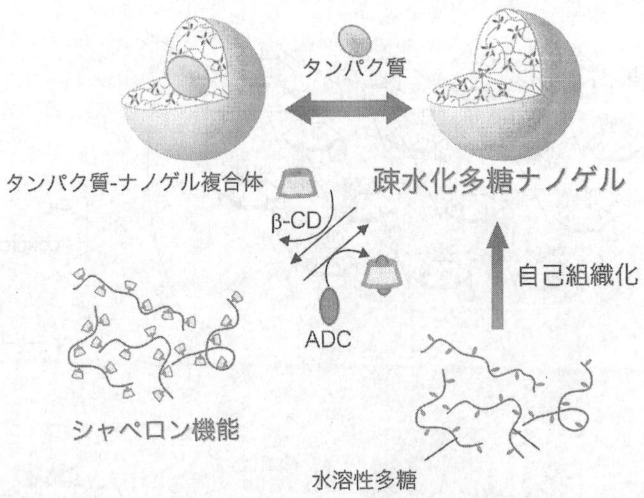

図3　疎水化多糖ナノゲルの特徴

ナノゲルも分子シャペロンとして機能することが分かった[8~11)]。これは，他のナノゲルにはない大きな利点である。

2.2 ナノゲルによるタンパク質の細胞内デリバリー

様々なタンパク質の構造や機能が解明され，タンパク質を生体内や細胞内に導入する技術が注目されている。タンパク質を細胞内へ導入する方法の一つとして，カチオン性リポソームやペプチド等のキャリアを用いる方法がある。この方法の利点はタンパク質とキャリアを非共有結合により複合化するため，タンパク質の活性を保持したまま細胞内に導入できるという点が挙げられる。しかし，キャリアを用いる方法においても血清含有培地における細胞内への導入効率の低下や細胞毒性などの問題点がある。筆者らはエチレンジアミン基を導入したカチオン性CHP（$CHPNH_2$）ナノゲルを設計した。このナノゲルは，タンパク質とコロイド安定性に優れた30～40 nm程度の複合体ナノ微粒子を形成し，細胞内に効率よく取り込まれることを見いだした。その効率は，市販のカチオン性リポソーム系を凌ぐものであった。$CHPNH_2$ナノゲルを用いたFITCでラベル化したBSAのHeLa細胞への導入過程の詳細な検討により，ナノゲル-タンパク質複合体は，主にマイクロピノサイトーシスの機構により細胞内に取り込まれることが分かった。$CHPNH_2$ナノゲルは新規タンパク質細胞内リバリーシステムとして有効に機能することが明らかとなった。通常のカチオン性高分子のキャリアやカチオン性リポソームとは異なり，ナノゲル系はタンパク質と複合化の後も細胞に取り込まれやすい50 nm以下のナノ微粒子を形成しえることが大きな特色である。

2.3　量子ドットの細胞内デリバリー

量子ドット（QD）は，蛍光を発する半導体ナノ結晶であり，従来の蛍光色素と比べて優れた蛍光特性を有する。その強い蛍光強度と高い耐退色性より，生体機能の解明を目的とした生体分子の動態観察や特定の細胞の *in vivo* 観察などへの応用が期待されている。筆者らは，タンパク質を結合したQDのカチオン性ナノゲルによる細胞内導入について検討した。$CHPNH_2$ ナノゲルと，1粒子あたり5～7分子のProtein Aが標識されたQDと混合すると，自発的に比較的単分散な粒径約40 nmの複合体粒子を形成した。$CHPNH_2$-QD複合体の細胞への導入過程を観察したところ，培地への添加直後より瞬時に細胞表面に吸着し，徐々に細胞内へ取り込まれ，30分後には細胞質全体からQDによる蛍光が観察された（図4）。

市販のカチオン性リポソームと比較検討したところ，細胞質内において斑点状の染色が見られ，凝集状態で導入されているようであった。カチオン性リポソームと異なり，$CHPNH_2$ ナノゲルは血清タンパク質存在下においても凝集せずに安定なナノサイズの分散状態を保てることから，効率よく均一な染色が可能であった[12]。現在は再生医療における細胞移植における細胞の運命をトレースするためのマーカーとして，QDを利用する研究への応用を行っている。

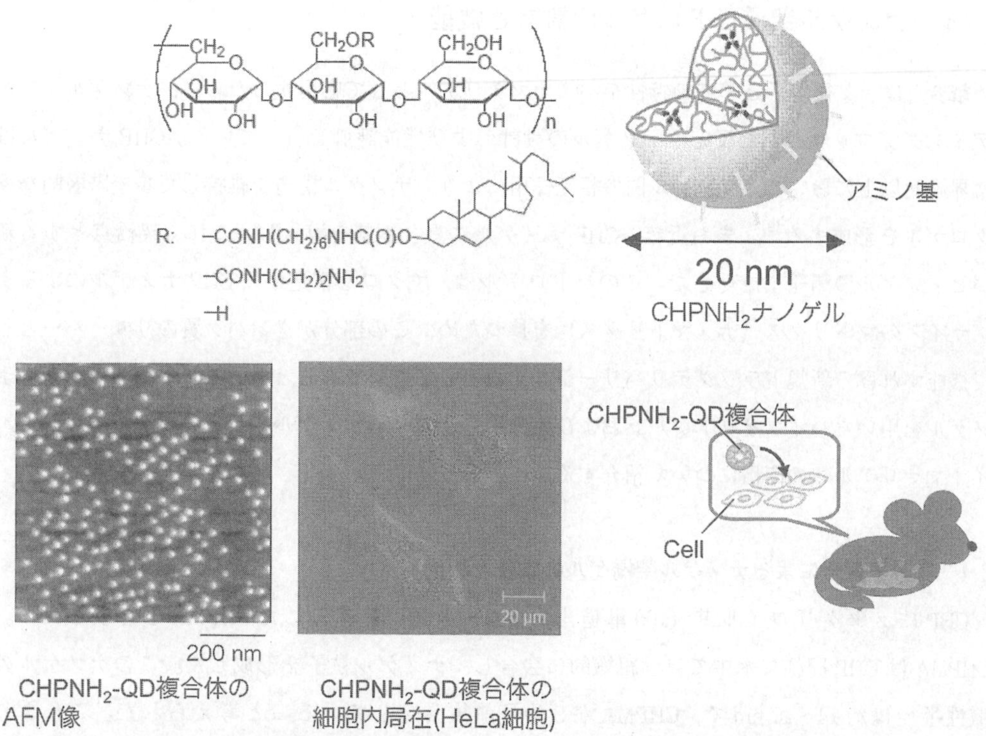

図4　カチオン性ナノゲルによる細胞内デリバリー

2.4 CHP ナノゲルのがんタンパク質ワクチンへの応用

疎水化多糖ナノゲルは生体適合性に優れ，そのサイズやタンパク質内包能という特性は薬物運搬体として適している[13,14]。特に，タンパク質のシャペロン機能を有するCHP ナノゲルはタンパク質製剤のキャリアとして検討が進められており，インスリンのデリバリー[15]やがんワクチン療法[16]において優れた機能を有することが確認されている。がんワクチンは，がん抗原を人為的に導入し，がんに対する特異的な抗腫瘍免疫を誘導する。すなわち，がんワクチンを投与することにより，宿主が本来もつがん細胞を攻撃する免疫力を高める治療法である。CHP ナノゲルにがん遺伝子産物である抗原タンパク質を内包させ，これらを用いて免疫を行った。CHP ナノゲルは樹状細胞に取り込まれやすく，細胞内でCHP ナノゲルに内包させた抗原タンパク質により，ヘルパーT 細胞とキラーT 細胞の両方が効率よく誘導された[16,17]。これより，抗腫瘍免疫誘導が起こす抗原キャリアとして有用であることが明らかになった。抗原タンパク質だけではキラーT 細胞は誘導されないため，ナノゲルに内包させることにより，細胞内動態に変化をもたらしていることが示唆された。現在，三重大学医学部 珠玖教授のグループによりヒトへの臨床試験がはじまっており，その成果が確認されている[18]。

3 ナノゲル架橋ヒドロゲルの設計と機能

筆者らはナノ微粒子としての特性をバイオマテリアルとして応用するために，ナノゲルをビルディングブロックとした反応性ナノゲルの設計および機能評価を行っている。CHP ナノゲルは臨界濃度以上において，ナノゲル間の相互作用により，ナノゲル構造を維持したまま階層的なマクロゲルを形成する[19]。また近年，CHP ナノゲルに重合性基を導入し，これを架橋点とする新規ヒドロゲルの開発に成功した。このヒドロゲルは，マクロな構造中にCHP ナノゲルによるナノサイズのマトリクス（ナノマトリクス）を持つため，この部分がタンパク質のリザーバーとして機能すれば，新規ドラッグデリバリーシステムとして有用であるといえる。本稿では重合性ナノゲルを用いたハイブリッドゲル，および生分解性を有するナノゲル架橋ヒドロゲルの設計とバイオマテリアルへの応用について紹介する。

3.1 高分子重合によるナノゲル架橋ゲルの設計と利用

CHP にメタクリロイル基（100単糖当たり2～9個）を導入したCHPMA を合成した[20]。CHPMA はCHP 同様に水中で自己組織的に会合し，ナノゲル粒子を形成した。このナノゲルの慣性半径は約14～17 nm で，CHPMA が5分子前後会合していること考えられた。これよりCHPMA ナノゲル中には約85～300個のメタクリロイル基が存在していると算出された。CHPMA

ナノゲルは，重合性ナノゲル–モノマーであるとともに多価の架橋剤として機能することから，種々の水溶性モノマーとの重合が可能である。例えば，熱応答性高分子であるポリイソプロピルアクリルアミド（PNIPAM）との重合により，コレステリル基の架橋点とPNIPAM鎖を介してナノゲル内，ナノゲル間の架橋構造を有するナノゲルが房状に集合した新規熱応答性ナノゲルを開発している[21,22]。ここでは，水溶性モノマーとして，タンパク質の非特異吸着や細胞粘着を抑制する機能を有する2–メタクリロイルオキシエチルホスホリルコリン（MPC）との重合系について紹介する[20]。

CHPMAナノゲル中のメタクリロイル基とMPCとのモル比を10〜100倍とし，ラジカル重合によりハイブリッドナノゲル（CHP–MPCゲル，CMゲル）を調製した。希薄溶液中では，粒径が約50〜60 nm比較的単分散なナノ粒子が形成された[23]。さらに，ナノゲル濃度を上げることにより，マクロなゲルが得られた。得られたマクロゲルをTEM（凍結割断法）により観察したところ，ナノゲル構造を維持したまま分散した状態で架橋点として機能していることが分かった（図5）[18]。

次に，CMゲルとタンパク質との相互作用についてFITCでラベル化したインスリン（FITC–Ins）をモデルタンパク質として検討を行った[20]。FITC–Insの内包および放出をUV–VIS分光光度計により測定したところ，インスリンは自発的にゲル内に取り込まれ，FITC–Insの内包は4〜5時間で平衡に達した。CMマクロゲルの内包量は，同程度の膨潤率を有するナノゲル構造を有しないプルランメタクリレート（PULMA）からなるPMマクロゲルの10倍以上であった。また，

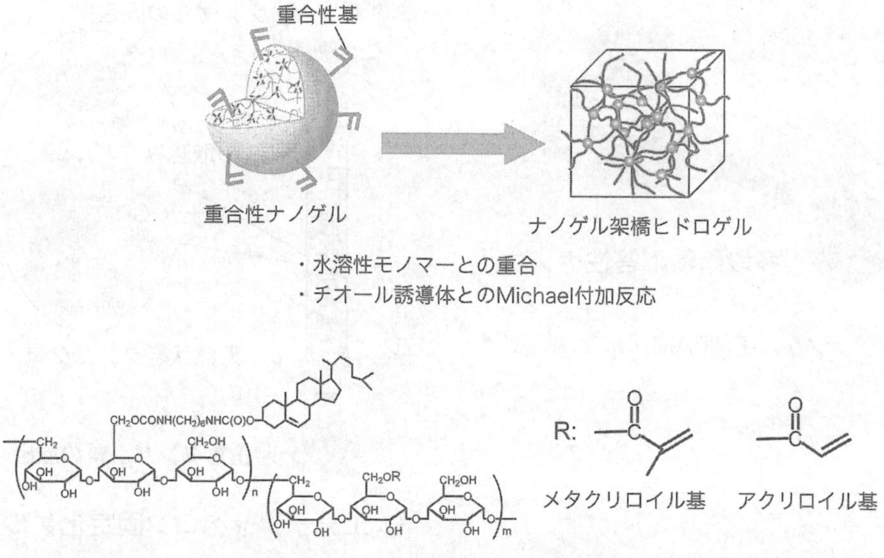

図5　ナノゲル架橋ヒドロゲルの設計

内包したFITC-Insの放出については，PMマクロゲルでは30分以内ですべて放出したのに対し，CMマクロゲルは徐放性を示し，3日間の放出量は内包量の約20％であった。このCMマクロゲルにメチル-β-シクロデキストリンを加えると，単位時間当たりの放出量は350倍になった。このように，CHPナノゲルは，本来の機能を保持したまま固定化されており，ナノオーダーで構造制御されたネットワークを有するヒドロゲル（ナノマトリクスゲル）が得られていることが明らかになった。さらに，このCMゲルは，人工分子シャペロン固定化ゲルとして，変性タンパク質のトラップとリフォールディングを効率良く行えた[20]。ナノゲルを固定することで，分離精製能の向上，タンパク質と分子シャペロンとの容易な分離，リフォールディングタンパク質の濃縮，固定担体の再利用が可能であることから，実用化を視野に入れた検討を進めている[24]（図6）。

3.2 生分解性ナノゲル架橋ゲルの設計と特性

ナノゲルを架橋する方法として，アクリロイル基とチオール基のMichael付加反応を用いた。この反応は，生理条件下で進行するのに加え，特異性が高いために副生成物が形成しないことから，タンパク質などの比較的不安定な薬物の共存化においても，その薬物を変性させることなくゲルを調製できるという利点を有する。また，形成される結合は生理条件下で加水分解されるため，これまでにもバイオマテリアルの開発に広く用いられている。CHPに反応性基としてアク

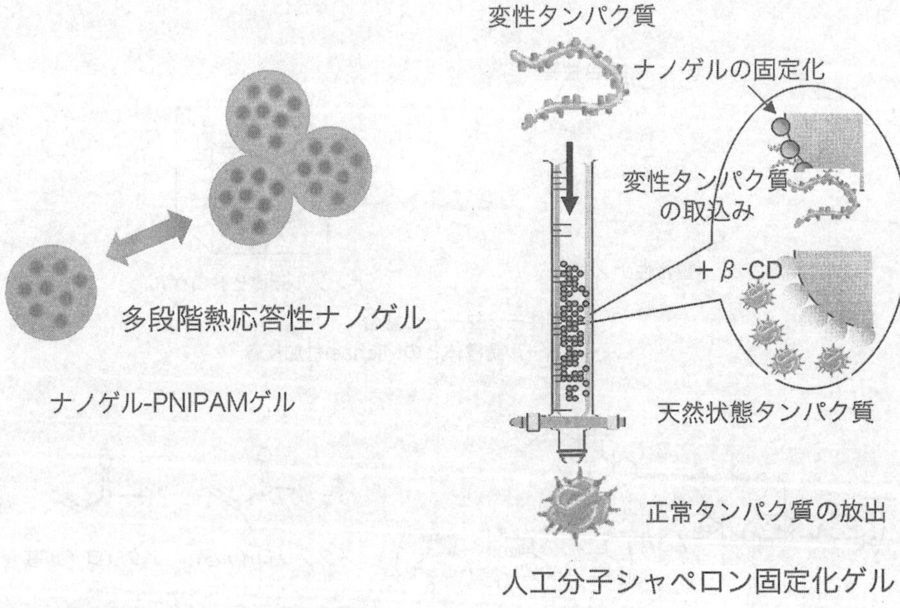

図6　ナノゲル架橋ヒドロゲルの利用

ロイル基（100単糖当たり15～32個）を導入したCHPAを合成した。CHPAはPBS中で自己組織的に比較的単分散な粒径20～30 nmのナノゲルを形成した。

CHPAナノゲルと末端にチオール基を有する4分岐のポリエチレングリコール（PEGSH）を混合することにより，CHPA終濃度10～30 mg/mlにおいて透明なヒドロゲル（CHP-PEGゲル）を得た[25]。ゲル化速度および調製されたゲルの含水率は，CHPAのゲル調製時の終濃度およびナノゲルへのアクリロイル基修飾率に依存した。CHPA終濃度30 mg/mlにおいては，10分以内に完全にゲル化が進行した。また，得られたヒドロゲルはいずれも90％以上の高い含水率を有していた。CHP-PEGゲルの断面をTEM（凍結割断法）により観察したところ，10～20 nm程度の粒子構造が比較的均一に分散している様子が確認できた。よって，CHPAナノゲルはその構造および溶液中における分散状態を維持したままヒドロゲル内に固定されていることが分かった。

Michael付加反応により得られるβ-thiopropionate結合のエステル結合は，アルカリ性条件下で加水分解することが知られている。CHP-PEGゲルについて分解挙動を調べたところ，弱酸性条件下（pH＝5.0，6.0）においては2週間後でも大きな変化は見られなかったが，中性～弱アルカリ性条件下（pH＝7.4，8.0）においては徐々に膨潤し，数日で分解した。CHPAナノゲルにおいてもタンパク質や薬物を封入することが可能であり，疎水性基の会合による物理架橋とpHに応答して分解可能な化学架橋を有し，さらに薬物のリザーバーとしてのナノゲル構造を有する従来にない生分解性ヒドロゲルが開発された。

3.3　生分解性ナノゲル架橋ヒドロゲルの再生医療への応用

組織の再生に関わるサイトカインやホルモンなどの生理活性物質は，副作用や生体内での短い半減期のために，単に投与するだけでは有用な治療効果が得られないことが知られている。これらの薬効を得るためには，その局所濃度を一定の治療期間（数週間程度）保つ必要がある。そこで，薬物を安定に内包し，長期間にわたって徐放する薬物徐放担体（人工細胞外マトリクス）の開発が求められている。これまでに天然および合成高分子よりなるヒドロゲルに，サイトカインなどのタンパク質を内包し徐放する試みがなされてきた。しかしながら，ヒドロゲルの網目サイズを分子レベルで制御できないために，放出速度のコントロールには課題が残されている。筆者らは，ナノゲル架橋ゲルを再生医療のためのDDS足場材料としての利用を図っている。

骨形成促進に関与するPGE_2（プロスタグランジンE_2）についてナノマトリクスゲルの効果を検討してきた（図7）。PGE 2を内包したCHPAナノゲルをPEGSHにより架橋してナノマトリクスゲルを調製した。これをマウスの頭頂骨に埋入し，4週間後の骨形成を評価した。PGE 2のみの投与では，定期的に20回の投与したときのみ若干の骨形成促進が見られた。一方，PGE 2を内包したCHP-PEGゲルでは1回の投与により骨形成の大幅な促進が確認された。さらに，大

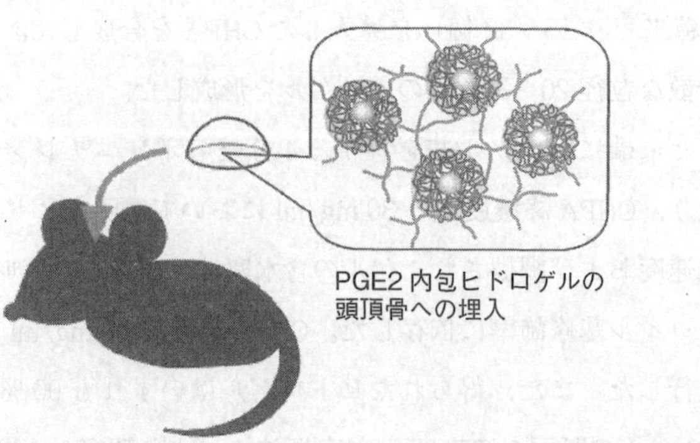

図7　生分解性ナノゲル架橋ヒドロゲルの人工細胞外マトリクスへの応用

腿骨の海面骨量はPGE 2のみの投与では増加したが，PGE 2を内包したCHP-PEGゲルでは変化が見られなかった。これより，ナノマトリクスゲルによってPGE 2を長期にわたって徐放し，治療部位においてのみ作用させることができたといえる[25]。さらには骨の再生を促すサイトカインであるBMPを内包したCHPナノゲルを同様にPEGSHにより架橋して得られたナノマトリクスゲルが，効率よく骨を再生する足場材料として機能することを明らかにしている[2]。

4　おわりに

筆者らは，疎水化多糖ナノゲルは分子レベルでの疎水基の会合制御とナノレベルでの高分子間の会合制御，さらにはマクロレベルにおいて階層的に自己組織化が進むことを明らかにしてきた。またこれをナノゲル工学として提案し，バイオマテリアルとしての応用展開をはかっている。階層的な自己組織化は生体システムにおいても同様であり，それは非常に複雑かつ巧妙に作り上げられている。機能性ナノゲルをビルディングブロックとして，様々なテーラーメイドなヒドロゲルバイオマテリアルの設計が可能となるものと期待している。

文　　献

1）　秋吉一成，未来材料，2月号，36-43 (2004)
2）　長谷川麗，秋吉一成，細胞工学，**26**, 679-685 (2007)
3）　K. Akiyoshi *et al., Macromolecules,* **26**, 3062-3068 (1993)
4）　K. Akiyoshi *et al., Macromolecules,* **30**, 857-861 (1997)

5） E. Akiyama *et al., Biomacromolecules,* **8**, 2366–2373 (2007)
6） T. Nishikawa *et al., Macromolecules,* **27**, 77654–77659 (1994)
7） T. Nishikawa *et al., J. Am. Chem. Soc.,* **118**, 6110–6115 (1996)
8） K. Akiyoshi *et al., Bioconjugate Chem,* **10**, 321–324 (1999)
9） Y. Nomura *et al., FEBS Lett.,* **55**, 3271–3276 (2003)
10） T. Hirakura *et al., Biomacromolecules.,* **5**, 1804–1809 (2004)
11） Y. Nomura, *et al., Biomacromolecules,* **6**, 447–452 (2005)
12） U. Hasegawa *et al., Biochem Biophys Res commun.,* **331**, 917–921 (2005)
13） K. Akiyoshi *et al., Eur J Pharmaceut Biopharm,* **42**, 286–290 (1996)
14） I. Taniguchi, *et al., J. Bioactive and Compatible Polym.,* **14**, 195–212 (1999)
15） K. Akiyoshi *et al., J. Control Release,* **54**, 313–320 (1998)
16） X–G. Gu, *et al., Cancer Res.,* **58**, 3385–3390 (1998)
17） Y. Ikuta, *et al., Blood,* **99**, 3717–3724 (2002)
18） S. Kitano *et al., Clin Cancer Res.,* **12**, 7397–7405 (2006)
19） Kuroda K. *et al., Langmuir,* **18**, 3780–3786 (2002)
20） N. Morimoto *et al., Biomacromolecules,* **6**, 1829–1834 (2005)
21） K.Akiyoshi *et al., Macromolecules,* **33**, 3244–3249 (2000)
22） N. Morimoto *et al., Langmuir,* **23**, 217–223 (2007)
23） N. Morimoto *et al., Macromolecular Bioscience,* **5**, 710–716 (2005)
24） 秋吉一成，現代化学，No. 428, 30 (2006)
25） N. Kato *et al., J. Cell Biochem,* **101**, 1063–1070 (2007)

第6章　ナノゲルによるピンポイント治療・診断システムへの展開

大石　基[*1]，長崎幸夫[*2]

1　はじめに

近年の遺伝子解析技術・分子生物学の急速な発展に伴い，基礎と応用の観点から，薬物およびプローブ分子の研究・開発が日増しに盛んとなってきている。このような研究・開発において，新たな薬物およびプローブ分子の探索と伴に，これらをピンポイントで標的組織・細胞に送達させ，目的の場所で期待通りの機能を発現する（診断・治療を行う）ナノデバイスの開発が注目を集めている[1]。このナノデバイスを開発するうえで重要なことの1つは，生体組織との非特異的な相互作用を極力小さくする表面の構築である。一般に，生体組織（細胞表面や血清タンパクなど）はアニオン性であることから，カチオン性表面のナノデバイスは強い組織吸着性を示すため異物として認識されてしまい，血中投与には適していない。また，ナノデバイスの大きさを把握することも非常に重要である。例えば，ナノデバイスの大きさが小さすぎる（<5 nm）と腎臓でろ過作用を受け，尿になって体外に排出されてしまい，逆に200 nm 程度より大きいと肝臓や肺などに存在する貧食細胞に認識されやすく排除されてしまう。さらに，固形ガン組織においては，正常組織に比べて新生血管の増生と血管壁の著しい透過性の昂進が顕著であることから，数10～100 nm サイズのナノデバイスが固形ガン組織に集積し易いことも知られている（Enhanced Permeation and Retention Effect：EPR 効果）[2]。また同時に標的部位における保持時間を延長し，特定の細胞への取込みの促進と細胞内での移動制御を行う必要がある。すなわち，細胞表面に存在する特異的なレセプターに対するリガンド分子や細胞表面抗原に対する抗体分子をナノデバイス表面に連結し，レセプター介在型エンドサイトーシスによって標的細胞への取込みを促進することができる。一方で，ピンポイント治療・診断を達成するためには，ガン組織・細胞に到

＊1　Motoi Oishi　筑波大学　大学院数理物質科学研究科　物性・分子工学専攻；学際物質科学研究センター；先端学際領域研究センター　講師

＊2　Yukio Nagasaki　筑波大学　大学院数理物質科学研究科　物性・分子工学専攻；学際物質科学研究センター；先端学際領域研究センター；大学院人間総合科学研究科　フロンティア医科学専攻　教授

達したナノデバイスからの薬物放出やシグナルの出力も必要不可欠である。実際にガン組織周辺は，正常組織のpH 7.4と比べてpHが低下（6.5～7.0）[3]していることや，細胞内エンドソーム・リソソームではpH 5.0程度まで低下[4]していることが知られている。したがって，これらの環境変化（刺激）に応じて薬物放出やシグナルを出力するナノデバイスの設計が非常に重要であることがわかる（図１）。本稿では，上記のような観点から，ガンのピンポイント診断・治療に有用なデリバリーシステムとなりうるpH応答性PEG化ナノゲル粒子の設計および最近の研究結果について概説する。

2　pH応答性PEG化ナノゲル粒子とは

筆者らは，内核にポリアミンゲルを有し，外殻を生体適合性の高いポリエチレングリコール（PEG）鎖が覆うというコア（内核）―シェル（外殻）型のナノゲルデバイスに注目している[5]。内核のポリアミンゲルは，生理条件下pH 7.4では疎水場を形成するため，疎水性の高い薬物およびプローブ分子などを効率的に内包および固定化することができる。一方，ガン組織周辺および細胞内エンドソーム・リソソームでの低pH環境下においては，内核のアミノ基がプロトン化することで親水性に変化し，内包していた薬物の放出やプローブ分子からのシグナルの出力が期待できる。また，ナノゲルの外殻は，片末端が自由であるフレキシブルな親水性かつ非電荷性のPEG連鎖が密集して，内核のポリアミンゲルとの界面からブラシ状に生えた構造となっている。この密集したPEG連鎖は，そのフレキシブルな性質に起因するゴムのようなエントロピー弾性により立体反発効果が働くため[6]，ナノゲルデバイスの水中における分散安定性を向上させると同時に，*in vivo*の条件下においては，生体組織との非特異的相互作用を著しく抑制することが

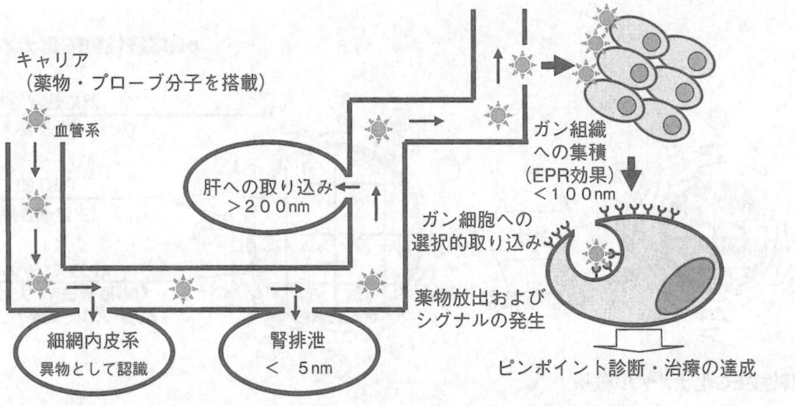

図１　ガンのピンポイント診断・治療における様々なバリヤ

期待できる。さらに，このPEG連鎖の自由末端に官能基を導入することによって，細胞表面レセプターへ特異的に結合可能なリガンド分子をナノゲル表層に配置することで，標的指向性機能の付与も可能である。

実際のpH応答性PEG化ナノゲル粒子の合成は，末端に重合性官能基でビニルベンジル基およびもう片末端に反応性官能基（カルボシキル基やアセタール基）を有するPEGマクロマーを界面活性剤として，疎水性の（*N*, *N*-ジエチルアミノ）エチルメタクリル酸エステル（Nモノマー）と架橋剤のエチレングリコールジメタクリル酸エステルの乳化重合により可能である（図2）。得られるナノゲル粒子の粒径は，界面活性剤であるPEGとNモノマーとの混合比によって制御可能であり，実際に動的光散乱の測定から50～700 nmの粒径でかつ粒径分布が狭いものが得られる（図3）。

種々のpHにおけるナノゲル粒子（PEG分子量:2000，4000，8000）のゼータ（表面）電位の値を図4に示す。ガン組織周辺および細胞内エンドソーム・リソソームなどの低pH領域において，全てのナノゲル粒子が正電荷を示し，それらのゼータ電位の値は，内核を形成するポリアミンゲルのNモノマーセグメントのpK_a(＝7.5)[7]付近を境に急激に減少することが明らかであ

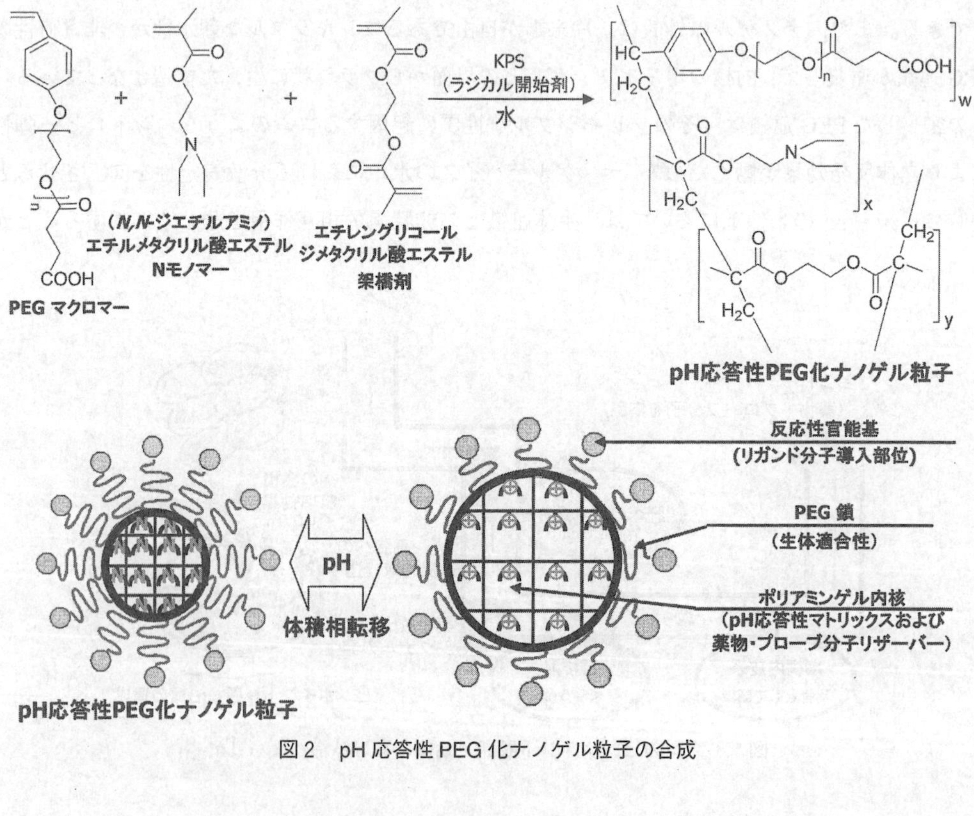

図2　pH応答性PEG化ナノゲル粒子の合成

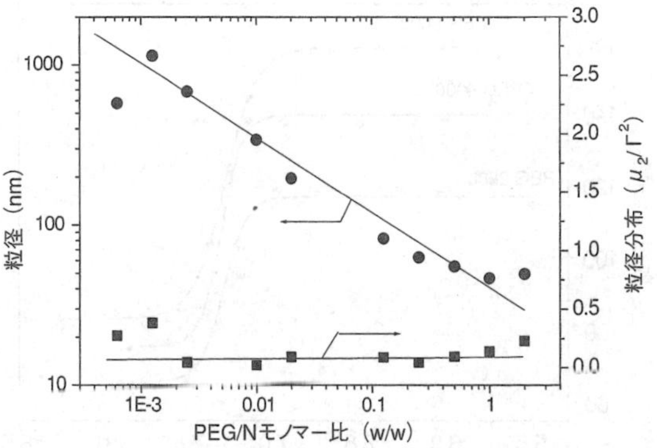

図3　PEG/N モノマー比に対するナノゲル粒子の粒径および粒径分布

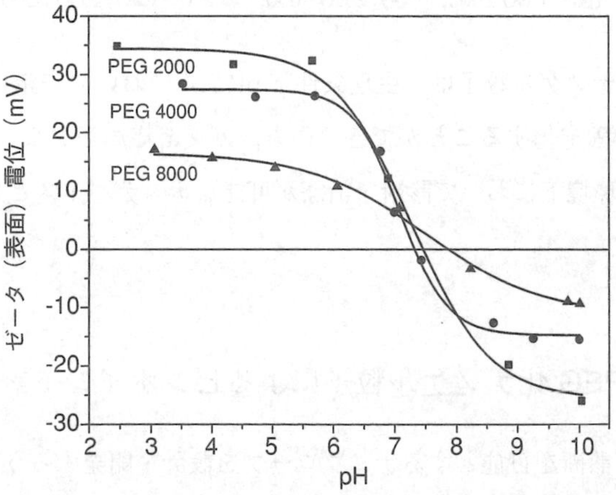

図4　pH 変化に対するナノゲル粒子のゼータ（表面）電位
（■）PEG 2000，（●）PEG 4000，および（▲）PEG 8000

る。また，低 pH 領域におけるナノゲル粒子のゼータ電位の値は，PEG 鎖の分子量が大きくなるにつれ減少し（PEG 2000：+32 mV，PEG 4000：+26 mV，PEG 8000：+16 mV），内核のポリアミンゲルの電荷を遮蔽していることが分かる[8]。さらに，生理条件下 pH 7.4 におけるナノゲル粒子のゼータ電位は，いずれもほぼゼロ（0～+5 mV）の値を示していることから，体内での生体組織との非特異的な相互作用が少ないことが示唆される。

図5に pH に対するナノゲル粒子の粒径変化を示す。生理条件下 pH 7.4 におけるナノゲル粒子の粒径は，いずれも 60～90 nm 程度であった。また，上述のゼータ電位の変化と同様に，pH 7.0～7.5 付近を境に著しい粒径変化が観察され，約5～7倍ほどの体積変化を示す。この pH 変化に対する体積相転移は，pH が低下することにより内核を形成するポリアミンゲルのアミノ基がプロトン化することで親水化すると同時に，イオン浸透圧の急激な上昇に基づくものであ

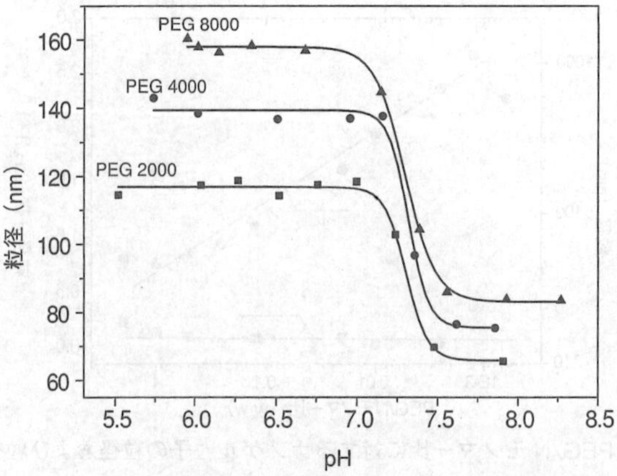

図5　ナノゲル粒子のpH変化に対する粒径変化
（■）PEG 2000，（●）PEG 4000，および（▲）PEG 8000

る[9)]。すなわち，このナノゲル粒子は，生理条件下pH 7.4において安定に薬物およびプローブ分子などを内包および固定化することができ，一方，ガン組織周辺および細胞内エンドソーム・リソソームでの低pH環境下において診断・治療が可能なナノデバイスとして機能することが示唆される。

3　pH応答性PEG化ナノゲル粒子によるピンポイント診断

ガンのピンポイント診断を可能とするナノプローブを設計・開発するうえで，筆者らが着目したのは，^{19}F MRI（^{19}Fluorine Magnetic Resonance Imaging）[10)]である。この^{19}F MRIの特徴としては，①体内には内在性の^{19}Fが存在しないためバックグラウンドがない，②^{19}Fの天然存在比は100 %である，③NMRにおける^{19}Fの感度は^{1}Hの感度と相対的に比較して83 %であることが挙げられる。したがって，^{19}F　MRIは，水の^{1}Hの緩和時間の違いを画像化する従来のMRI[11)]比べて，高感度かつ高いS/N比（Signal/Noise）が期待されるものである。

ガン特異的な^{19}F MRI用プローブの合成は，上述の乳化重合の際に^{19}F化合物である2，2，2-トリフルオロエチルメタクリル酸エステル（^{19}Fモノマー）を追加して行った（図6）[12)]。様々な^{19}FモノマーとNモノマーの組成を有するPEG化ナノゲル粒子のpHに対する粒径変化を図7に示す。^{19}Fモノマーの組成が増加するに従い粒径変化および相転移pHが低くなることが明らかとなった。また，^{19}Fモノマーの組成が50 %以上ではpHに応答した体積相転移を示さなかった。これは，^{19}Fモノマーの組成が増加するに従い，コアの疎水性が増すことが原因と考えられる。さらに，^{19}Fモノマーを共重合したpH応答性PEG化ナノゲル粒子は，生理条件下pH 7.4では収縮状態であり，ガン組織周辺pH 6.5においては膨潤状態であることが確認されている。

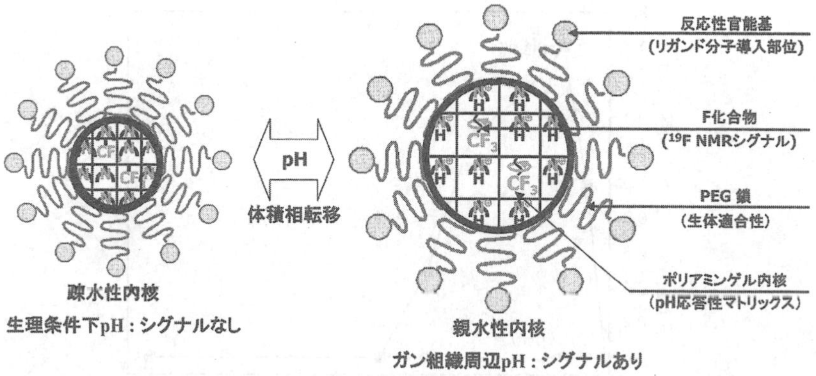

図６　ガン特異的な^{19}F NMR 用プローブのための pH 応答性 PEG 化ナノゲル粒子

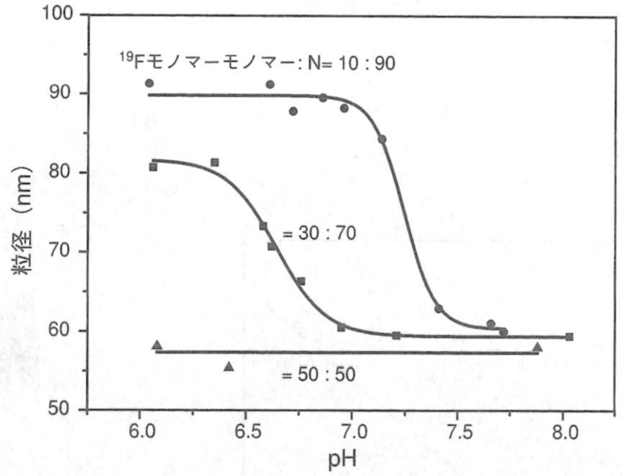

図７　様々な比で^{19}F モノマーを共重合したナノゲル粒子の pH 変化に対する粒径変化

図８に生理条件下 pH 7.4 およびガン組織周辺 pH 6.5 における，ナノゲル粒子の^{19}F NMR のシグナル強度を示す。いずれの組成においても生理条件下 pH 7.4 では，ピークは全く観測されなかったが（OFF 状態），一方，ガン組織周辺 pH 6.5 においては^{19}F モノマーの組成が 50 %未満で顕著にピークが観測される（ON 状態）。これは，上述のように pH が低下することにより内核を形成するポリアミンゲルのアミノ基がプロトン化することで親水化することで，^{19}F モノマーセグメントの運動性が高くなったためであると考えられる[13)]。また，^{19}F モノマーの組成が 10 %で最大のピーク強度を示す。これは，ナノゲル粒子の膨潤度と^{19}F モノマーの含有量（組成）が大きく影響しているためであると考えられる。

また，ガン組織周辺 pH 6.5 において，最大のピーク強度を示したナノゲル粒子（^{19}F モノマーを 10 %含有）の^{19}F モノマー濃度に対するピーク強度の変化を図９a）に示す。^{19}F モノマー濃度（＝ナノゲル粒子濃度）の増加に伴い，ピーク強度も直線的に増加していることが明らかと

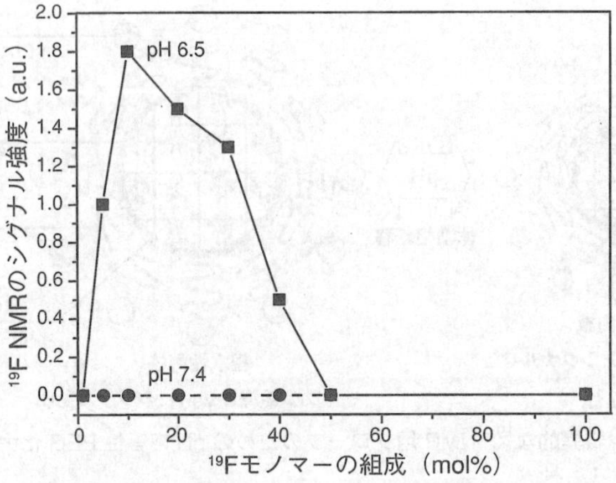

図8　pH 7.4（●）および 6.5（■）におけるナノゲル粒子の^{19}F NMR シグナルの強度

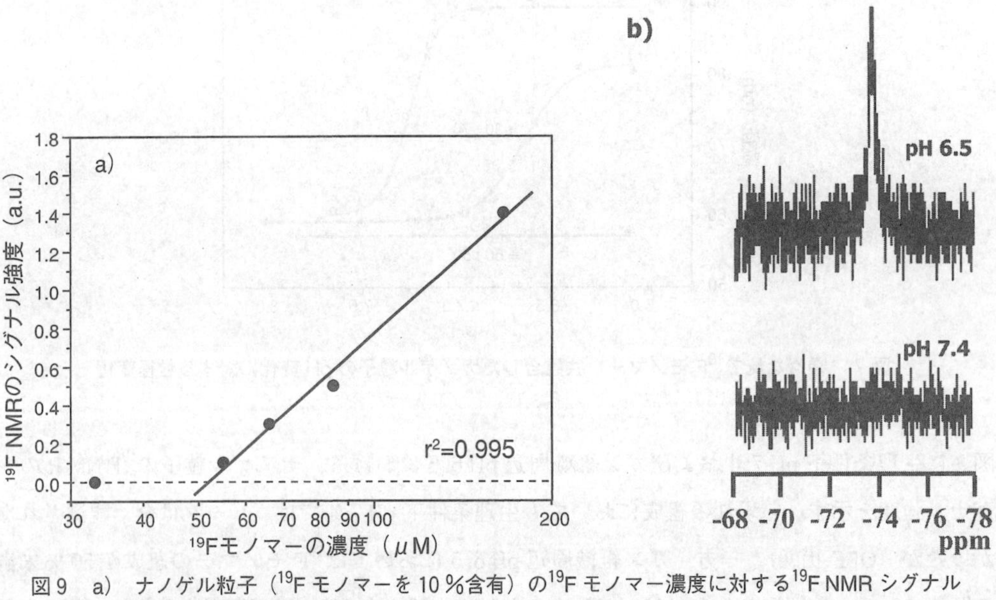

図9　a)　ナノゲル粒子（^{19}F モノマーを 10％含有）の^{19}F モノマー濃度に対する^{19}F NMR シグナルの強度変化

b)　90％血清存在下 pH 7.4 および 6.5 におけるナノゲル粒子（^{19}F モノマーを 10％含有）の^{19}F NMR スペクトル

なった[14)]。また，このナノゲル粒子の検出感度は，^{19}F モノマー濃度換算で約 55 μM であり，従来の MRI の造影剤として使用されるガドリニウム錯体（検出感度：[Gd]＝数 mM）よりも低いことが確認された。さらに，90％の血清存在下においても，このナノゲル粒子は生理条件下 pH 7.4 およびガン組織周辺 pH 6.5 に応答してシグナルの ON-OFF 制御が可能であった（図 9 b)）。

このように，^{19}Fモノマーを共重合したpH応答性PEG化ナノゲルは，*in vivo*において^{19}F MRI用のガン特異的なプローブとして非常に有用であると考えられる。

4　pH応答性PEG化ナノゲル粒子によるピンポイント治療

ガンのピンポイント治療を達成するためには，抗ガン剤を内包したナノデバイスを効率的にガン組織周辺・細胞に集積させ，かつそれらの環境に応答して薬物を放出する必要がある。このガン組織周辺・細胞に応答した薬物放出法としては，①ガン組織周辺の低pH環境（6.5～7.0）を利用して細胞外で抗ガン剤を放出する方法，②細胞内エンドソーム・リソソームの低pH環境（5.0～6.5）を利用して細胞内で抗ガン剤を放出する方法の2つが考えられる。しかしながら，前者の方法では，P糖タンパク質（薬剤汲出しポンプ）などが細胞膜表面に発現した耐性ガン細胞においては，取り込まれた抗ガン剤が細胞外に吐き出されてしまうため，有効でない場合も多い[15)]。一方，後者の方法では，抗ガン剤を内包したナノデバイスをエンドサイトーシスにより細胞に取り込ませ，細胞膜から離れたエンドソーム・リソソームで薬物を放出することで，薬剤汲出しポンプの影響を少なくすることで耐性ガン細胞にも有効であることが知られている[16)]。したがって，本節では，上述（本章2節）したpH応答性PEG化ナノゲル粒子に抗ガン剤であるドキソルビシン（DOX）を内包させ，細胞内エンドソーム・リソソームの低pH環境下で薬物を放出するナノデバイスについて概説する。

ナノゲル粒子へのDOXの内包は，クロロホルム・トリスバッファー混合液中でナノゲル粒子を膨潤させたところにDOXを加え，大気下でクロロホルムを留去後，内包されなかったDOXを限外ろ過により除去した。また，ナノゲル粒子へのDOXの内包量と内包効率は，それぞれ26 wt％および80％と高い値であり，ナノゲル粒子のポリアミンゲル内核が薬物リザーバーとして機能していることが明らかとなった。図10には，DOXを内包したナノゲル粒子のDOXのリリース挙動を示す。その結果，生理条件下pH 7.4においては，ほとんどDOXのリリースが観測（約10％のリリース量）されず，安定にDOXを内包していることが分かった。一方，エンドソーム内pH 6.5～5.3では顕著なDOXのリリースが観測（約40％のリリース量）された。これらのことより，DOXを内包したpH応答性PEG化ナノゲル粒子は，細胞内エンドソーム・リソソームの低pH環境下で薬物を放出するナノデバイスとして機能することが示唆される。

DOXを内包したナノゲル粒子の培養細胞に対する制ガン活性を図11に示す。ここで用いた培養細胞は，もともと薬剤耐性を有することが知られているヒト肝ガン由来のHuH-7細胞である[17)]。その結果，DOXを内包したpH応答性のナノゲル粒子は，DOX単独よりも高い制ガン活性を示した。すなわち，細胞生存率が50％になるDOXの濃度（IC_{50}）は，DOXを内包したpH

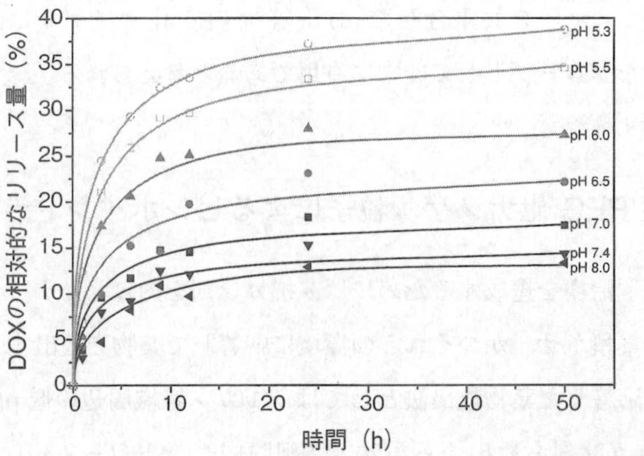

図10　DOXを内包したナノゲル粒子のDOXリリース挙動

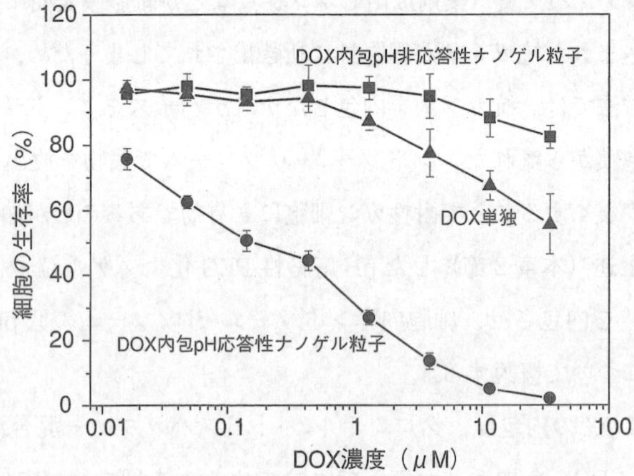

図11　DOXを内包したナノゲル粒子の制ガン活性評価
（■）DOX内包したpH非応答性のナノゲル粒子，（▲）DOX単独，および
（●）DOX内包したpH応答性のナノゲル粒子

応答性のナノゲル粒子が0.14μMであったのに対して，DOX単独が34μMであり，およそ200倍以上の制ガン活性であることが分かった。一方，pHに応答性しないナノゲル粒子にDOXを内包させたもの（DOXを内包したpH非応答性のナノゲル粒子）は，制ガン活性を全く示さなかった。これらのことから，薬剤耐性を有するガン細胞の治療には，細胞内エンドソーム·リソソーム内で薬物をキャリアからリリースする機能が非常に重要であることがわかる。

次に，DOXが細胞内エンドソーム·リソソーム内でナノゲル粒子からリリースされているかどうかを明らかにするためDOX単独，DOXを内包したpH非応答性ナノゲル粒子，およびDOXを内包したpH応答性ナノゲル粒子の細胞内局在を蛍光顕微鏡によりの観察した（図12）。その結果，DOX単独では，1時間後には核に集積しているのが観察された。一方，DOXを内包したpH

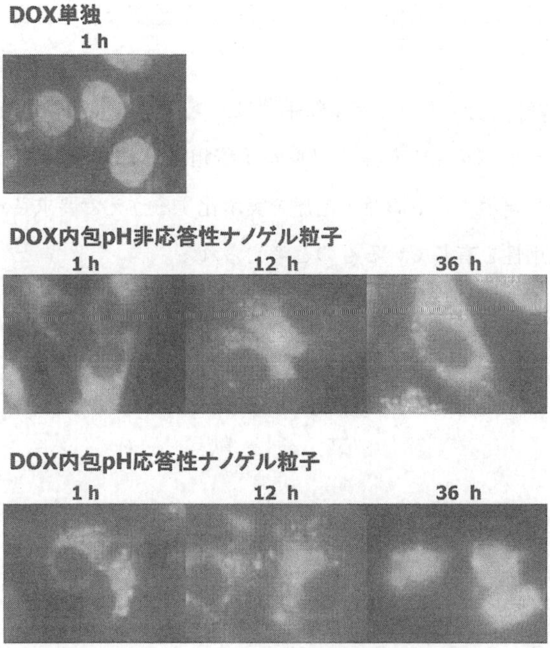

図12　DOXを内包したナノゲル粒子の細胞内でのリリース挙動

非応答性ナノゲル粒子およびDOXを内包したpH応答性ナノゲル粒子では，1時間後および12時間後においても核への集積は確認されず，細胞質にのみ分布しているのが明らかとなった。また,36時間後では，DOXを内包したpH非応答性ナノゲル粒子は細胞質にのみ分布しているのに対して，DOXを内包したpH応答性ナノゲルは，DOXの核への集積が観察された。すなわち，このDOXを内包したpH応答性ナノゲル粒子は，細胞内エンドソーム･リソソーム内pHに応答して薬物をリリースするナノデバイスであることが明らかとなり，今後，*in vivo*に向けた展開が期待される[18)]。

5　おわりに

ガンの診断・治療に関しては依然として解決すべき問題が山積みしており，とりわけ，ナノデバイスの開発にかける期待は極めて大きいといえる。折しも，2001年1月に発表された「国家ナノテクノロジー戦略（米国）」および米国ガン研究所（NCI）により発表された「Cancer Nanotechnology Plan」や欧州科学連合がイニシアティブを取る「Nanomedicine」や，わが国で最近発表された第三期科学技術基本計画におけるライフサイエンス分野の7つの柱の一つには，「標的治療等の革新的ガン医療技術」が掲げられている。これらにおいても，ナノテクノロジーによるガンのピンポイント診断・治療システムの開発が最重要な戦略目標として位置づけられている。

今回紹介したpH応答性PEG化ナノゲル粒子[19]は，工業的にも用いられている乳化重合により合成され，かつナノサイズのpH応答性ゲルの体積相転移に基づいてデザインすることにより，臨床現場でガンのピンポイント診断・治療を実用化するうえで要求される生産性，高い生体適合性，高い効果や汎用性を有しているものと考えられる。

文　献

1） H. Otsuka *et al., Adv. Drug Deliv. Rev.,* **55**, 403（2003）
2） Y. Matsumura *et al., Cancer Res.,* **46**, 6387（1986）
3） L. E. Gerweck *et al., Cancer Res.,* **56**, 1194（1996）
4） R. Duncan, *Anti-Cancer Drugs,* **3**, 175（1992）
5） H. Hayashi *et al., Macromolecules,* **37**, 5389（2004）
6） T. Nakanishi *et al., J. Controlled Release,* **74**, 295（2001）
7） V. P. Wetering *et al., Bioconjugate Chem.,* **10**, 589（1999）
8） S. Liu *et al., Macromolecules,* **35**, 6121（2002）
9） Y. Hirokawa *et al., Macromolecules,* **18**, 2782（1985）
10） J-X. Yu *et al., Curr. Med. Chem.,* **12**, 819（2005）
11） P. Caravan *et al., Chem. Rev.,* **99**, 2293（1999）
12） M. Oishi *et al., Bioconjugate Chem.,* in press
13） V. Butun *et al., J. Am. Chem. Soc.,* **120**, 11818（1998）
14） E. Toth *et al.,* "The chemistry of contrast agents in medical magnetic resonance imaging" Wiley:Chichester（2001）
15） M. Huesker *et al., Hepatology,* **36**, 874（2002）
16） V. Omelyanenko *et al., J. Controlled Release,* **53**, 25（1998）
17） T. Wirth *et al., Cancer Res.,* **65**, 7393（2005）
18） M. Oishi *et al., J. Materials Chem.,* **17**, 3720（2007）
19） M. Oishi *et al., React. Funct. Polym.,* in press

第7章　ポリ乳酸系ゲルのバイオマテリアルへの応用

長濱宏治[*1]，大矢裕一[*2]

高含水性でかつ生分解性を示すヒドロゲル（生分解性ヒドロゲル）は，薬物徐放用担体や人工細胞外マトリックスとしての利用をはじめ，バイオ・医療分野において様々な応用が期待されている。本稿では，生分解性の合成ポリマーであるポリ乳酸を構成成分とするポリ乳酸系ヒドロゲルを，生体内で用いるバイオマテリアルとして応用することを目指した研究の最近の報告例を，主として分子設計の観点から分類し，その特徴を概説する。

1　はじめに

生分解性の合成ポリマーであるポリ-L-乳酸（PLLA）は，主としてL-乳酸二量体であるL-ラクチド（L-LA）の開環重合によって合成される。近年，トウモロコシやサツマイモなどの穀類デンプンの乳酸菌発酵により得たL-乳酸を原料としてPLLAを大量合成する工業的手法が確立された。このバイオマス由来のPLLAを用いた製品は，使用後に燃焼させて二酸化炭素となっても，元の植物がデンプンを合成する際に大気中から取り込んだ二酸化炭素と等量であり，地球温暖化の原因とされている二酸化炭素の増加はプラス·マイナス·ゼロと計算される（カーボンニュートラル）（ただし，製造過程に使用したエネルギー分だけはプラスになる）。またPLLAは，環境下で自然加水分解（非酵素的）および微生物分解（酵素的）を受けて無害なモノマーとなり，また，溶融成型が可能で，結晶性で力学的強度が高いことなどから，大量生産による製造コスト低下に伴って，低環境負荷材料として，包装用フィルムや食器（ディスポーザブル，リターナブル），各種容器，梱包材，IT機器の外装，自動車部品の一部など，幅広い分野での利用が急速に広がっている。

ポリ乳酸（PLA）およびこれと類似の脂肪族ポリエステル類を主な構成成分とする共重合体（本稿では，これらを総称的にポリ乳酸系ポリマーと呼ぶ）は，構成成分である乳酸などが体内代謝物質であり，比較的良好な生体適合性を示すことから，当初は生体内での使用を前提とした

＊1　Koji Nagahama　関西大学大学院　工学研究科　応用化学専攻　博士後期課程

＊2　Yuichi Ohya　関西大学　化学生命工学部　准教授

医療用材料としての研究開発が先行し，かなり以前から手術用の縫合糸や骨折時の骨固定材として，あるいはドラッグデリバリーシステム（DDS）の薬物徐放用担体として，応用されてきた実績を有している。一方，PLLAは結晶性が高いために生体内・環境下どちらにおいてもその分解速度は極めて緩慢であり，比較的高い強度を有する反面，柔軟性に欠け，生体内の軟性組織への適合性が低いという欠点がある。生体内で材料を使用する場合，生体とのなじみやすさ，すなわち生体適合性（力学的適合性，血液適合性，非免疫原性など）の獲得が大きな課題である。特に臓器や血管などの軟性組織は，細胞や細胞外マトリックス（タンパク質）からなる生体高分子ゲルであり，これらの軟性組織と接して用いる材料は，高含水性のヒドロゲルであることが望ましい。しかしながら，PLAは疎水性で水となじむことが出来ないため，そのままではヒドロゲルとなり得ない。そこで，ポリ乳酸系ポリマーの分解特性を生かして，軟組織と同様な高い含水特性と柔軟性を有する生分解性ヒドロゲル（本稿では，これらを総称的にポリ乳酸系ゲルと呼ぶ）を調製することを目指して，PLAと様々な親水性ポリマーの複合化が盛んに試みられている。

一口にゲルといっても様々な定義があり，その例としては，“三次元の網目構造をもった分子量が無限大の物質”，“あらゆる溶媒に不溶の三次元網目構造をもつポリマーおよびその膨潤体”あるいは“液相と固相が同時に存在している状態”などが挙げられる。しかし，本稿で述べるゲル（ヒドロゲル）は，主として，「ポリマーが水を溶媒として膨潤し，かつ流動性を持たない（貯蔵弾性率が損出弾性率を上回る）状態」のことを指すものとする。このように定義すると，厳密には，ごくわずかでも吸水性を示すポリマーならば膨潤度が極めて低い「ゲル」であることになってしまうが，いわゆるゲルとしての性質（＝柔軟性）を示すためにはある程度の含水率が必要であり，明確な境界はなく程度の問題であるとご理解いただきたい。

一般に，ゲル化は架橋によってもたらされるが，架橋構造の生成は必ずしも化学結合（共有結合）である必要はない。共有結合による架橋（化学架橋）は最も強固であり，生体内での安定性と強度のみを考えた場合には，化学架橋型のゲルが有効であると考えられるが，分解することを前提とした場合，架橋（結合）の方法には制約がある。また，一般的な架橋剤には毒性を示すものもあり，ポリマーの分解生成物と同様に生体に悪影響を及ぼさないものを選択する必要がある。一方，静電的相互作用，水素結合，疎水性相互作用，ファンデルワールス力，などによる物理架橋型ゲルは，架橋剤を必要としないため，安全性の面で有利であり，分解性となりやすい利点を有しているが，その反面，タンパク質などの生体分子，イオン強度，温度などによってゲルの性質が変化しやすいため，生理条件下で安定に存在し，その機能を維持するゲルを調製することが求められる。

本稿では，生体内で用いる生分解性バイオマテリアルとして設計された様々なポリ乳酸系ゲルを紹介する。これらのポリ乳酸系ゲルは，タンパク質やペプチドなどを薬物として連続的に徐放するための担体，組織を再生するための細胞の足場となる多孔体（スキャホールド），細胞を患部に注入し一定期間留めておく担体，癒着防止材，止血･創傷被覆材，生体接着剤などへの展開が期待されている。

2　ゲル様固体マトリックス

疎水性の高いポリ乳酸系ポリマーと多糖やポリエチレングリコール（PEG）などの親水性ポリマーとの複合体は，親水性セグメントが適度にリッチな場合，ミクロ相分離構造をとり，水に溶解はしないが良く膨潤して，疎水性のポリ乳酸系ポリマー部分が物理架橋点となった生分解性ヒドロゲルを形成する。こうして調製されたポリ乳酸系ヒドロゲルは，生分解性ソフトバイオマテリアルとして多様な用途への展開が期待できる。

2.1　ポリ乳酸系ポリマーと多糖類の複合体

多糖類は個々の生理活性に加えて，ポリマー素材としてみた場合，①水溶性・親水性を示す，②酵素的な分解を受ける，③水酸基を数多く有し化学修飾が容易である，④還元末端の存在により末端修飾が可能である，などの特徴を有している。また，分解産物が生体内で毒性を示さない糖あるいはオリゴ糖であることは，安全面を考えれば大きなメリットである。これらの特性により，多糖類はバイオマテリアル素材として利用されてきた実績を有している。特にアガロースやアルギン酸などの多糖が適当な条件下でヒドロゲルを形成することはよく知られている。筆者らは，PLLAと多糖類との複合化による新しい生分解性バイオマテリアル設計を意図して，種々のPLLAグラフト化多糖類の合成に成功している。先に述べたように，PLLAは主としてL-LAの開環重合によって合成され，水酸基をもつ化合物は開環重合の開始種として利用可能である。しかし，多糖類の水酸基を開始点としてラクチドを重合する場合，ラクチドと多糖類が共通の溶媒を持たず，高温で溶融したラクチドにも多糖類は混和しないので，重合反応はほとんど進行しない。そこで筆者らは，多糖類（アミロース，プルラン，デキストラン）の水酸基の大部分をトリメチルシリル（TMS）基で保護してTHFなどの有機溶媒に可溶化させ，残存する未反応の水酸基を開始点としてL-LAをアニオン開環重合した後にTMS基を脱保護するという独自の手法により，PLLAグラフト化多糖類の合成に成功した[1,2]。PLLAグラフト化多糖類では，親水性の多糖ユニットと疎水性のPLLAユニットの組み合わせによる両親媒性構造をもつため，多糖の分子量，PLLAの分子量，PLLAのグラフト本数といったパラメーターを種々変化させることにより，ミクロな相構造を変化させることができ，多様な物性を示す生分解性材料が得られると期待される。筆者らは，多糖類としてデキストランを用いて，組成比が異なる様々なPLLAグラフト化デキストラン（Dex-g-PLLA，図１）を合成し，それらの力学・分解特性，ウシ血清アルブミン（BSA）の吸着特性，L 929 繊維芽細胞の接着特性などを検討した[3~5]。クロロホルムからキャストしたフィルムの動的粘弾性測定により，これら Dex-g-PLLA は室温から生体温度付近の温度領域では，柔軟な性質を示すことが明らかとなった。また，糖含有率が高くなるほどフィルム表面への BSA 吸着量や細胞接着数は減少した。これは，糖含有率が高いフィルムほど材料中のデキストラン密度が高くなり，かつガラス転移温度が低くなるため，高分子鎖のミクロブラウン運動により多糖が水との界面に移動し表面が親水化された結果であると考えられる。また，Dex-g-PLLA の中でも比較的高い糖含有率をもつものは，自重と同量以上の水を吸収したヒドロゲルとなった（図２）[6]。糖含有率が高くなるほど PLLA の加水分解によるゲルの崩壊速度は上昇し，糖含有率を変化させることによって，ゲルの保持期間を数週間から数ヶ月間の範囲である程度制御できることが明らかとなった。このような細胞が接着しにくい表面をもつ Dex-g-PLLA ゲルは，適度な含水性や分解速度および柔軟性を有し，癒着防止材など生体非接着性が望まれる生分解性バイオマテリアルとして有用であると考えられる。

先に述べたように，ポリ乳酸グラフト化多糖は両親媒性構造に起因したミクロ相分離構造を形成し，ポリ乳酸成分がリッチな場合は，ポリ乳酸を主体としたマトリックスに親水性の多糖ヒド

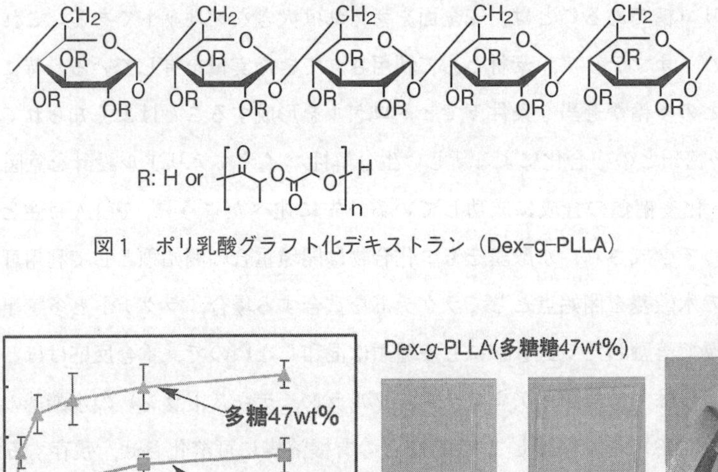

図１　ポリ乳酸グラフト化デキストラン（Dex-g-PLLA）

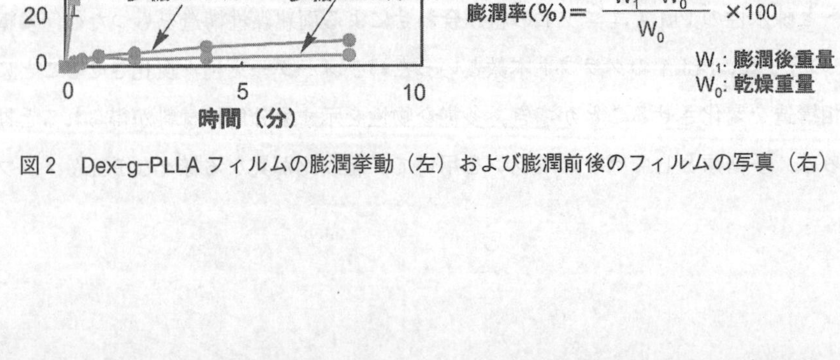

図２　Dex-g-PLLA フィルムの膨潤挙動（左）および膨潤前後のフィルムの写真（右）

ロゲルドメインが島状に分布したミクロ相分離構造を示し，親水性の多糖ドメインはペプチドやタンパク質など親水性薬物のリザーバーとして働くと考えられる。そこで筆者らは，Dex-g-PLLA を用いて water in oil in water（w/o/w）ダブルエマルション法により薬物モデルとしてFITC ラベル化 BSA を内包したマイクロスフェア（MS）を調製した[7]。この MS 内では PLLA のみからなる MS と比較して，FITC ラベル化 BSA の MS 内での均一な分散が達成され，FITC ラベル化 BSA の徐放が可能であった。

一方，電荷の異なる高分子電解質同士を混合するとポリイオンコンプレックス（PIC）を形成して，ゲル化させることが可能であると知られている[8,9]。筆者らは，末端に分岐したペプチド鎖（リシン）を有するポリ乳酸から調製したカチオン性表面をもつ PLLA-MS^+を調製し，これとアニオン性多糖であるヒアルロン酸ナトリウム（HA^-）を混合することによって PIC を形成させ，PLLA-MS^+を物理架橋点とした適度な力学強度を有するヒアルロン酸ヒドロゲルを調製することにも成功している[10]。マウスを用いた皮下埋入試験の結果，この PIC ゲルは生体に対して炎症反応を惹起することなく，分解・吸収されることが明らかとなり，分解吸収型の薬物徐放担体や創傷被覆材などとして有用であると考えられる。

2.2　ポリ乳酸とポリエチレングリコールの複合体

前に述べたように，ラクチドは水酸基をもつ化合物を開始剤として重合が可能であり，片末端もしくは両末端に水酸基を有する PEG などのポリエーテル（PEth）を開始種とすると，ジブロック（PEth-PLA）もしくはトリブロック共重合体（PLA-PEth-PLA）が容易に合成できる。PLA と PEth のブロック共重合体に関する研究報告は，1990 年代ごろから急増している。これらブロック共重合体は，親水性の PEth ユニットと疎水性の PLA ユニットの組み合わせによる両親媒性構造をもつため，ミクロ相分離構造を形成する。また，PLA と PEth の組成比が異なる共重合体では相分離形態（モルホロジー）が異なるため，多様な物性を生み出すことが示されている。特に PEth の組成比が高いものからは，吸水性の高い PEth ドメインが疎水性の PLA ドメインにより物理架橋されたヒドロゲルが得られ，高親水性かつ速やかな分解性を有する材料として利用できる。PEth の中でも特に PEG を用いたものが数多く報告されている[11~15]。PEG は，高い水和能と排除体積効果に基づくタンパク質などの吸着を抑制する作用を有し，分子量が低い（20,000 程度以下）場合には腎臓から容易に排泄されるため，生体非接着性が望まれ体内で使用するバイオマテリアルの設計には有用な素材である。こうした PEG/PLA 共重合体から構成されるヒドロゲルが高い組織非接着効果を獲得するには十分に高い PEG 組成比をもつことが必要であり，成型した材料がある程度の力学的強度を有するためには共重合体全体の分子量が大きい方が望ましいが，一方で，PEG/PLA 共重合体の分解後に溶出した PEG が体内に蓄積することなく腎糸球体を介して速やかに体外へ排出されるためには，PEG/PLA 共重合体に用いる直鎖型 PEG の分子量は 20,000 程度以下が望ましい（腎糸球体からの排泄効率は，直鎖型 PEG の分子量が 30,000 程度以上で著しく減少する）[16]。また，PEG/PLA ヒドロゲルを軟性臓器と接触して用いる分解性の癒着防止材として用いる場合，高い組織非接着効果は当然ながら，臓器を傷つけない柔軟性と応力を受けたときに破損しない程度の力学的強度，さらには分解後に結晶物が残存しないことが要求される。つまり，①高結晶性を示さない，②柔軟性と充分な力学強度を併せもつ，③充分な親水性表面を有する，という三つの条件を満たす PEG/PLA 共重合体が必要となり，簡便に合成できる PEG/PLA トリブロック共重合体ではこれらを同時に満たすことができない。山岡らはこれらの条件を満たす分子構造としてマルチブロック共重合体（MB）を PLLA と PEth の直接重縮合反応により合成した[17]。ここでは，PEth としてポリプロピレングリコール（PPG）と PEG のトリブロック共重合体（PEG–PPG–PEG）を用いた。高い PEth 組成比をもつ MB 共重合体では，PLLA の凝集領域を物理架橋点として PEth 成分が水に膨潤するためにヒドロゲルを形成した。含水率の高い MB 共重合体ゲルはその分解速度が極めて速く，ラット皮下埋入 1 週間でほぼ分解され，細胞接着や組織付着は認められなかった[18]。このような性質を示す MB 共重合体ゲルは，分解吸収型の癒着防止材として有用であると考えられる。

一方，筆者らは高い PEG 組成比を維持したまま親水性ドメインにも架橋構造を導入する，すなわち 1 本の共重合体が多数の疎水部を連結する構造を誘起することができれば，先に述べた 3 つの条件を満たすことができると考え，8 本に分岐した星型分岐構造を有する PEG 誘導体（8–arms PEG）の各末端水酸基を開始点とした L–ラクチドの開環重合により，星型ジブロック共重合体を合成した（8–arms PEG–PLLA，図 3）[19]。この 8–arms PEG–PLLA では一分子中の PLLA 本数が直鎖型よりも多く，親水部が分岐した構造をとっているため，低い PLLA 組成比においても PLLA からなる物理架橋点ドメイン間を PEG が橋掛けする効率が高まり，柔軟性と粘り強さに加えて高い親水性表面を併せもつヒドロゲルになる。この 8–arms PEG–PLLA ヒドロゲルは同程度の組成を有するトリブロック共重合体（PLLA–PEG–PLLA）と比較して低い結晶化度と高い膨潤率（200 %）を示した。このヒドロゲルは PBS 中約 50 日でほぼ分解され，血小板粘着，血液凝固，タンパク質吸着はトリブロック共重合体や PLLA に比べて極めて少なく，細胞接着はほとんど認められなかった。そこで，このゲル内部の水の構造に注目して DSC 測定を行い，ゲル内の水分子中の不凍水，結合水，自由水の割合を調べたところ，同等の PEG 組成比をもつ PLLA–PEG–PLLA ゲルと比べて著しく高い自由水含有率を示し，その結果として細胞接着などが抑制される高い親水性表面をもつことが示唆された（図 4）[20]。こうした，血液適合性や生体非接着性の表面をもつ柔軟な 8–arms PEG–PLLA ゲルは，癒着防止材の他にも薬物徐放型のステントコーティング剤として期待される。

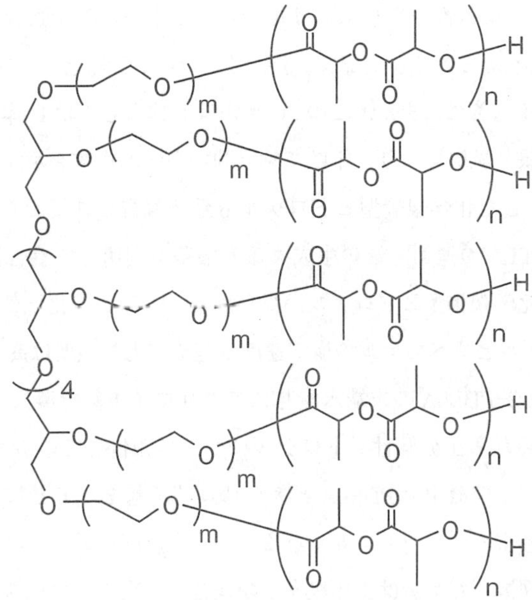

図３　星型分岐構造を有する PEG−PLLA ジブロック共重合体（８−arms PEG−PLLA）

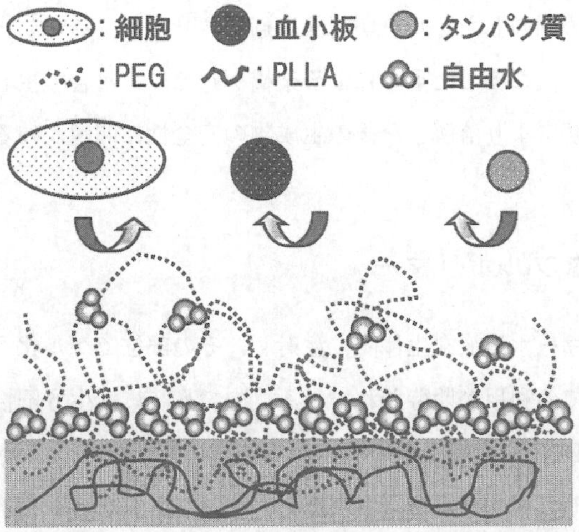

図４　８−arms PEG−PLLA ゲルが生体組織の吸着や接着を抑制する機構の模式図

一般に，ポリ乳酸の結晶構造には，PLLA あるいはポリ−D−乳酸（PDLA）からなるホモ結晶のほかに，PLLA と PDLA の１：１混合物からなり，熱的，物理的にホモ結晶よりも安定なステレオコンプレックス（SC）結晶が存在する。そこで，筆者らは，疎水性ドメインの物理的架橋を強化することを意図して，同等の組成比をもち光学異性体の関係にある８−arms PEG−PLLA と８−arms PEG−PDLA を混合した SC ゲルを調製した。この SC ゲルでは SC 結晶が物理架橋点となってPEG層をつなぎ，柔軟性や高含水性は維持したまま強い破断強度（粘り強さ）を付与することが可能であると考えられる。実際に，混合ゲルのDSC測定とX線散乱測定により，SC結晶が存在することが確認され，また，このSCゲルはL体もしくはD体単独ゲルと同等な含水率を有し，さらに引っ張り試験により，柔軟で粘り強い力学的性質を示すことを確認した[21]。

PLAとPEGを成分とした化学架橋型ヒドロゲルも数例報告されており，PLA-PEG-PLAトリブロック共重合体中のPLAの連鎖末端に生成する水酸基を利用して重合性基を導入し，これを重合させることにより化学架橋型ヒドロゲルが得られる。一般に，化学架橋型PEG/PLAゲルは物理架橋型PEG/PLAゲルと比べてゲルの崩壊速度は遅く，力学強度は高いという性質を示す。Hubbellらは PDLLA-PEG-PDLLAの末端水酸基にアクリロイル基を導入したマクロモノマーの光重合を行うことで得られる生分解性ヒドロゲルについて報告している[22~24]。このマクロモノマーは水に可溶であり，水溶液中でPDLLAとアクリロイル基をコアとしたミセルを形成し，ミセルコア内では重合性基密度が局所的に高くなるため，光反応によって容易に重合し，架橋反応を生起しゲル化する。調製したゲルは生体組織との適合性が高く，マウスの腹腔内に長期間留置してもタンパク質の吸着が起こらず，炎症反応や繊維組織の形成も抑制された。このマクロモノマー水溶液を手術での切開組織周辺に塗布した後に，光照射すると生体組織用の接着剤として利用でき，またあらかじめ調製したゲルを切開部に適用させると，癒着防止膜として応用できると報告している[25]。ただし，こうした重合による架橋ゲルでは，重合で生じたポリマー部分は非分解性であり，材料が分解により溶解した後の生成物の安全性に問題が残ると言える。

3　インジェクタブルポリマー

ゾル状態にあるポリマー水溶液を生体内に注射し，その部位でゲル化するポリマーはインジェクタブルポリマーとしての利用が期待されている。中でも特に，生分解性を示すものは，体内蓄積性を示さないため，DDSや組織工学の観点から非常に有望視されている[26,27]。このインジェクタブルポリマー水溶液に親水性薬物（ホルモン、タンパク質など）を溶かしておくと，生体内に注射されると同時にヒドロゲルを形成し，ヒドロゲルの崩壊にともなって内包した薬物を徐放することが期待される。また，薬物の代わりに細胞（および細胞増殖因子）を内包したインジェクタブルポリマーは，欠損部に打ち込みヒドロゲルを形成させることにより，その網目構造が人工の細胞外マトリックスとして機能し，組織再生用の足場（スキャホールド）として利用可能であると期待されている（図5）。このインジェクタブルポリマーを用いた投与は切開による埋入と比較して患者に与える侵襲が極めて低く，治療範囲の大幅な拡張と患者のQOL（quality of life）の向上が期待される。このような生分解性インジェクタブルポリマーをインプラント型バ

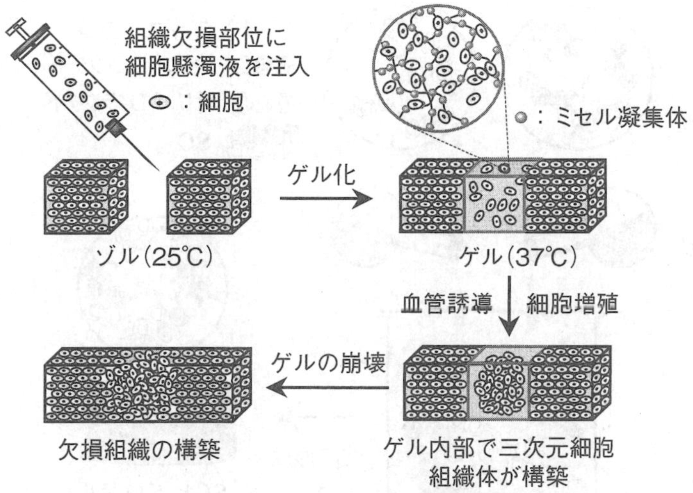

図5　インジェクタブルポリマーを用いた組織再生用スキャホールドの概念図

イオマテリアルとしての使用を考えた場合，生体内で形成されるヒドロゲルの力学的強度の獲得が現在の大きな課題である。これまでに「二液混合型」と「温度応答型」という，異なるゲル化機構をもったインジェクタブルポリマーが報告されており，その特徴を以下に説明する。

3.1　二液混合型

「二液混合型」のインジェクタブルポリマーは，さらに分子間の非共有結合的相互作用による物理架橋型ゲルと，共有結合の生成を利用した化学架橋型ゲルとに分類することができる。前者の例としてHenninkらは，SC形成を利用したヒドロゲルの調製とDDSへの応用について報告している[28~30]。デキストランにオリゴ-L-乳酸（OLLA）を導入したグラフト共重合体と，同じくデキストランにオリゴ-D-乳酸（ODLA）を導入したグラフト共重合体は，それぞれ単独では水に溶解するが，それらの共重合体水溶液を混合するとSC形成が起こり，ヒドロゲルを形成する（図6）。SCの形成により物理架橋型ゲルとしては比較的強固なゲル（20 wt%ゲルの貯蔵弾性率が2,000 Pa程度）が得られ，このSCゲルは6日間で完全に分解・消失した。彼らは，モデルタンパク質としてリゾチームやIgGを用い，それぞれのポリマー水溶液にタンパク質を加えておき，両者を混合することによりタンパク質内包SCゲルを調製し，得られたSCゲルからタンパク質が5日間程度にわたって徐放することを確認している。

また後者の例として，Ansethらは，紫外線照射による化学架橋型ヒドロゲルの調製と軟骨再生用のスキャホールドへの応用について報告している[31]。両末端にメタクリル酸を導入した直鎖型PEG（PEG-DM）の水溶液と，両末端にメタクリル酸を導入したOLLA-PEG-OLLAトリブロッ

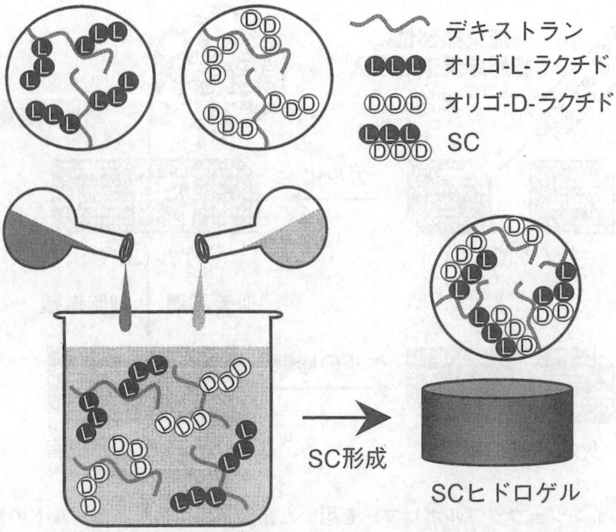

図6　オリゴ-L-乳酸結合デキストランとオリゴ-D-乳酸結合デキストランのステレオコンプレックスによるヒドロゲル形成の模式図

ク共重合体（PEG-LA-DM）の水溶液を任意の割合で混合し，これに紫外線を照射すると10分後にヒドロゲルを形成する。彼らは，混合水溶液中に軟骨細胞を懸濁させておき，紫外線を照射することにより軟骨細胞封入ゲルを調製した。このゲルは，非分解性のネットワーク（PEG-DM）と分解性のネットワーク（PEG-LA-DM）を組み合わせることによって，比較的長いゲルの保持時間（～8週間）と軟骨再生にとって重要視されるゲルの強度（貯蔵弾性率が20,000 Pa程度）を分解中も維持でき，ゲル内部で軟骨細胞は少なくとも8週間にわたって増殖した。ただし，こうした化学架橋型のポリマーは混合後に光照射などにより架橋反応を開始する必要があり，理想的なインジェクタブルポリマーとは言い難い。

いずれの場合においても，これらの「二液混合型」インジェクタブルポリマーをインプラント型バイオマテリアルとして用いる場合，生体内に注射した後ゲル形成にある程度の時間を要するため，二液混合後のゲル形成時間を迅速にすることが望まれる。

3.2　温度応答型

「温度応答型」インジェクタブルポリマーは，温度の変化により物理架橋が生じ*in situ*でゲルを形成する。温度に応答してゲル化するポリマーには，ゼラチン，アガロース，アミロペクチン，カラギナンなどの天然ポリマーが知られている[32～35]。その機構は，高温では，これらのポリマーはランダムコイル状態をとって溶解しており（ゾル状態），温度を下げることによりポリマー中に形成される三重らせん（ゼラチン）や二重らせん（多糖）の会合により物理的架橋が生起しゲル化が起こる[36]。これらのポリマーは高温でゾル状態にあり，温度を下げることによりゲル化が進行するため，高温の溶液を体内に注入することは安全上問題があり実際の使用は難しい。これに対し，体温以下ではゾル状態で，体温まで温められることによってゲル化するポリマーがいくつか知られており，この方が生体中でのゲル化には適している。温度を上昇させることによってゲル化する合成ポリマーとして，親水性セグメントと疎水性セグメントからなるいくつかのブロックもしくはグラフト共重合体の水溶液が，温度変化に応答してゾル—ゲル転移を示すことが報告されている[37,38]。疎水性成分にPPG（Aセグメント），親水性成分にPEG（Bセグメント）を有するBAB型トリブロック共重合体（PEG-PPG-PEG）はその代表例である。これはPPGとPEGの組成比によって「Pluronic®」または「Poloxamer®」などと称され，温度変化に応答して内包薬物を放出するドラッグキャリヤーとして研究されている[39]が，これらのポリマーは生体内非分解性である。一方，Kimらは，疎水性成分にPLLA（Aセグメント），親水性成分にPEG（Bセグメント）を用いた生分解性のBAB型トリブロック共重合体（PEG-PLLA-PEG）を合成し，この共重合体も温度変化に応答したゾル—ゲル転移を示すことを見出した[26]。このPEG-PLLA-PEGは水溶液の温度を相転移温度より下げることにより，ゾルからゲルに転移するが，さらにKimらは，疎水性成分にL-乳酸とグリコール酸のランダム共重合体であるPLGA（Aセグメント），親水性成分にPEG（Bセグメント）を用いた生分解性のABA型トリブロック共重合体（PLGA-PEG-PLGA）を合成し，この共重合体が温度上昇によりゾルからゲルへの転移を示すことを報告している[40]。PLGA-PEG-PLGAは水溶液の温度を上げることにより，室温と体温の間でゾルからゲルへと転移するので，このポリマー水溶液を注射器などで生体内に打ち込み，体温まで暖められるとその場でゲル化が起こり，インジェクタブルポリマーとして利用できる可能性がある。このPLGA-PEG-PLGAはPLGA鎖間の疎水性相互作用により，水溶液中でPLGAをコア，PEGをコロナ（外層）とした高分子ミセルを形成している（ゾル状態）。温度を上昇させるとPEGが部分的に脱水和するためにミセルが不安定化し，コアから解離した一部のPLGAが他のミセルのコアを形成するPLGAと会合し，PEGセグメントがミセル間を橋架けすることによりミセルが成長し，物理架橋型ヒドロゲルを形成すると考えられている[41]。この他にもPLLAとPEGのMB共重合体[42]，PEGにPLGAをグラフトした共重合体[43]などが「温度応答型」のインジェクタブルポリマー候補として報告されている。これらのポリ乳酸系ポリマーとPEGを用いた「温度応答型」のインジェクタブルポリマーは，温度変化に応答して速やかにゲル化するという点で「二液混合型」のインジェクタブルポリマーよりも有利だが，ゲルの力学強度が極めて低い（37℃における貯蔵弾性率が数百Pa）ことが，実際の応用に向けた最大の問題点である。

木村らは，直鎖型PLLA-PEG-PLLAとPDLA-PEG-PDLAを用いてSC形成を利用した「温度応答型」インジェクタブルポリマーを報告している[44]。このポリマーも前述のPLGA–PEG–PLGAと同様，温度上昇によってミセルが成長しゲル化するが，成長したミセルのコアがSC結晶であることがこのポリマーの特徴である。実際に，適した組成を有するPLLA–PEG–PLLAとPDLA–PEG–PDLAの混合水溶液のX線散乱測定によって，温度上昇によりSC結晶が成長するとともに，ゲル形成が進行することを明らかにした。また，この10 wt%SCゲルは37 ℃において比較的高い力学強度（貯蔵弾性率が900 Pa）を示した。

筆者らは，ゲル状態のポリマーの架橋効率の向上とSC形成による安定で高い強度のゲルを形成することを意図して，8-arms PEGの各末端水酸基からL–LAもしくはD–LAを開環重合し，さらにそのPLA末端に，方末端がメトキシ基でキャップされたPEGを結合した星型トリブロック共重合体（8-arms PEG–PLLA–PEG，8-arms PEG–PDLA–PEG）を合成した。これらのポリマーを混合しただけではゲル化せず（10 wt%等量混合水溶液），室温ではゾル状態を示すが，温度上昇にともなって34 ℃でヒドロゲルを形成し，得られたゲルは極めて高い力学強度を示した（37 ℃における貯蔵弾性率が10,300 Pa）[45]。また筆者らは，架橋点の物理的安定性を高めることを考え，8-arms PEG–PLLAの末端にコレステロール基を導入した結合体ポリマー（8-arms PEG–PLLA–cholesterol）を合成した[46]。このポリマーでは，分岐構造化による架橋効率の向上に加え，コレステロール基の強い自己会合特性によってPLLAの凝集が促進され，温度上昇にともなって生起される橋架け構造が強固になることにより力学強度が高いゲルが得られる。このポリマーの20 wt%水溶液は温度上昇にともなって37 ℃で力学強度が高い（貯蔵弾性率が8,200 Pa）ゲルを形成した。また，このポリマーは血清や細胞の共存下でも同様な温度応答性ゾル―ゲル転移を示すことも明らかとなった（図7）。この血清入りポリマー溶液中に室温でマウス由来L 929繊維芽細胞を懸濁し，これを37 ℃に加熱すると細胞封入ヒドロゲルが得られた。このゲルは含水率が80 %以上であり，物質透過性に優れること，さらに細胞毒性を示す化学物質を全く用いていないため，このヒドロゲル内部での細胞培養が可能であり，少なくとも14日間はゲル内部で増殖性を維持した。このように，筆者らが合成したポリ乳酸系「温度応答型」ゾル―

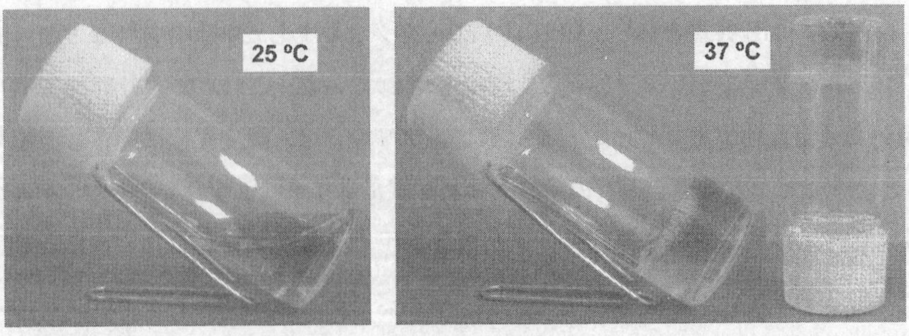

図7　8-arms PEG–PLLA–cholesterol水溶液（血清存在下）でのゲル化

ゲル転移ポリマーは，薬物徐放デバイスや組織再生用スキャホールドなど，より実用的なインジェクタブルバイオマテリアルとして利用可能であると考えられる。

4　ナノゲル

親水性ポリマーの側鎖に少量の疎水基を導入した両親媒性ポリマーは，希薄水溶液中で疎水基が会合して物理架橋点となることで粒子を形成する。これは，疎水性相互作用をドライビングフォースとした自己会合体であるという点でポリマーミセルと類似性はあるが，通常は多核構造を有しているとされており，粒子全体は高い含水性を示すヒドロゲル粒子である。それらの中でも特に，ナノメーターサイズを有するものはナノゲルと呼ばれている。秋吉らは，多糖やポリアミノ酸を適度に疎水化することにより，ナノゲルを調製できることを見出した[47,48]。特に，多糖であるプルランにコレステロール基を導入したもの（CHP）が良く知られている。CHPは希薄溶液で20～30 nmの単分散のゲル粒子を形成し，ドラッグキャリヤーだけでなくシャペロン機能などが報告されている[49]。筆者らは，比較的短いPLLAを多糖に導入したグラフト共重合体（Pul-g-PLLA，Dex-g-OLLA）もナノゲルを形成することを見出している（図8）[50]。また組成の比較的揃ったDex-g-OLLAとDex-g-ODLAを等モル比で混合して調製したナノゲルは，SC結晶を物理架橋点とし，このSCナノゲルの物理的安定性はDex-g-OLLA単独ナノゲルと比較して著しく高いことを明らかにした[51]。これらのナノゲルはポリ乳酸鎖の加水分解の進行にともなって徐々に崩壊するナノゲルであり，分解制御型DDSキャリヤーとして興味がもたれる。

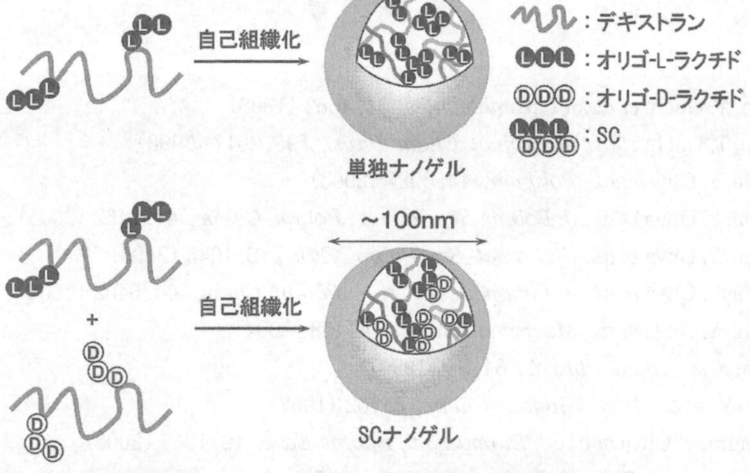

図8　オリゴ-L-乳酸結合デキストランとオリゴ-D-乳酸結合デキストランのステレオコンプレックスによるナノゲル形成の模式図

5　おわりに

以上のように，ポリ乳酸系ゲルのバイオマテリアルへの応用に関する研究例を，筆者らの研究を中心に見てきた。述べてきたようにポリ乳酸は，本来，水には不溶のポリマーであり，一見ヒドロゲルの素材としては不適当に考えられるが，その疎水性相互作用を上手く利用すれば，生分解性ヒドロゲルの物理的架橋点として働くことが示された。生体と同様な高含水特性を有し，かつ生分解性を有するポリ乳酸系ゲルは生体内での使用に適した生分解性マテリアルと考えられる。外科的手術においても低侵襲性が強く要求される今日において，生体内で分解吸収されるインプラント型バイオマテリアルは益々その重要度が増していくと考えられる。バイオマテリアル領域において，分子構造設計により，分子間相互作用を制御し，最終的な材料の形状や物性，機能を制御することができる高分子合成の技術は，非常に重要である。こうした高分子化学者と医薬産業従事者との連携により，多くの生分解性インプラントバイオマテリアルが実用化されることを望んでいる。

謝　辞

本稿で筆者の研究として紹介したものは，関西大学化学生命工学部 大内辰郎教授との共同研究により行われ，その一部は日本学術振興会科学研究費補助金からの研究助成を得て行われました。また，8-arms PEGは日油株式会社から提供して頂いたものであり，ここに謹んで感謝申し上げます。

文　献

1）Y. Ohya, T. Ouchi *et al.*, *Macromolecules,* **31**, 4662 (1998)
2）Y. Ohya, T. Ouchi *et al.*, *Macromol. Chem. Phys.*, **199**, 2017 (1998)
3）T. Ouchi, Y. Ohya *et al.*, *Polymer,* **44**, 3927 (2003)
4）T. Ouchi, Y. Ohya *et al.*, *J. Polym. Sci. Part A : Polym. Chem.*, **41**, 2462 (2003)
5）T. Ouchi, Y. Ohya *et al.*, *J. Biomat. Sci. Polym. Edn.*, **16**, 1035 (2005)
6）T. Ouchi, Y. Ohya *et al.*, *J. Polym. Sci. Part A : Polym. Chem.*, **44**, 6402 (2006)
7）T. Ouchi, Y. Ohya *et al.*, *Macromol. Biosci.*, **4**, 458 (2004)
8）T. Nagai *et al.*, *Int. J. Pharm.*, **61**, 35 (1990)
9）K. Kataoka *et al.*, *Bioconjugate. Chem.*, **8**, 702 (1997)
10）H. Arimura, Y. Ohya *et al.*, *J. Biomat. Sci. Polym. Edn.*, **16**, 1347 (2005)
11）T. Kissel *et al.*, *J. Control. Release,* **39**, 315 (1996)
12）Y. Li *et al.*, *Polymer,* **39**, 4421 (1998)

13) J. Feijen *et al.*, *Macromol. Symp.*, **224**, 119 (2005)
14) C.-M. Dong *et al.*, *J. Polym. Sci. Part A : Polym. Chem.*, **44**, 2034 (2006)
15) W. Chen *et al.*, *Polym. Adv. Tech.*, **14**, 245 (2003)
16) 山岡哲二，バイオマテリアル，**21**, 37 (2003)
17) T. Yamaoka *et al.*, *J. Polym. Sci. Part A : Polym. Chem.*, **37**, 1513 (1999)
18) T. Yamaoka *et al.*, *J. Biomed. Mater. Res.*, **54**, 470 (2001)
19) K. Nagahama, Y. Ohya *et al.*, *Polym. J.*, **38**, 852 (2006)
20) K. Nagahama, Y. Ohya *et al.*, *Macromol. Biosci.*, **6**, 412 (2006)
21) K. Nagahama, Y. Ohya *et al.*, *Polymer*, **48**, 2649 (2007)
22) C. P. Pathak *et al.*, *J. Am. Chem. Soc.*, **114**, 8311 (1992)
23) A. S. Sawhney *et al.*, *Biomaterials*, **13**, 863 (1992)
24) A. S. Sawhney *et al.*, *Macromolecules*, **26**, 581 (1993)
25) J. Hubbell *et al.*, *Polymer Preprints*, **34**, 846 (1993)
26) S. W. Kim *et al.*, *Nature*, **388**, 860 (1997)
27) B. Jeong *et al.*, *Chem. Commun.*, **16**, 1516 (2001)
28) W. E. Hennink *et al.*, *Macromolecules*, **33**, 3680 (2000)
29) W. E. Hennink *et al.*, *J. Control. Release*, **71**, 261 (2001)
30) W. E. Hennink *et al.*, *Int. J. Pharm.*, **277**, 99 (2004)
31) K. S. Anseth *et al.*, *J. Biomed. Mater. Res.*, **70 A**, 560 (2004)
32) P. J. Higgs *et al.*, "Physical Network. Polymers and Gels", p.185, Elsevier, New York (1990)
33) S. Arnott *et al.*, *J. Mol. Biol.*, **90**, 269 (1974)
34) A. Rozier *et al.*, *Int. J. Pharm.*, **57**, 163 (1989)
35) G. Franz *et al.*, *Adv. Polym. Sci.*, **76**, 1 (1986)
36) K. Park *et al.*, "Biodegradable Hydrogels for Drug Delivery", p.99, Technomic, Lancaster (1993)
37) B. Jeong *et al.*, *Adv. Drug Deliv. Rev.*, **54**, 37 (2002)
38) K. Thomas *et al.*, *Adv. Drug Deliv. Rev.*, **54**, 99 (2002)
39) P. Alexandridis *et al.*, *Colloids Surfaces A. Physicochem. Eng. Aspects*, **96**, 1 (1995)
40) D. S. Lee *et al.*, *Macromol. Rapid. Commun.*, **22**, 587 (2001)
41) D. S. Lee *et al.*, *J. Biomed. Mater. Res.*, **61**, 188 (2002)
42) B. Jeong *et al.*, *Biomacromolecules*, **7**, 1729 (2006)
43) B. Jeong *et al.*, *Macromolecules*, **33**, 8317 (2000)
44) Y. Kimura *et al.*, *Macromol. Biosci.*, **1**, 204 (2001)
45) K. Nagahama *et al.*, submitted
46) K. Nagahama *et al.*, submitted
47) K. Akiyoshi *et al.*, *Macromolecules*, **26**, 3062 (1993)
48) K. Kuroda *et al.*, *Langmuir*, **10**, 3780 (2002)
49) 秋吉一成，未来材料，**4**, 36 (2004)
50) T. Ouchi, Y. Ohya *et al.*, *J. Polym. Sci. Part A : Polym. Chem.*, **42**, 5482 (2004)
51) K. Nagahama, Y. Ohya *et al.*, *Biomacromolecules*, **8**, 2135 (2007)

第8章　自発的―可逆的にゲル化する生体内ソフトデバイスとしてのリン脂質ポリマーハイドロゲル

金野智浩[*1]，石原一彦[*2]

1　はじめに

ポリマーハイドロゲルはポリマー鎖間に作用する相互作用力により特性が変化するため，多機能なソフトマテリアルとしての応用が期待されている。とりわけ医療デバイスとしては，生体分子や細胞と組み合わせた周囲の情報受信と伝達および変換，あるいは内包される分子や細胞の保持輸送と制御放出に注目が集められる[1)]。このようなポリマーハイドロゲルから実現される医療デバイスをソフトバイオデバイスとして定義する。しかし一方，従来のポリマーハイドロゲルは生体分子や細胞と接触すると，石灰化やカプセル化といった生体異物反応を誘起する。石灰化は含水率の高いポリマーハイドロゲルに特徴的でゲル内部に各種イオンが沈着することに起因する。またカプセル化はタンパク質分子の非特異的吸着に起因する。つまり，既存の多くのポリマーハイドロゲルは生体親和性が十分とは言い難く，ソフトバイオデバイスとして応用するには課題が山積している。天然高分子や生体高分子または合成高分子といった各種ポリマーと生体分子との非特異的相互作用を制御する試みは数多く行われてきた。合成高分子としてはポリ（2–ヒドロキシエチルメタクリレート）などの親水性ポリマーが良く知られている。しかし，これらもまた生体異物反応を抑止するには至っていない。そのような状況の中，現在のところ，2–メタクリロイルオキシエチルホスホリルコリン（MPC）を一成分としたMPCポリマーは生体分子との非特異的相互作用を抑制する合成高分子の一つとして知られており，これを基盤とした各種医療デバイスが検討されている[2~4)]。

次に，ハイドロゲルをソフトバイオデバイスとして利用する際には調製方法も極めて重要である。物理架橋型のハイドロゲルはその構造を周辺環境の変化に応じて変化できる点や調製方法の容易さの観点から時間的に制約される手術現場や迅速な作業が要求される細胞操作時において有用である。また，ハイドロゲルの分子設計によっては自発的にゲル化するばかりでなく可逆的に

＊1　Tomohiro Konno　東京大学　大学院工学系研究科　マテリアル工学専攻　助教
＊2　Kazuhiko Ishihara　東京大学　大学院工学系研究科　マテリアル工学専攻　教授

ゲル化させることも可能である。これらの点において物理架橋型のハイドロゲルはソフトバイオデバイスとしての応用の幅が広く有用である。

本稿ではポリマーハイドロゲルの構成単位であるモノマーから分子設計することで高い生体親和性を実現したソフトバイオデバイスについてその医療分野への応用について概説する。

2　経口投与型コントロールドリリースデバイス

外部環境に敏感に応答して物性が変化するハイドロゲルの特徴を活かすことでゲル内に内包した物質の放出が制御できる。図１に示すように消化器系の pH は胃では 1.3 から腸では 6.6 へと変化する。ここではこのような pH 変化に応じたペプチド医薬の制御放出システムを可能にするポリマーハイドロゲルを紹介する。

MPC とメタクリル酸（PMA）および MPC とメタクリル酸ブチル（PMB）をそれぞれ共重合して水溶性ポリマー（図２）を合成した。

PMB は両親媒性ポリマーであり，水中では疎水性相互作用を駆動力とした会合体構造を構築する[5,6]。つまり PMB は水中に誘電率の低い疎水場を構築する。疎水性領域内ではカルボキシレートアニオンの解離は抑制され，２つの非解離型のカルボキシル基間で水素結合が形成する。これによって PMA と PMB の水溶液を混合すると PMA が水素結合を介して架橋されることによ

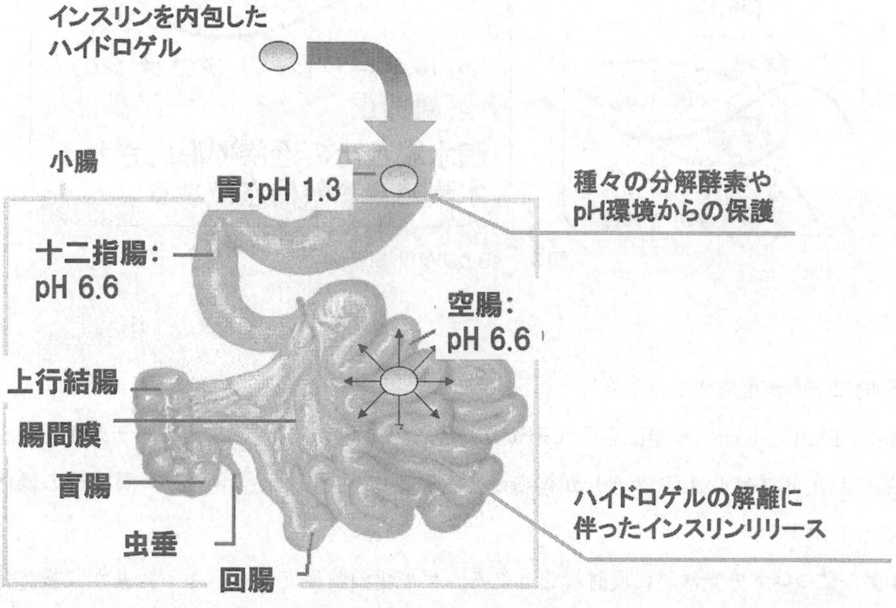

図１　消化器系内の pH 変化

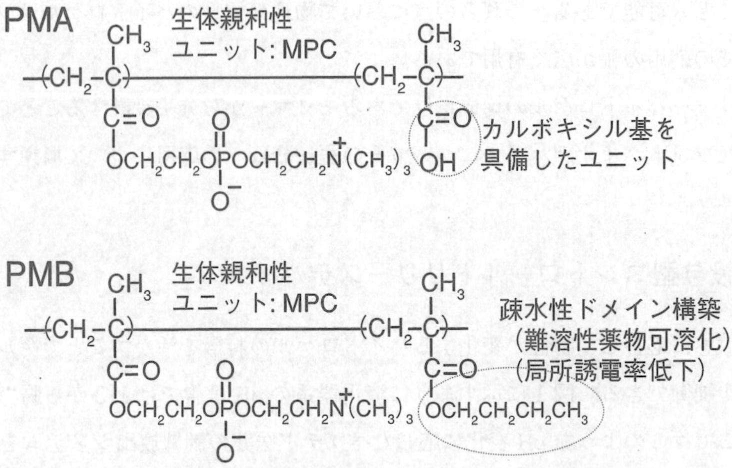

図2　水溶性リン脂質ポリマー PMA と PMB の構造式

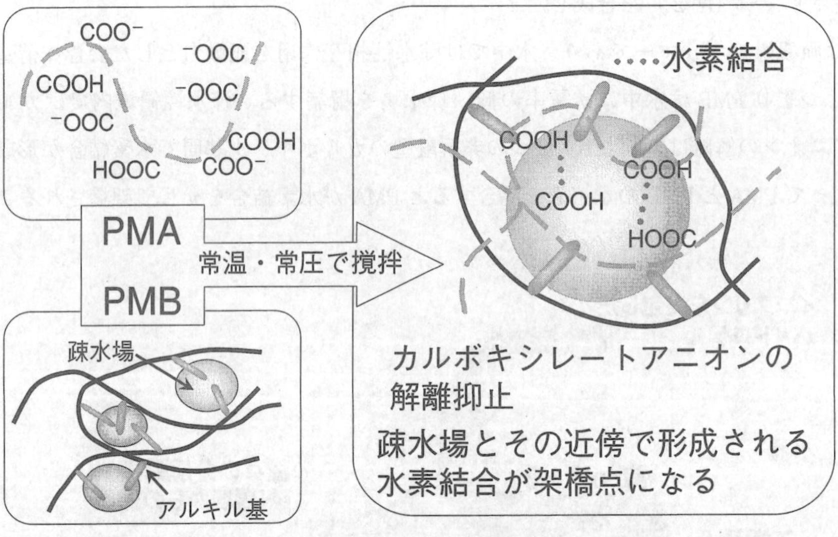

図3　AB ゲルの形成機構

り自発的にゲルが生成する（図3）。

PMA と PMB の 5 wt% 水溶液をそれぞれ調製し，ダブルルーメン型のカテーテルから押し出すと先端にハイドロゲル（AB ゲル）が得られた（図4）。これはハイドロゲル調製時の操作性が高いことを示す。

AB ゲルについて分光学的に検討したところ，ゲル化の前後でカルボキシル基が二量体化しており，また pH が高く水素結合が形成しない場合は解離することがわかった[7]。つまり，AB ゲル

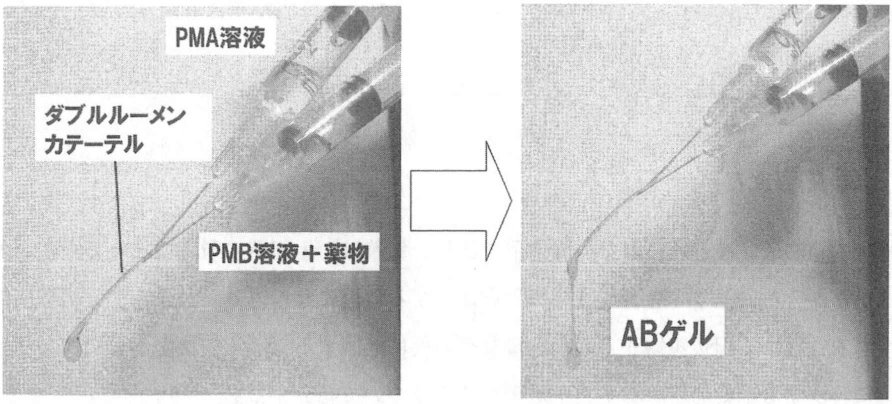

図4　ダブルルーメンカテーテルを用いたABゲル調製時の様子

は経口投与型の制御放出システムの基本戦略に合致していた。ABゲル内部にインスリンを溶解し，経口投与後の素過程のpH変化に対応した制御放出について評価した[8]。図5左に各種濃度および混合比で形成したABゲルからのインスリン放出量の経時変化のpH依存性を示す。また図5右はABゲルの重量変化のpH依存性を示す。

これらの結果からpH 1.8の領域ではインスリン放出がハイドロゲルへの水分子の吸収によるポリマー鎖の再配列に伴った拡散に依存しているのに対して，系内のpHが6.8に変化するとハイドロゲルの溶解（解離）に伴って放出量が急激に上昇していることがわかる。また，約5時間程度で完全な放出と解離が実現できることがわかる。このように水素結合型のABゲルは生体内

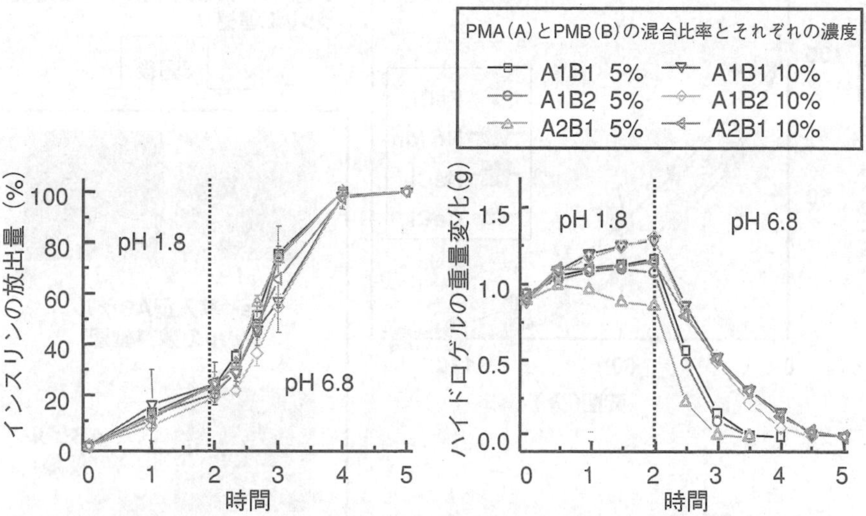

図5　種々の濃度および混合比で調製したABゲルのpH応答によるインスリン放出量の経時変化（左）とハイドロゲルの重量の経時変化（右）

のpH変化に応じて解離する特性を有しており，各種薬物の経口投与に有用なソフトバイオデバイスとして利用できることが示された。

3　癒着防止ハイドロゲル

手術時の組織癒着は避けられない副作用である。癒着は再手術時に術者にとって大変な負担になるばかりか，なによりも患者の社会復帰を遅らせる要因になり得る。対象となる組織間の修復を阻害することなく周辺組織からの細胞接着や伸展に起因する癒着を防止する必要がある。これを一気に解決する革新的なソフトバイオデバイスについて紹介する。

水素結合型のABゲルは生体内pH環境でゲルが解離するように設計されているが，ここではその解離時間を調節することを検討した。ABゲルに多価カチオンを導入すると，カルボキシレートアニオン間で新たにイオン架橋を形成し，生理環境下で長期間ゲル状態として存在させることができた[9]。具体的にはABゲルにFe^{3+}を含ませると100倍量の緩衝溶液中でも短時間では解離せず，安定なゲルを得ることができた（図6）。

整形外科分野における手術例として腱癒合がある。この腱癒合術の後にABゲルを患部で調製後に留置して患部と周囲の生体組織との癒着を防止するための癒着防止デバイスとしての*in*

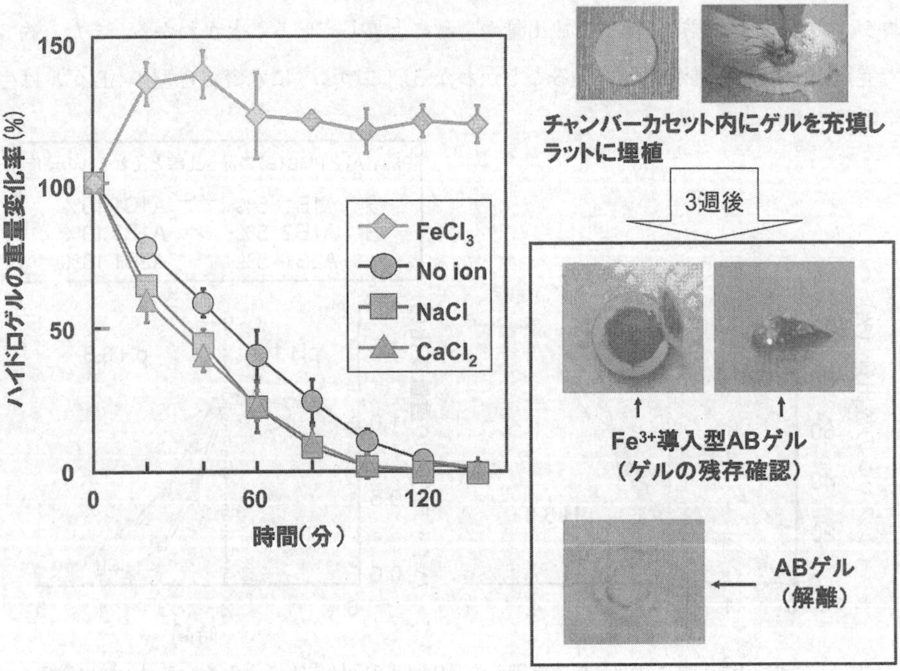

図6　各種ハイドロゲルの重量の経時変化および*in vivo*におけるFe^{3+}導入型ABゲルの安定性

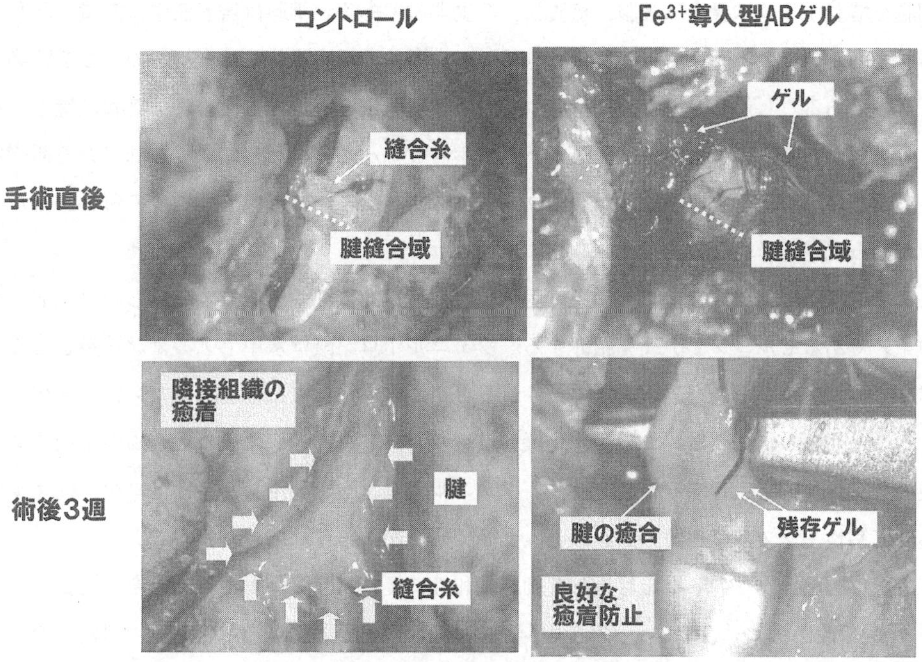

図7　腱癒合術直後および術後3週間の様子

vivo 評価を行った[10)]。ABゲルで被覆した縫合部位の周辺組織に目立った炎症反応は惹起しておらず，また周囲と癒着することなく腱の癒合が確認できた（図7）。また術後3週間後においてもゲルの残存が確認できた（図7）。ゲルを使用しなかったコントロール群では，腱断裂部に新しく肉芽組織が形成し，腱の癒合とともに周辺組織との癒着が高度に進行していた。

これらの結果より，Fe^{3+}を含むABゲルはハイドロゲルという多孔質構造の特性から留置した組織において組織修復に必要なサイトカインなどの液成因子の透過を阻害せず，かつ周辺組織の侵潤を阻止するために，癒着を誘起しない画期的なソフトバイオデバイスとして機能することが実証された。

4　常温常圧で生体細胞の保持・輸送を実現するセルコンテナー

機能性細胞の素性が明確にされてきている現在，これらを用いた革新医療にかけられる期待が益々高まっている。革新医療の中でもとりわけ胚性幹（ES）細胞に代表される各種幹細胞を利用した再生医療や組織工学は次世代型医療のコンセプトを提示しており学術的にも社会的にもその研究成果に期待が寄せられている。

細胞を培養する基本要素は細胞，培養液，培養器材である。細胞は培養液中に浸漬された状態で器材表面という二次元系で培養に供されている。多くの細胞操作法は全てこの手法を踏襲しているものである。しかし一方で，期待されている革新医療を実現するためには培養環境を三次元化する必要があり，そのための基盤技術としてポリマーハイドロゲルにかけられている期待は大きい。新しい細胞工学を切り開くためのブレークスルーは第一に細胞培養環境の構築に掛かっているといって過言ではない。

ここでは細胞培養環境を常温・常圧で固体化して可逆的に細胞を保持する新しいソフトバイオデバイスであるセルコンテナーを紹介する。フェニルボロン酸は水中でアニオン構造をとることでポリビニルアルコール（PVA）に代表されるポリオール化合物と可逆的なコンプレックスを形成することが知られている。このゲル化機構はグルコースなどのジオール化合物の添加によって可逆的な交換反応を生起する特徴を持つ。フェニルボロン酸を利用したハイドロゲルはグルコース濃度応答性インスリン制御放出システムとして研究が進められてきた[11]。

筆者らは細胞操作への応用を目指して細胞親和性に優れたリン脂質ポリマーを基盤としたハイドロゲルを設計した[12]。ビニルフェニルボロン酸を一成分とした水溶性リン脂質ポリマー（PMBV，図8）はPVA水溶液と混合すると数十秒で自発的にゲル化する。

このゲル化に要する時間はそれぞれのポリマー濃度やその混合比によって制御することが可能である。このゲルは生理環境中でも形成可能であり，図9に示すように培養液自体を可逆的にゲル化することができた。

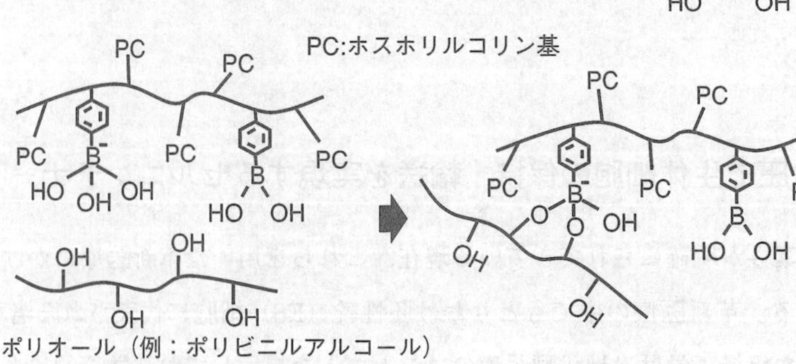

図8　PMBVの構造式およびポリオールとのゲル化様式

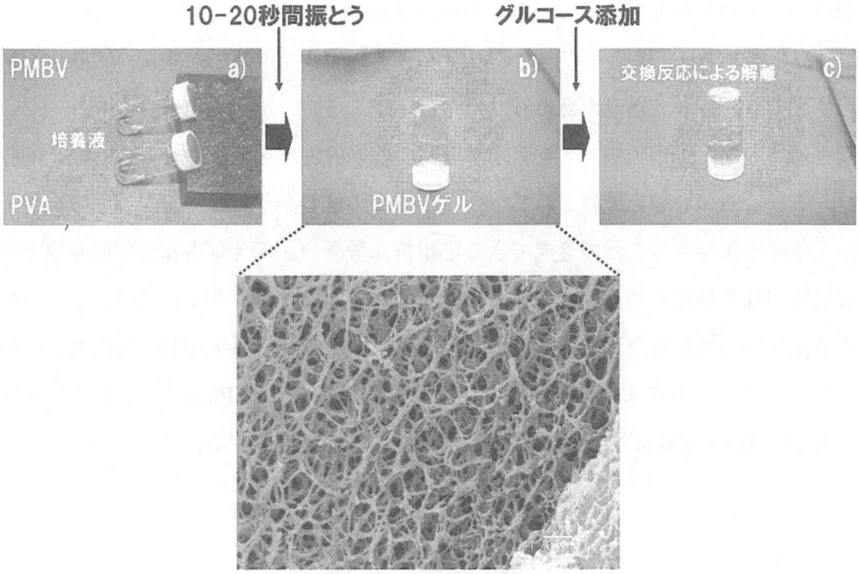

図９　培養液のハイドロゲル化の可逆特性およびハイドロゲル内部の SEM 像

またゲル内部は多孔質構造を有しており内部まで各種アミノ酸やグルコースなどの他，成長因子を行き渡らせることができる。このハイドロゲルを用いて接着性細胞の内包を試みた。細胞は均一にハイドロゲル内部に分散することができた。また，６日間にわたって播種初期の形態を保持し続けた（図 10）。

培養（保持）過程における細胞増殖数を検討したところ，通常の培養環境やそれぞれのポリマー水溶液を含む培養液中では接着伸展に引き続く増殖が認められた。一方，PMBV ハイドロゲ

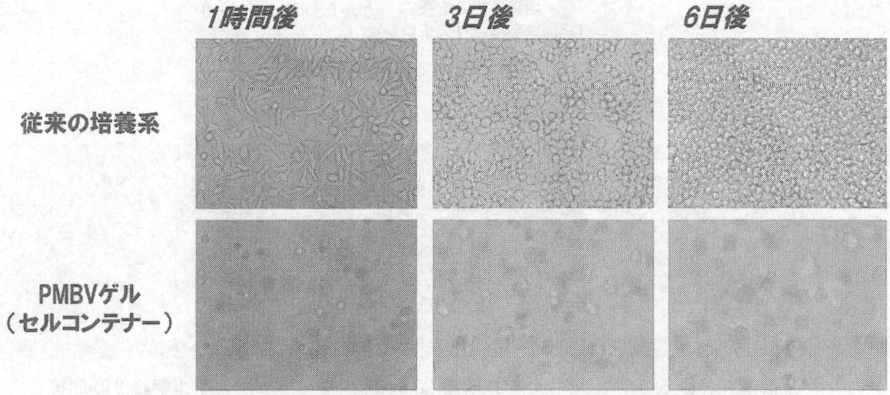

図 10　従来の培養系と PMBV ゲル（セルコンテナー）内での接着性細胞の様子

ルでは明らかに増殖を抑止できることがわかった（図11）。

1週間にわたって細胞を保持していたPMBVハイドロゲルを解離した後に，細胞を通常の培養環境に戻すと接着，伸展，増殖が認められた（図12）。

つまり1週間の間，PMBVハイドロゲルは細胞の基本的性質を消失させることなく細胞を維持していた。これは液体培地を基盤としていたこれまでの培養条件とは一線を画すものである。細胞を常温・常圧で保持することで達成できる応用例は数多い。例えば各種幹細胞や種々の初代細胞など凍結障害性が懸念される場合の保持輸送に利用することができる。また，ハイドロゲルである特性は生体内に酷似した環境の構築が急務とされている生体外での幹細胞培養環境の設計などの次世代型の革新医療において有用であると考えられる。このPMBVハイドロゲルはセルコンテナーとして様々な細胞工学技術を開拓していくものと結論できる。

5 おわりに

本稿ではハイドロゲルのソフトバイオデバイスとしての機能に着目して概説した。ハイドロゲ

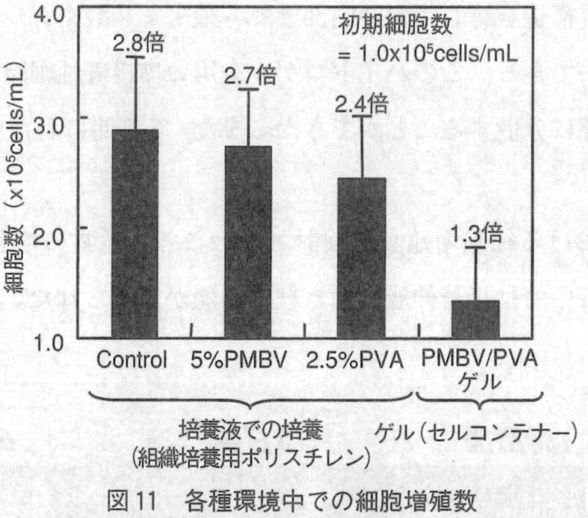

図11　各種環境中での細胞増殖数

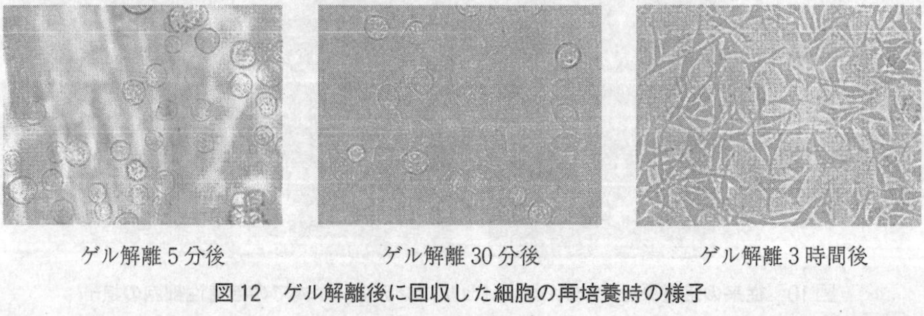

ゲル解離5分後　ゲル解離30分後　ゲル解離3時間後

図12　ゲル解離後に回収した細胞の再培養時の様子

ルの医療分野への応用例は多岐にわたると考えられてきたが，これまでのゲルは，なによりも生体親和性に欠けていた。これを解決するポイントはハイドロゲルを構成するポリマーの分子設計にあることがわかる。つまり，生体成分との接触が必至な医療分野で利用するハイドロゲルには生体成分との非特異的相互作用を抑制する基盤ポリマーの分子設計を組み込んだハイドロゲル設計によって，多機能化を実現させなければならない。

本稿で紹介したハイドロゲルはいずれもポリマー分子の設計概念を組み込むことで，タンパク質や細胞，さらには生体組織といったあらゆるスケールの生体と調和できることを示すものである。次代のバイオエンジニアリングは分子—細胞—組織といった全くスケールの異なるステージが対象であり，これらのステージで横断的に機能できるマテリアルがハイドロゲルである。ソフトマテリアルとしての機能はもとより，ソフトバイオデバイスとしての有用性は今後益々注目に値するものである。先進医療分野においてソフトバイオデバイスとしてのハイドロゲルが一時代を築くことは確実である。

文　　献

1）吉田亮，高分子先端材料 one point-2「高分子ゲル」，共立出版（2004）
2）Ishihara K, Ueda T, Nakabayashi N, *Polym. J.,* **22**, 355-360 (1990)
3）Sawada S, Sakaki S, Iwasaki Y, Nakabayashi N, Ishihara K, *J. Biomed. Mater. Res.,* **64 A**, 411-416 (2003)
4）Moro T, Takatori Y, Ishihara K, Konno T, Takigawa Y, Matsushita T, Chung UI, Nakamura K, Kawaguchi H, *Nature Materials,* **3** (11), 829-836 (2004)
5）Konno T, Watanabe J, Ishihara K, *J.Biomed.Mater.Res.,* **65 A**, 210-215 (2003)
6）Ishihara K, Iwasaki Y, Nakabayashi N, *Polym.J.,* **31**, 1231-1236 (1999)
7）Kimura M, Fukumoto K, Watanabe J, Ishihara K, *J.Biomater.Sci. Polym.Edn.,* **15** (5), 631-644 (2004)
8）Nam K, Watanabe J, Ishihara K, *Eur. J. Pharm,* **23** (3), 261-270 (2004)
9）Kimura M, Takai M, Ishihara K, *J.Biomed.Mater.Res.,* **80 A**, 45-54 (2007)
10）石山典幸，茂呂徹，石原一彦，金野智浩ほか，第27回日本バイオマテリアル学会大会予稿集，P 246（2005）
11）Kitano S, Koyama Y, Kataoka K, Okano T, Sakurai Y, *J. Controlled Release,* **19**, 161-170 (1992)
12）Konno T, Ishihara K, *Biomaterials,* **28**, 1770-1777 (2007)

第９章　ゲルを用いた細胞機能発現制御

加藤紀弘*

1　はじめに

生体では，数多くの認識応答システムが精密に駆動し生命活動を支えている。生物の中には集団で生命活動を営むものも多く，互いにコミュニケーションをとる手段を発達させている。高等生物が言葉や鳴き声，ボディランゲージなど多様な手段を操るのに対し，原核単細胞生物であるバクテリアは，分子レベルの認識応答システムを用いた情報伝達機構を利用している。バクテリアは，様々な過酷な環境においても生き残りをかけた優れた環境応答性，適応性を示す。その特徴的な生存戦略のひとつとして，シグナル分子の濃度を感知する細胞間情報伝達機構 Quorum Sensing の存在が明らかになりつつある。1970 年代に海洋性バクテリアのルシフェラーゼ生合成プロセスに関し，生物発光の細胞密度依存性が解明されたことを発端として，Quorum Sensing 機構の存在とその精巧なメカニズムが調べられこの分野の研究は大きな進展を見た[1)]。

Quorum Sensing 機構は，グラム陽性細菌[2)]，グラム陰性細菌[3)]それぞれに特徴的なシグナル分子により制御されている（図１）。グラム陽性細菌ではペプチド，グラム陰性細菌では*N*–アシル–L–ホモセリンラクトン（AHL）[4)]や，AI–2[5)]と呼ばれるシグナル分子（Autoinducer）の存在が報告されている。これらのシグナル分子の中で AHL は多くのグラム陰性細菌において生産が確認されており，ラクトン環を共通の骨格としここに鎖長の異なるアシル鎖が結合した複数の AHL 分子が知られる。すなわち，グラム陰性細菌の複数の菌種に AHL 濃度依存性の遺伝子発現システムが存在するため，AHL をターゲットとする新規材料開発は汎用性が高く多くの応用が期待される。

2　抗生物質フリーの感染症予防技術に向けて

バクテリアは Quorum Sensing 機構を利用して，生物発光，病原性因子の発現，バイオフィルム形成など多種多様な機能をコントロールしている。なかでもヒトへの日和見感染症の原因となる緑膿菌やセラチア菌における病原性因子の発現が，細胞内の AHL 濃度の上昇を引き金に誘引

＊ Norihiro Kato　宇都宮大学　工学部　応用化学科　教授

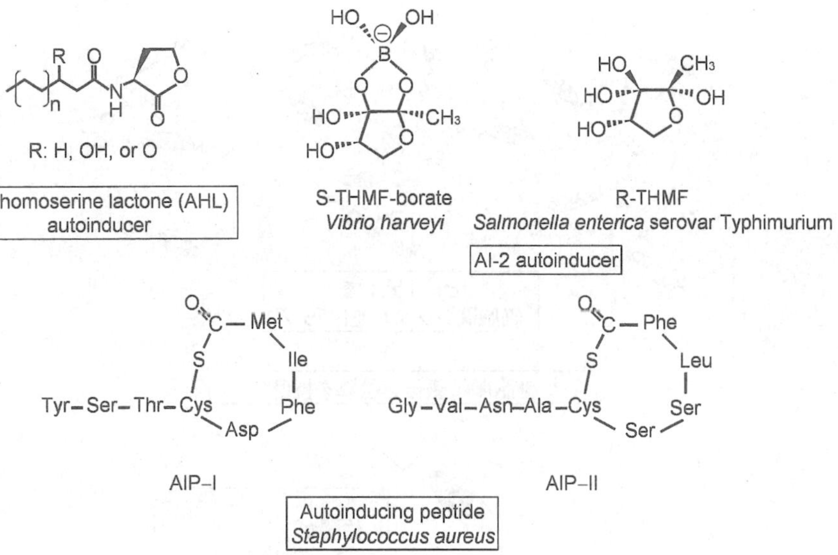

図1　Quorum Sensing シグナルの分子構造

されている。

感染症を封じ込めるには，抗生物質が利用されている。単細胞生物であるバクテリアは突然変異が起きても生存し続ける確率は比較的高いと考えられ，薬剤耐性菌がひとたび出現すれば我々の健康被害は拡大する。多剤耐性緑膿菌や，メチシリン耐性黄色ブドウ球菌（MRSA）の院内感染は，社会問題として広く認知されるに至っている。抗生物質投与に代わる感染症予防法の開発が急務であるが，未だ確立された方法は無い。

本研究は AHL を認識応答する機能性ゲルを設計し，細胞内で起こる病原性関連遺伝子の発現を細胞外部からリモートコントロールする新システムの開発を目指している。機能性ゲルを共存させることで細胞間情報伝達機構を撹乱し，感染菌を殺すことなく病原性のみを封じ込める感染症予防材料を設計する（図2）。日和見感染菌は細胞間情報伝達機構を利用して自分の仲間の数に関する情報を得ている。仲間の数が少ないうちはおとなしくしているものの，数が増えると何かの号令が発せられたかのごとく，突然に特定遺伝子の転写活性が高まりそれまで眠っていたタンパク質合成系のスイッチがオンとなる。これは細胞周囲の AHL 濃度のセンシングに基づく認識応答である。AHL をヒドロゲルにトラップできれば，実際には菌体数が増加していてもバクテリアは仲間がまだ少ないものと勘違いし病原性因子の合成は起こらない。

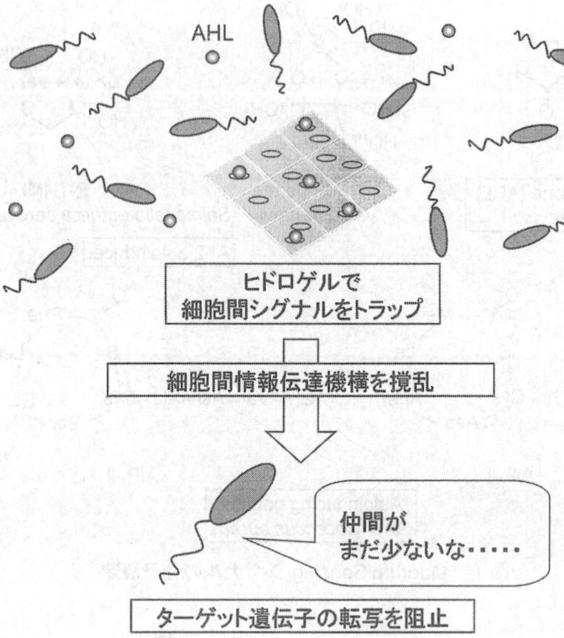

図2　ヒドロゲルを用いたAHLトラップ法によるQuorum Sensing制御

3　Quorum Sensingのメカニズム

緑膿菌*Pseudomonas aeruginosa*では図3に示す2種類のAHLが生産されており，*lasB*, *rhlA*という異なる二系統の遺伝子発現がQuorum Sensing機構により制御されている（図4）[7]。それぞれエラスターゼ，ラムノシルトランスフェラーゼなどの生産を制御している。

細胞内にはAHL合成酵素（Iタンパク質）とAHLレセプターであるLasR，RhlR（Rタンパク質）がある。AHLはIタンパク質により細胞内で生産された後に細胞膜を自由に通過できると考えられており，増殖によりバクテリアの菌体濃度が増大すれば，それぞれの個体が生産したAHLが累積され細胞周囲のAHL濃度も増大する。これに連動して細胞内のAHL濃度も上昇すると考えられ，AHLとRタンパク質の複合体形成が容易となる。AHL濃度が閾値まで達すると，この複合体がQuorum Sensing支配下にある特定遺伝子のプロモーターに作用し，遺伝子の転写が活性化される。緑膿菌と同様に感染症の原因となるセラチア菌*Serratia marcescens*では，*P. aeruginosa*のシグナル分子と比べアシル鎖の構造のみが異なる4種類のAHLの生産が報告されている（図5）。

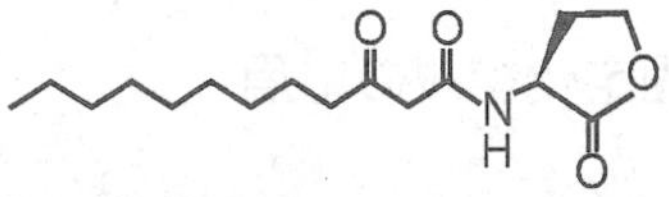

N-(3-oxodecanoyl)-L-homoserine lactone
3-oxo-C12-HSL

Pseudomonas aeruginosa
LasI / LasR

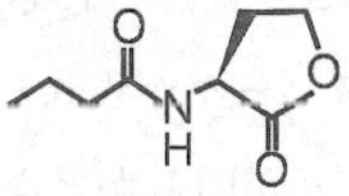

N-butyryl-L-homoserine lactone
C4-HSL

Pseudomonas aeruginosa
RhlI / RhlR

図 3　*P. aeruginosa* で合成される AHL の構造

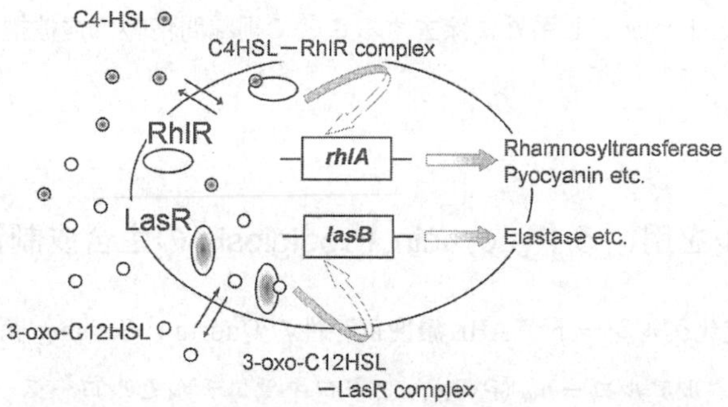

図 4　*P. aeruginosa* の二つの Quorum Sensing 機構

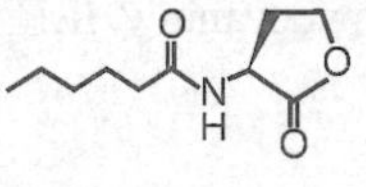

N-hexanoyl-L-homoserine lactone
C6-HSL

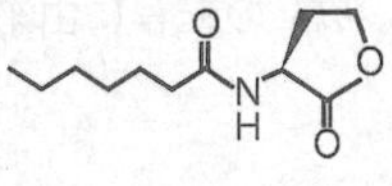

N-heptanoyl-L-homoserine lactone
C7-HSL

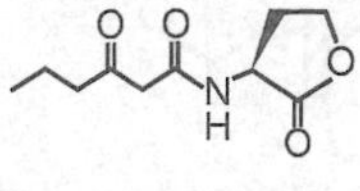

N-(3-oxohexanoyl)-L-homoserine lactone
3-oxo-C6-HSL

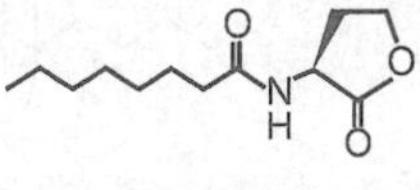

N-octanoyl-L-homoserine lactone
C8-HSL

図 5　*S. marcescens* で合成される AHL の構造

4　シクロデキストリン固定化ゲルの応用

これまでに生体反応の人為的制御にシクロデキストリン（CD）を利用した例は極めて少ない。CDは天然に存在する環状オリゴ糖であり，例えば水に難溶な薬剤との包接体形成能を利用する薬物輸送に多くの利用実績がある。CDとAHLを混合した溶液の^{1}H NMRスペクトルでは，アシル鎖由来のピーク，CDの3位と5位のピークがそれぞれ低磁場，高磁場側へとシフトする。ROESYスペクトルではこの両者にクロスピークが現れることから，AHLは水系においてアシル鎖側からCDの疎水性空孔に包接することが明らかとなった（図6）[6]。ここで用いたアシル鎖の構造の異なる各種AHLは，有機合成により*in vitro*で合成したものである。

そこで空孔サイズの異なる各種CDを高分子ゲルシートに固定化し，これを液体培地に浸漬しながら日和見感染菌を振とう培養するAHLトラップ法を検討した（図7）。個々の細胞から放出されたAHLを細胞外部でゲルシートにトラップし，Quorum Sensing支配下にある遺伝子の転写を阻害し病原性因子の発現を防ごうとするアイディアである。CDを利用する薬物輸送システム（DDS）では，患部でCDから薬効のある有効成分を放出させるのに対し，本法ではバクテリアの作るシグナル分子をトラップし系外に除去することで細胞間情報伝達機構を撹乱し遺伝子の転写を阻害する。

5　ヒドロゲルを用いるPyocyanin, Prodigiosinの生合成制御

CDおよびCD固定化ゲルシートがAHL濃度依存性のQuorum　Sensing機構を制御する効果を調べるため，ポリビニルアルコール（PVA），ヒドロキシエチルセルロース（HEC），ヒドロキシプロピルセルロース（HPC）をジビニルスルホンで化学架橋したヒドロゲルシート（厚さ1.5 mm）に，空孔サイズの異なるα-CD，β-CD，γ-CD誘導体（空孔直径：約0.45，0.70，0.85 nm）を固定化した[7~9]。

*P. aeruginosa*では*rhlA*の転写に由来する緑色色素pyocyaninの生産量，*S. marcescens*では

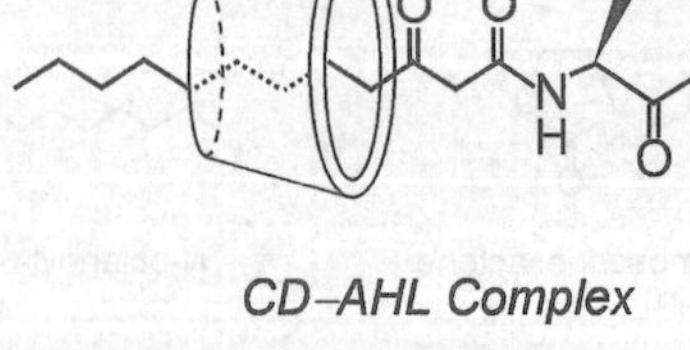

図6　CD-AHL包接体の形成

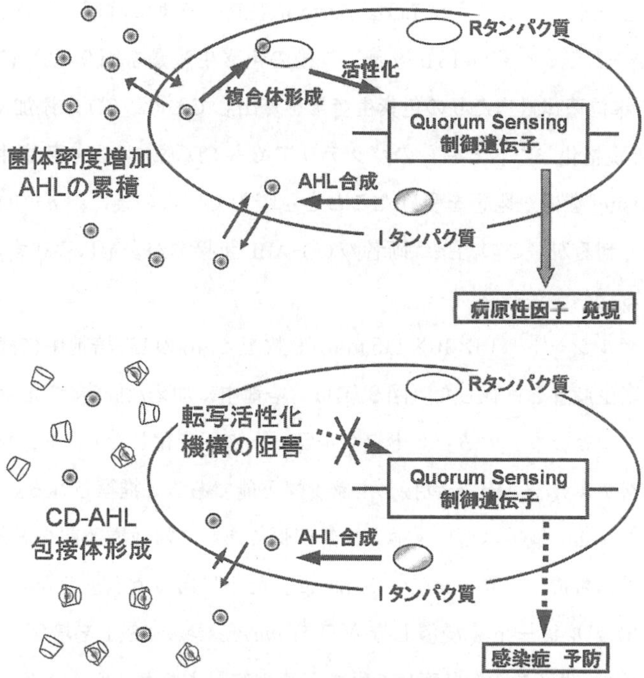

図7　CD-AHL 包接体を利用する Quorum Sensing 制御

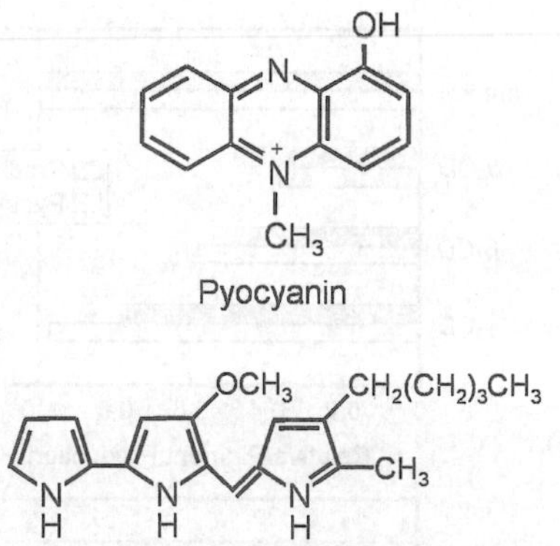

図8　AHL 濃度依存する Quorum Sensing により合成される pyocyanin，prodigiosin の構造

赤色色素 prodigiosin の生産量に及ぼす CD 固定化ゲルシートの効果を調査した（図8）。pyocyanin は培養液中に，prodigiosin は細胞内に蓄積されるという違いはあるものの，これらのバクテリアを定常期まで培養すると Quorum Sensing 機構が働き培養液はそれぞれ緑と赤色に呈色し，細胞間情報伝達機構が正常に進行しているか肉眼でも容易に追跡出来るのが特色である。

未固定のCDを5mMとなるようにLuria-Bertani（LB）培地に溶解し，*P. aeruginosa* AS-3と*S. marcescens* AS-1をそれぞれ18h培養した後の色素生産量を図9（A）に示す。培養液の濁度（OD_{600}）から単位菌体量当たりの色素生産量を算出しており，CD未添加における色素生産量をcontrolとして規格化した。どちらのバクテリアでもCD添加により色素生産量は減少しており，Quorum Sensing機構が阻害を受けたことを示唆している。また，α-CDおよびβ-CDの効果が大きいことも判るが，この結果は両者のCD-AHL包接体が安定に存在するというNMR解析結果とも一致する。

CD固定化PVAゲルシート（10×10×1.5mm）6枚を4mLのLB培地中に浸漬しながら18h振とう培養し，色素生産量を比較した（図9(B)）。培地中に加えた固定化CDの物質量は未固定の実験とほぼ同レベルとなっている。ヒドロゲルシートに固定化したCDも，緑膿菌やセラチア菌の培養液からシグナル分子AHLを包接しトラップ可能であると推察される。

一般にQuorum Sensing機構は菌体増殖とは無関係であり，対数増殖期を過ぎ定常期となった頃からシグナル分子の蓄積によりQuorum Sensing支配下にある遺伝子の転写が活性化される。図10にHPC/α-CDゲルシートを浸漬しながら*S. marcescens* AS-1を培養した際の菌体濃度（OD_{600}）とprodigiosin生産量の経時変化を示す。この結果よりゲルシートの添加は菌体増殖速

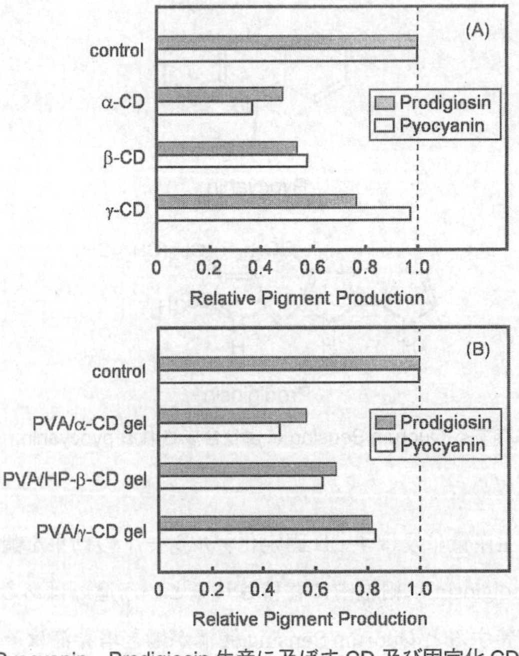

図9　Pyocyanin，Prodigiosin生産に及ぼすCD及び固定化CDの効果
(A) 5mM CD (25℃, 18h) (B) CD固定化ゲルシート（10×10×1.5mm）6枚添加（25℃, 18h）

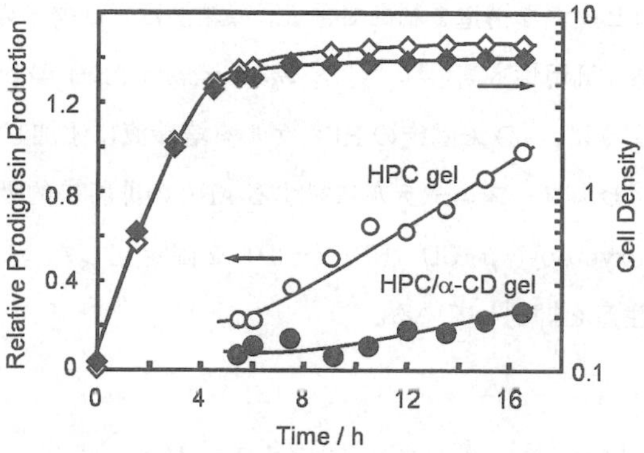

図10　α-CD固定化HPCゲルシートが *S. marcescens* AS-1の菌体増殖速度，Prodigiosin生産量に及ぼす効果

度にはほとんど影響しないものの，明らかにprodigiosin生産量は培養期間を通じて低レベルに抑えられていることが判る。シグナル分子AHLは高分子ヒドロゲルシート内部まで拡散により移動し，固定化CDにトラップされると考えられる。ヒドロゲルは水との親和性に優れ内部表面積も大きい。ヒドロゲルを利用するAHLトラップ法は，AHLとCDが包接体を形成する平衡論のみで単純にQuorum Sensingの阻害効果が決まるわけではなく，培養条件に基づく菌体の増殖速度，シグナル分子の生合成速度，振とう培養を行う際の撹拌効率，ヒドロゲル内部におけるAHLの輸送速度などに大きく影響を受けると考えられる。そこで，CDを固定化したヒドロゲルに多孔構造を導入し内部表面積を更に増大した（図11）。ここで用いた方法は，ヒドロゲルを凍結させゲル内部で生じる氷の結晶を鋳型として多孔構造を付与する"凍結法"で，簡便な操作で

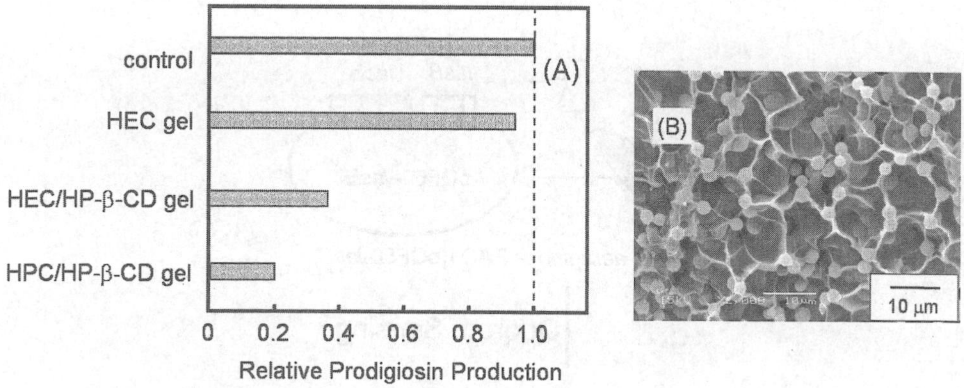

図11　（A）凍結法で調製したCD固定化多孔性ゲルシートを用いたQuorum Sensing制御・*S. marcescens* AS-1（25℃，18 h）
（B）凍結法で得られる多孔性HPC/HP-β-CDゲルのSEM観察

ヒドロゲルのマクロスコピックな構造を制御できる。凍結法はポリマーの種類に依らず様々なヒドロゲルに適用可能であり汎用性も高い[10〜13]。*S. marcescens* AS-1 の prodigiosin 生産を指標とするこの結果から判るように，CD 未固定の HEC ゲルを培養液に添加しても prodigiosin 生産量に及ぼす効果は小さく，セルロースエーテルに対する AHL の非特異的吸着量は小さいと考えられる。これに対し hydroxypropyl-β-CD（HP-β-CD）を固定化した多孔性 HEC ゲル，HPC ゲルは有効に prodigiosin 生産を抑制している。

6　CD 固定化ヒドロゲルによる遺伝子発現制御

前節では，CD 固定化ゲルシートが，緑膿菌およびセラチア菌の Quorum Sensing 支配下にある色素生産を有効に抑制可能であることを示した。これらの結果が遺伝子の転写活性制御に起因するものであるかを調査するため，遺伝子工学的手法を用いて *P. aeruginosa* レポーター株を作成し次のような実験系を構築した。*P. aeruginosa* にはエラスターゼ生産に関与する *las* と，ラムノリピッド合成に関与する *rhl* の二つの系統の Quorum Sensing 機構が存在する。そこで *lasB* プロモーターに，β-ガラクトシダーゼをコードする *lacZ* を結合させた転写融合遺伝子（*lasB-lacZ*）を持つプラスミドを構築し，*P. aeruginosa* PAO 1 株に導入した[14,15]。このレポーター株を培養すると，細胞内で生合成された AHL の濃度上昇を引き金として，Quorum Sensing 機構を通じ β-ガラクトシダーゼが生産され培養液中の酵素活性が増大する（図 12)。

o-ニトロフェニルガラクトピラノシドを基質とする加水分解反応により，培養液中の酵素活性を測定した。LB 培地でこのレポーター株 *P. aeruginosa* PAO 1（pQF 50-*lasB*）を振とう培養すると，予想通り β-ガラクトシダーゼ活性が増大する。次に α-CD あるいは HP-β-CD を固定

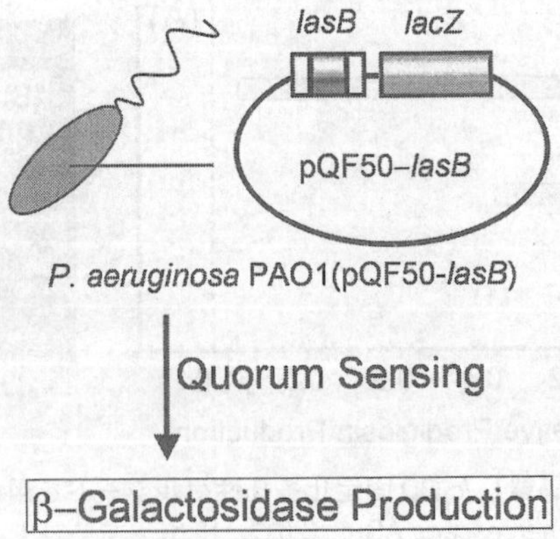

図 12　AHL により転写誘導されるレポーター株の構築

化したゲルシートを浸漬しながらこのレポーター株を培養すると，β-ガラクトシダーゼ活性は約20％まで減少した。この結果は，CD固定化ゲルシートを液体培地中に共存させておくだけで細胞間情報伝達機構を遮断し，細胞内部で起こるQuorum Sensing支配下にある遺伝子の転写が抑制され，タンパク質合成系を細胞外部からリモートコントロールできることを示している。

7　CD固定化ヒドロゲルにトラップされたシグナル分子の検出

これまでに細胞内におけるAHLの濃度変化を*in vivo*で測定した報告は無いものの，AHL濃度はナノモラー（nmol L^{-1}）レベルの微少量であると推察されている。本研究で用いた緑膿菌やセラチア菌でもそうであるように，同一細胞内でアシル鎖の構造のみが異なる複数のAHL分子が生産されており，培地成分が複雑に混合した培養液中でのAHL検出も容易ではない。本研究ではAHLレポーター株を用いたバイオアッセイにより，培養液中およびヒドロゲル中に含まれるAHLを検出した。試験に用いた*Chromobacterium violaceum* CV 026はAHL合成遺伝子の破壊株で，自らはAHLを合成できないがAHL依存性のQuorum　Sensing機構は保持されており，外部から添加されたAHLに応答して紫色色素violaceinを合成する[16)]。この紫色色素によりAHLの存在を容易に判定可能である。

例えばCD固定化ゲルシートを浸漬しながら*S. marcescens* AS-1を培養し，所定時間後に酢酸エチルやジメチルスルホキシド（DMSO）を用いて，細胞から培養液に放出されたAHLを含む画分を抽出した。同様に有機溶媒中にゲルシートを浸漬し，ゲルシート内に存在するAHLを抽出可能である。*C. violaceum* CV 026株の培養液を混合した寒天プレートを調製し，培養液およびゲルシートから得たAHL抽出液を少量滴下した。この寒天プレートを24 h培養するとviolaceinの紫色のスポットが現れAHLの存在を可視化できる。この実験によると培養液中に含まれるAHL量は減少しており，ゲルシートからはAHLが検出された。

CDを含まないPVAゲルシート，α-CDを固定化したPVAゲルシートをそれぞれ浸漬しながら*S. marcescens* AS-1を18 h培養し，ゲルシートからAHLを抽出した。寒天プレート上に直径8 mmの濾紙を置き，そこにAHL画分を含むDMSO溶液を5 μL滴下した。この寒天プレートを24 h培養することでviolacein生産を比較した。すると図13に示すように，PVA/α-CDゲルの抽出液を滴下した濾紙の周囲に紫色の発色が明瞭に現れた。一方，CD未固定のPVAゲルシートの場合にはAHL検出量は明らかに少なく，これはPVA鎖に対するAHLの非特異的吸着が少ないことを示している。二つの試料で明確な差が現れたことから，CD固定化ゲルシートを用いるQuorum Sensing制御は，三次元ポリマーネットワークに固定化されたCDが細胞間情報伝達物質であるAHLシグナルを有効にトラップすることで達成されており，期待したとおりの

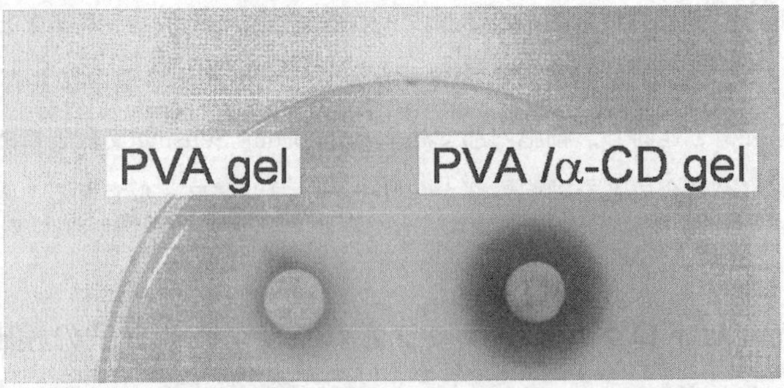

図13　*C. violaceum* CV 026 を利用したゲルシート中の AHL 検出

ストラテジーに従いヒドロゲルを用いてバクテリアの機能を制御できることを支持している。しかし，Quorum Sensing の詳細なメカニズムには未知の部分もまだ多く，細胞膜をシグナル分子が通過する過程にも不明な点は残っている。そして何よりもバクテリアが生命活動を継続するには，数多くの調節機構が複雑に相互に関連しているため慎重な解析が望まれる。AHL トラップ法による Quorum Sensing 制御をより現実のものとするには，AHL のトラップ量に関する定量的な解析に加え，ヒドロゲルの分子認識能の向上や飽和吸着量の激増などゲルの高機能化が重要である。

8　おわりに

本稿では，日和見感染菌の細胞間シグナル分子を認識しトラップするシクロデキストリン固定化ヒドロゲルを紹介し，AHL トラップ法に基づく Quorum Sensing 制御技術の最近の知見を概説した。緑膿菌などの日和見感染菌は集団として遺伝子発現を制御しており，感染症やバイオフィルム形成など多くの機能発現が，共通のシグナル分子 AHL を介して制御されているとの報告がある。バクテリアの細胞間情報伝達機構を人為制御するには，トラップ法の他にもシグナル分子のアンタゴニスト設計や[17,18]，AHL の選択的分解に関する幾つかの手法が提案されており筆者らのグループでは平行して開発を推進している。ヒドロゲルからの AHL アンタゴニストの徐放に関する研究や，AHL 分解酵素の固定化など多くのアプローチが可能である。

Quorum Sensing のシグナル分子を認識しトラップするヒドロゲルは感染症予防材料として有望であると考えられ，抗生物質の副作用としてクローズアップされている薬剤耐性菌の問題を回避する一つの大きなアプローチである。

文　献

1）E. P. Greenberg, *ASM News,* **63**, 371 (1997)
2）R. P. Novick, *Mol. Microbiol.,* **48**, 1429 (2003)
3）C. Fuqua, M. R. Parsek, E. P. Greenberg, *Annu. Rev. Genet.,* **35**, 439 (2001)
4）X. Chen *et al., Nature,* **415**, 545 (2002)
5）C. K. Stover *et al., Nature,* **406**, 959 (2000)
6）池田宰，加藤紀弘，ナノマテリアル・シクロデキストリン，p. 153，米田出版（2005）
7）N. Kato, *et al., Trans. Mater. Res. Soc. Jpn.,* **30**, 815 (2005)
8）N. Kato, *et al., Trans. Mater. Res. Soc. Jpn.,* **30**, 827 (2005)
9）N. Kato, T. Morohoshi, T. Nozawa, H. Matsumoto, T. Ikeda, *J. Incl. Phenom. Macro. Chem.* **56**, 55 (2006)
10）N. Kato, S. H. Gehrke, Reflexive Polymers and Hydrogels:Understanding and Designing Fast-Responsive Polymeric Systems, p. 189, CRC Press, USA (2004)
11）N. Kato, F. Takahashi, *Bull. Chem. Soc. Jpn.,* **70**, 1289 (1997)
12）N. Kato, *et al., Macromolecules,* **36**, 961 (2003)
13）N. Kato, S. H. Gehrke, *Colloids Surf. B:Biointerfaces,* **38**, 191 (2004)
14）T. Ikeda, *et al., Chem. Lett.,* 314 (2001)
15）N. Kato, *et al., J. Incl. Phenom. Macro. Chem.,* **57**, 419 (2007)
16）L. Ravn, *et al., J. Micobiol. Methods,* **44**, 239 (2001)
17）T. Ishida, T. Ikeda *et al., Appl. Environ. Microbiol.,* **73**, 3183 (2007)
18）T. Morohoshi *et al., Appl. Environ. Microbiol.,* **73**, 6339 (2007)

第10章　血管新生を促すゲルと線維芽細胞増殖因子の複合材料

上村　渉[*1]，小山博之[*2]

1　はじめに

科学技術の進歩に伴って，治療システムはごく単純な薬物から，より複雑なタンパク質や遺伝子，更には細胞やその組織をも取り扱えるようなってきた。細胞を用いて生体組織を再生する技術，組織工学（tissue engineering）は，移植用の臓器を継続的に供給することを目的として，研究が進められている。再生医療の場合，非自己組織を移植することで問題が発生する。生命倫理問題やそれに付随する圧倒的なドナー不足，免疫抑制剤の永続的投与による副作用等々が挙げられる。自己細胞を用いた臓器再生はこれらの解決技術として期待されている。これまでに様々な細胞に成長する幹細胞を使って皮膚や軟骨，肝臓などを体外で再生する研究が進んでいる。しかし，現在の技術で作製できるものは，皮膚や角膜，心筋などシート状の組織に限られ，より大きな組織や臓器を再生するには至っていない。組織工学における臨床的な問題は，培養中の環境から宿主へと組織移植する過程で，大量の生きた細胞を増殖させ，維持することである。そのためには，細胞を安定に捕捉するための空間である足場が必要である。細胞の足場材料としては，天然由来や人工高分子，及びそれらの複合体からなるハイドロゲルが多数研究開発され，用途に応じて利用されている。また，生命活動を維持し増殖を促すためにはエネルギー・物質や情報の入出が必要である。酸素や栄養の供給と老廃物の除去が確保されていなければ細胞組織を機能することはできない。培養細胞は足場を基にして増殖し，空間を充填して，緻密な構造組織へと成長していく。表層部では十分な栄養が確保できるが，組織のサイズが大きくなるにつれて，内部への栄養供給が不足してくる。これらの物質は受動的な拡散作用のみでは，数100 μm 程度の範囲までしか到達できない。骨髄細胞による血管新生療法や膵島移植療法などの細胞や微細組織の場合とは違い，より高次で巨大な再生組織を構築するためには，組織内部まで物質を流通させる血管網が新たに必要になってくる。

＊1　Wataru Kamimura　東京大学医学部附属病院　ティッシュエンジニアリング部　特任助教

＊2　Hiroyuki Koyama　東京大学医学部附属病院　ティッシュエンジニアリング部　准教授

2　血管網構築のためのステラテジー

再生組織内部に血管網を構築するための手法は，①主に *in vitro* で人為的に組織を再構築する方法と，②*in vivo* で宿主の血管新生を誘導して組織内部に引き込む方法の2つに分けられる。前者はマイクロファブリケーションなどの微細加工技術を基盤とした戦略である。一方，後者は血管新生を利用し宿主から再生組織側へと血管網を構築させる戦略である。2つの技術戦略は独自に派生し展開してきたが，それぞれの利点を相補的に用いた研究開発が待たれるところである（図1参照）。

3　*In vitro* における血管網を有する組織再生技術

微細加工技術を基盤とした血管網の構築は，加工プロセスによって大別できる。まず，インクジェットプリンターの原理を活用して，生きた細胞を培養溶液とともに吹き付けて直接パターンニングする方法がある[1)]。吹きつけ時の発熱や細胞の乾燥などの高度な制御技術が不可欠であり，さらに多層化するには短時間で細胞同士を接着・固定する技術が必要とされる。また，フォトリソグラフ技術を応用して，細胞培養基盤にパターンを形成させ，これに細胞を播種することで間接的にパターンニングする方法もある。血管網を模したパターンをシリコンやシリコン樹脂製の足場に作成し，そこに血管内皮細胞などの血管壁構成細胞を播種し，培養・増殖させることにより *in vitro* における血管網を構築している。この方法は基盤に対する細胞の接着性を部分的に変化させる技術が必要となる。実際には基盤面の親疎水性や電荷および細胞接着因子の有無

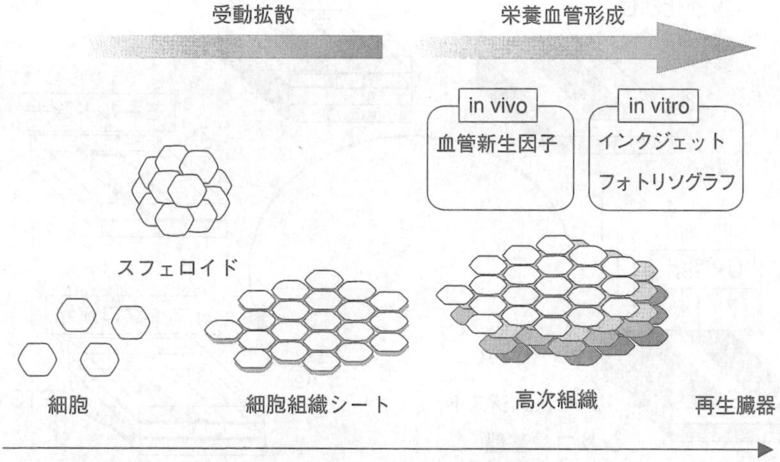

図1　臓器再生に向けた組織工学の流れ

などをパターンに応じて変化させている。例えば，撥水性の fluoroalkylsilane にフォトマスクをして真空紫外線を照射すると，露光した部位が分解されて親水性を示す。この現象を利用して，親水性部位のみに血管内皮細胞を直線的にパターン化させている。この形成された細胞パターンの上にコラーゲンや羊膜などの細胞外マトリクス（ECM）を接着させると，一時的に基盤と ECM で囲まれた状態となるため，管腔構造を形成し，最終的にはより細胞接着性の高い ECM 組織側に移行されることが報告[2)]されている。

直線よりもさらに複雑な形状も可能になっている。コンピューターシミュレーションにより，毛細血管網に相当する二次元のマイクロ流路ネットワークをデザインし，高解像度プリンターを用いて描出することでフォトマスクを作成している。このマスクをフォトレジストでコートしたシリコンウェーハー表面に重ねて露光し，非硬化部分を除去し，鋳型を作成する。この鋳型をもとにマイクロ流路パターンを poly（dimethyl siloxane）（PDSM）に転写し，その上から更に PDSM シートを貼り付けてマイクロ流路としている。その製作プロセスを簡単に図 2 に示した。次に，この流路の内壁にコラーゲンをコートして，培養血管内皮細胞の浮遊液を満たし，灌流培養する。この場合，培養 1 週間後には流路内壁に沿って内皮細胞が敷石状の一層構造を呈して良好に増殖しており，特有のマーカーである CD 31 と vWV 因子の発現も観察されている[3)]。

各臓器によって，その栄養血管網の構造は特有のパターンがある。フォトリソグラフ技術は，血管網の構築を自在にコントロールでき，パターンに応じた血管網を *in vitro* で構築できる利点は大きい。とくに，動脈，静脈，門脈に加え胆管系も介在する肝臓のような高次構造をもった

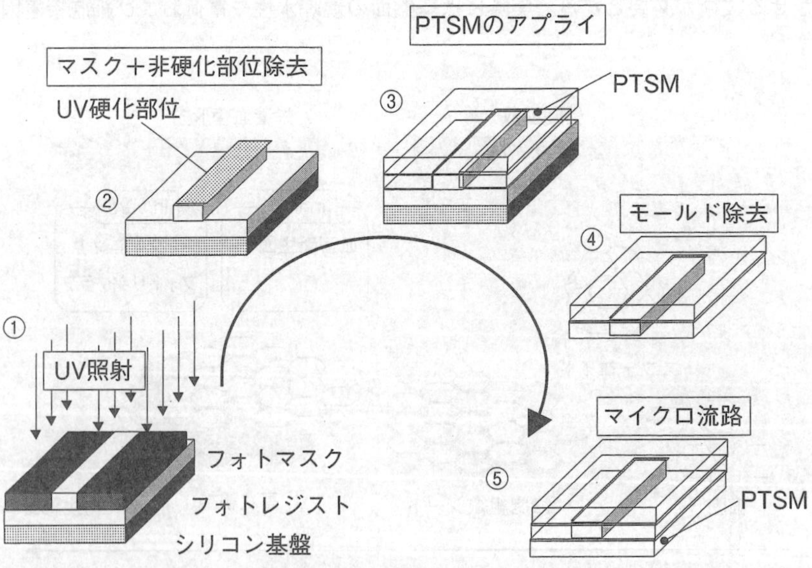

図 2　マイクロ流路の構築（Vavanti ら文献 3）

臓器再生においては有用な技術といえる。

一方で，*in vitro* において培養細胞から人為的に構築された，いわば「人工血管」の機能は，実際の血管系と比較すると不明な点が残されている。血管壁は血液を外部に漏らさないようにする役割を果たすものの，酸素や栄養の拡散や能動輸送などの機能をも担っている。また，血管の構造的な必要性に加えて，血管内皮細胞が臓器や組織の分化に必須のシグナルを放出し，制御している生化学的な挙動も未知である。更に，構築された毛細血管網をいかにして実質細胞と同化させ，宿主の動脈に連結させるかも重要な課題といえる。

4　*In vivo* における血管網を有する組織再生技術

人為的に *in vitro* で組織を構築する手法に対して，*in vivo* で宿主の血管新生を誘導して組織内部に引き込む方法は，より現実的なアプローチといえる。簡単なイメージを図3に示した。血管新生は，既存の血管から新しい血管が形成されるプロセスである。個体発生や組織器官の分化から腫瘍増殖などの病的状態まで，多くの生物学的過程で重要な役割を果たしており，Buerger病や慢性動脈硬化症といった重症虚血肢に対する高度治療戦略として，血管新生療法が行われている。再生医療における移植組織内部への血管誘導は，この血管新生療法の概念が適用できる。実際には血管化誘導のトリガーを患部に適用するのだが，この場合，骨髄細胞や末梢血幹細胞などを分離して虚血部に移植する細胞移植療法，血管新生を促す増殖因子など（以下，血管新生因子）を直接投与する蛋白デリバリー法（蛋白治療），そして遺伝子の状態で局所導入して血管新生因子を発現させる遺伝子デリバリー法（遺伝子治療）がある。したがって，血管新生を誘導する材料には，このような血管化誘導のトリガーを組み込んだシステム設計が効果的といえる。

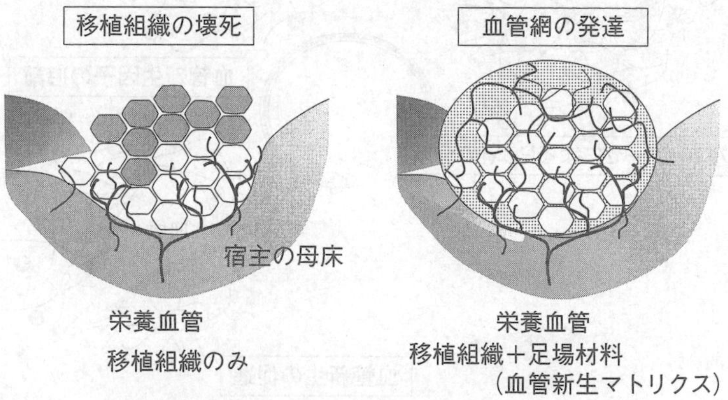

図3　血管新生足場材料による血管新生促進のイメージ

血管新生は虚血環境や血管新生因子の刺激により誘導される。しかし，これらを空間的・時間的に制御している細胞外マトリックス（ECM）の機能も重要である。ECMは新生血管の外壁を構成する細胞と接着することで，血管の管腔構造を保つための足場として寄与している。血管が周囲組織による支えがない状態で管腔構造を保持して，成長することは通常ありえない。血管新生を *in vivo* で誘導するには，ECMかその代替となる足場の存在が不可欠である。また，ECMは血管新生因子のリザーバーとしても機能している。血管新生因子はECMのマトリックス分子との親和性が高く，細胞から放出されるとECMに結合して局所的保持される。やがて血管新生に伴って放出されたプロテアーゼによるECMのリモデリングが起こる。その過程で，血管新生因子はECMから遊離され，生物学的活性を示し，血管新生を促進する正のフィードバックがかかる。リモデリングの機構を図4に示した。また，プロテアーゼによるECMのリモデリングは，血管の伸張や血管径の拡大に必要なスペースの確保にもなる。これは，ECMがプロテアーゼにより適当に分解される特性も，血管新生機転にとっては不可欠であることを示している。

以上のようなECMの機能を考慮すると，血管誘導化のための足場材料に要求される条件が見えてくる。つまり（1）血管壁の足場となるような細胞—マトリクス接着性，（2）プロテアーゼによる酵素分解性，（3）血管新生因子に対する吸着性を兼備した材料が適していることになる（図5参照）。以降これら3つに関してさらに考察してみたい。

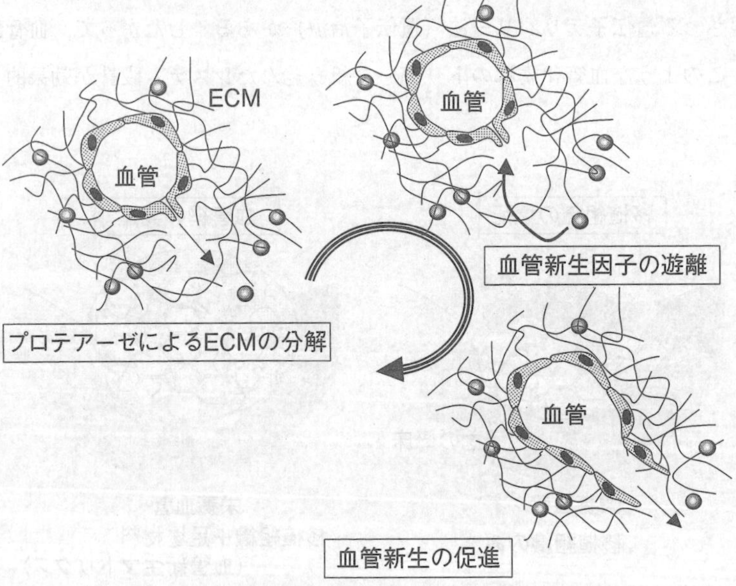
ECM
血管
血管
血管新生因子の遊離
プロテアーゼによるECMの分解
血管
血管新生の促進

図4　血管新生に伴うリモデリング

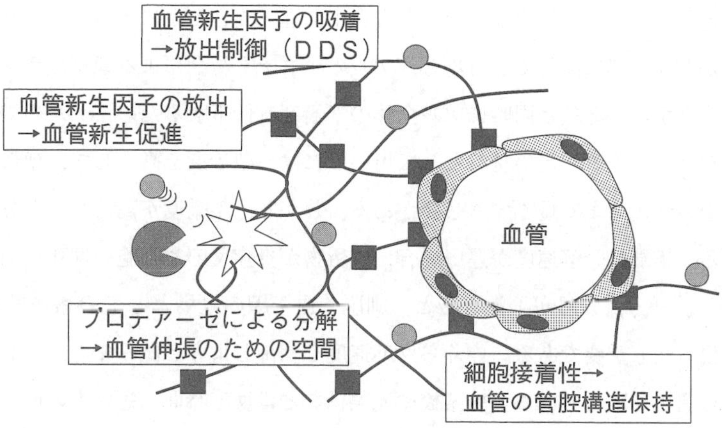

図5　ECMの役割り

5　血管壁の足場となるような細胞接着性

ECMをはじめ生体は適当な柔軟性と機械的強度を備えながら，高い機能性をも合わせもつハイドロゲルで構成されているといえる。そのような生体特性を模倣する材料システムとして，天然や人工高分子からなるハイドロゲルは適している。ECMは当然として，その構造タンパク質であるエラスチンやコラーゲン，その分解物であるゼラチンなどは最もECMに似通った細胞接着特性をもつと期待できるゲル材料といえる。しかし，材料の細胞接着性をさらに向上させるには，材料そのものや表面を物理化学的に処理する必要がある。細胞とマトリクスとの接着性に関与する因子は主に3つに分類できる。細胞膜を構成する脂質に起因する親水・疎水性や，細胞膜上に存在するグルコサミノグルカンなどの複合糖に起因する荷電，そしてインテグリンなどの接着分子に起因する相互作用が挙げられる。細胞接着性の改善方法は非常に多岐にわたるが，RGDSペプチドなどの細胞接着モジュールで化学修飾したり，複数種類の高分子を互いに架橋させたゲルなどが一般的な例である。

6　プロテアーゼによる酵素分解性

ECMやその構造タンパク質はプロテアーゼで分解される。また，ゲルを構成するユニット同士が，プロテアーゼで切断されるようなペプチド結合を介して構築されている場合も同様である。酵素分解性ゲルの場合，その分解速度の制御技術が重要となる。

ゲルの分解様式には表面からゆっくりと分解する表面分解と，ゲルが徐々に膨潤して突然崩壊するバルク分解の2つがある。ゲルは高分子鎖が絡み会った網目構造をしているが，その網目サイズが酵素の進入を抑制できる程度かそれとも自由に進入できるかによって，分解様式が異なってくる。酵素がゲル内部に侵入できる場合，ゲルのペプチド結合による架橋はランダムに切断され，親水性が向上する。それと同時にゲル全体の架橋度も低下するため，ゲルの機械的強度が低下して次第に膨潤してくる。足場材料として用いるには，架橋度を高くして，架橋間の距離を酵素が通過できないサイズまで短くする必要がある。しかし，架橋度が高くなると分解速度は低下する傾向がある。極端に分解速度が遅い場合，残留物が炎症反応や細胞の壊死を引き起こす原因となり兼ねない。一方，分解が早過ぎると，細胞や血管網の足場としての機械的強度が保てない。ゲルの架橋方法も重要である。いくら反応速度を制御しようと試みても，ゲルの架橋分布が一様でなければ実現は困難である。熱架橋や光架橋などは反応時間が短いものの，エネルギーが偏在しやすいシステムといえる。この場合，架橋に粗密の分布が生じたり，急激な粘度上昇に追随できずに気泡が残留したりする場合がある。したがって化学架橋や酵素架橋による比較的時間を要する反応が適している。架橋剤の毒性も問題となる。ペプチド結合を形成する縮合剤は多数あるが，代表的なものとして，glutaraldehyde, *N*, *N*'-dicyclohexylcarbodiimide (DCC), 1, 1-Carbonyldiimidazole (CDI) 1-Ethyl-3-(3-dimethylaminopropyl) carbodiimide, hydrochloride（水溶性カルボジイミド：WSC），などが挙げられるが，WSC や CDI は比較的生体刺激性や毒性が少ないと言われている。また酵素反応では，フィブリン糊や練り食品の加工に利用されるトランスグルタミナーゼなどが知られている。

7　血管新生因子に対する吸着性と安定性

血管新生因子を ECM の機能のようにゲルマトリクスに担持して，プロテアーゼによる酵素分解によって放出させるゲル足場材料は，一種の酵素分解律速型の DDS 担体ともいえる。したがって，ペプチドデリバリーシステムの概念が適用できる。血管新生因子はタンパク質である。それらの生物学的活性を有効に機能させるためには，三次あるいは四次といった，複雑でより高次な秩序性を維持することが必要である。タンパク質が物理的あるいは化学的な構造変化を受けると，会合や巨大な凝集体を形成したり，過剰なジスルフィド結合や脱アミノ化反応による開裂が生じたりして，生理活性に大きく影響する。また，酵素・加水分解やラジカル連鎖反応など過酷な生理的要因にも曝される。

血管新生因子の半減期を延長するには，血管新生因子を失活させる緒要因から隔離・防御する方法が有効と考えられる。血管新生因子を高分子ゲルマトリックス中に内包したり，超分子に封入・包摂することで，一時的に生理環境から隔離する方法などがある。さらに，血管新生因子と高分子鎖や他の化合物と化学結合や物理的なコンプレックスを形成させることで立体障害効果による酵素反応などの抑制とともに，局部濃度を高い状態に保持することが可能になる。

8　血管新生因子としての線維芽細胞増殖因子の有効性

血管新生には3つの概念を包括している[4)]。①血管発生（vasculogenesis）は血管内皮前駆細胞が分化・増殖し，原始血管叢を形成する過程であり，②狭義の血管新生（angiogenesis）は，既存の血管内皮細胞が発芽するように新規な血管を形成する過程である。以上2つは主に血管形成の初期過程に関わる因子であり，形成される血管は脆弱で口径が細く輸送経路としての機能はあまり期待できない。これに対し，③動脈新生（arteriogenesis）は，血管径拡大やリモデリングなどの血管成熟に関わる因子である。組織再生における血管新生では，既存の細い血管径を太くすることで，比較的短期間で栄養血管網を形成する必要があり，arteriogenesisがもっとも重要と考えられる。血管新生因子としては，血管内皮増殖因子（Vascular Endothelial Growth Factor; VEGF）や塩基性線維芽細胞増殖因子（Basic Fibroblast Growth Factor; bFGF）などが特に強力な血管新生効果で知られている。血管新生療法ではこれらの増殖因子を用いた研究が数多く報告され，良好な治療効果が得られている。とくにbFGFはarteriogenesisとangiogenesisの両方を誘導できることから，理想的な血管新生因子といえる。

9　線維芽細胞増殖因子の担持システム

これまでに，天然や合成の高分子ゲルを用いたbFGFのDDSが検討されてきた。そのキーテクノロジーはゲルマトリクスからのbFGFの経時的な漏出を回避するために効率よくbFGFをマトリクスに保持させ，放出をコントロールできるかに懸っている。bFGFはヘパリンと強い親和性を示すことからヘパリン結合性増殖因子（HBGF）とも呼ばれる。例えばヘパラン硫酸はbFGFと結合する性質があるが，ヘパラン硫酸が酵素分解されると，bFGFとの結合性は低下・消失する。このような性質を利用してヘパラン硫酸分解酵素の活性を測定する方法もある。明石らは合成糖質高分子である硫酸化したポリ（グルコシルオキシエチルメタクリル酸）の放射線架橋ゲルにbFGFを担持したDDSを開発している。この場合，糖鎖高分子の硫酸化度によって，活性化される増殖因子が異なり，bFGFの場合には比較的グルコースユニット当たりの硫酸化度が1程度と低い場合に活性を示している[5)]。

静電相互作用によるbFGFの担持も検討されている。FGFは等電点の違いにより酸性FGF（aFGF）と塩基性FGF（bFGF）に大別される。bFGFは等電点が9.6であり，例えば等電点が5付近の酸性ゼラチンと静電的に吸着する。この性質を利用して，酸性ゼラチンをグルタルアルデヒドで架橋したゲルマトリクスにbFGFを担持することができる。ゲルの架橋法には，紫外線や熱などの電磁場を利用した架橋と架橋剤を用いた化学架橋がある。ゲルの分解を一定に制御するには，ゲルマトリックスが均一な架橋度になるような化学架橋が適している。ゲルの分解速度がbFGF放出の律速となる場合，分解制御型のDDSとなる。ゲルの含水率によって分解速度を制御することで，ゲルの分解に伴ったbFGF徐放システムとなる。含水率95％のゲルはおよそ2週間で分解・消失し，その間にbFGFを放出する。これはbFGFのローカルデリバリーとして理想的なシステムといえる。

さらに，酸性ゼラチンのマイクロスフェアーにbFGFを吸着させ，生体内でbFGFを徐放させるDDSが報告されている。異なる粒子径のゼラチンマイクロスフェアーを調製し，これにアイソトープラベル化bFGFを担持し，ラビットの虚血モデルに対して径動脈的に投与することで，粒子径の違いによる体内分布を確認している。その結果として，虚血部で大半が補足され，かつ中枢側で閉塞するリスクの低い粒子径を29μm付近としている[6)]。

10 管新生を促すゲルと線維芽細胞増殖因子の複合材料

A. K. Doganらは増殖因子を含浸させたディスク型ゲルデバイスを開発している。デキストランの水酸基をエピクロロヒドリンで架橋することでゲルを調製し，一度凍結乾燥した後に再びFGFやEGFの溶液に浸漬することで増殖因子をゲル内部に含浸させ，さらにデバイスを真空乾燥することで，増殖因子の貯蔵安定性を確保している。この場合，エピクロロヒドリンの添加量によって架橋度をコントロールしている。作製されたゲルのメッシュサイズは計算上では19 nm程度であり，一般的なタンパク質の流体力学直径よりもわずかに大きい。FGFはトリプトファン残基をもつため，放出挙動は蛍光分光測定（蛍光波長280 nm，励起波長325 nm）で確認している。ゲルをリン酸緩衝溶液に浸漬することで単純拡散によって，充填したFGFの90％が650 h掛けて放出されることを確認している。しかし，このシステムの場合，乾燥過程でFGFがゲル表面に局在化するため，初期にFGFが大量に放出されるバースト現象がみられる。

このゲルをラット皮下に移植すると，FGFが存在しない場合と比較して顕著に血管新生がみられ，傷の治癒が促進されている。ゲル周辺に毛細血管が形成され，3日から7日後にかけて顕著な血管形成が生じ，7日から14日にかけて血管の数が減少し，14日には治癒プロセスは完結している。

Hubbellらは合成高分子であるpolyethylene glycol（PEG）を基本骨格とした足場用ハイドロゲルを開発している。PEGを骨格とした血管再生用ゲルの構造を図6に示した。このゲル構造中には細胞接着ペプチドであるRGDアミノ酸配列が存在し，またMMP（matrix metalloprotein-

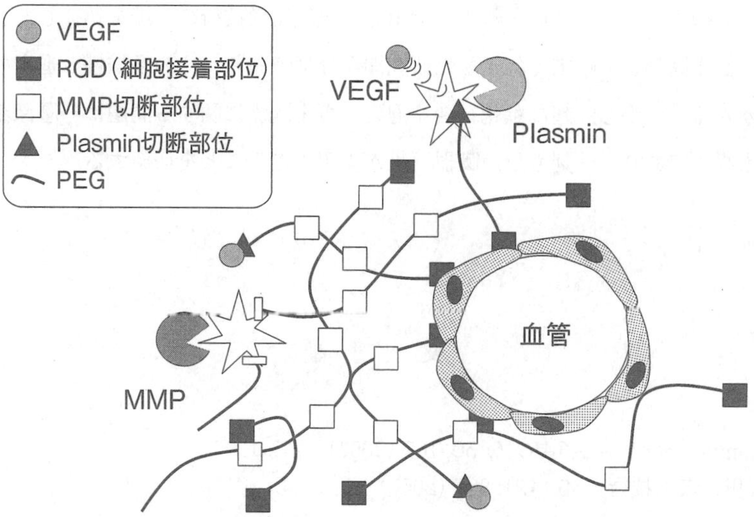

図6　PEGを骨格とした血管再生用足場ゲル（Hubbellら文献8）

ase）により切断可能なペプチド配列も間置されている。さらに，血管増殖因子であるVEGFもペプチド結合を介して担持されている。このVEGFはプラスミンによって切断されると，活性を示すように設計されている。実際にラット皮下への*in vivo*埋め込み実験において，良好な血管新生が観察されている。

著者らは，生体由来の高分子であるコラーゲンを化学的に修飾することで容易にゲル化する2液混合型の注入剤を用いて，新規な足場材料の開発を遂行している。ゲルの基本骨格であるコラーゲンは生体親和性が高く，生体内分解性でもある。このコラーゲンゲルのマウス皮下への*in vivo*埋め込み実験において，数日で分解し，良好な肉芽の成長と，血管新生が観察されている。そこで，更に血管新生の効率を上げるべく，bFGFの担持を行っている。この足場材料にはコラーゲン分子中に存在するカルボキシル基のほかにも，修飾部位にはカルボキシル基も存在する。従って，通常のコラーゲンと比較して，より効率的にbFGFが静電相互作用によってマトリックス中に吸着される。この場合，コラーゲンの分解ともなってbFGFが徐々に放出される血管誘導マトリックス材料として期待される。このような血管誘導マトリックス材料は，再生臓器・組織の血管化以外にも，組織修復材料や組織再建手術などの支援材料としての応用も可能である。

11　おわりに

再生治療においてより高次で複雑な組織再生を実現させる基盤技術として，血管網を備えた組織再生システムのなかで，特に血管新生を活用した組織工学技術の一端を紹介した。再生治療は材料工学から臨床医学まで幅広く包括した研究開発分野であり，その多様性と進歩の速さには目を瞠るものがある。しかし，超高齢化社会を迎え，再生医療に関する問題は一層深刻になってきていることも事実であり，一刻も早い臓器再生が実現できることを切望する。

文　献

1） M. nakamura, *et al.*, *A. ASAIO J.*, **50**, 167 (2004)
2） 森田育男，表面技術，**56** (12), 887 (2005)
3） M. Shin *et al.*, *Biomedical Microdevices*, **6**, 269 (2004)
4） van Royen N. *et al.*, *Cardiovasc Res.*, **49**, 543 (2001)
5） 畑中研一，日本化学会誌，**2**, 155 (2002)
6） A. Hosaka *et al.*, *Circulation*, **110**, 3322 (2004)
7） A. K. Dogan *et al.*, *J. Biomed Mater Res Pt B Appl Biomater*, **74 B** (1), 504 (2005)
8） A. H. Zisch *et al.*, *FASEB Journal*, **17**, 2260 (2003)

第11章　人工筋肉としてのアクチュエータゲル

安積欣志*

1　はじめに

筋肉は，数100 mVの電気信号でコントロールされ，ATPの化学エネルギーを力学エネルギーに非常に高い効率で変換するアクチュエータである。また，骨格筋では伸縮率30 %，応答速度0.1秒，発生圧0.3 MPaの出力性能があるといわれている。現在，さまざまな工業用アクチュエータが開発されており，特に，生体材料に特性が近い高分子ゲル材料をもちいて，筋肉様のアクチュエータを開発する目的のアクチュエータの開発が古くから進められてきた[1)]。しかしながら，まだ，その特性を満足するアクチュエータを，人工的に開発することに，人類は成功していない。通常は筋肉様に大きく変形するソフトなアクチュエータ材料およびデバイスのことを人工筋肉と呼んでいることが多い[1~6)]。高分子ゲル以外にも，さまざまな材料，デバイスでいわゆる人工筋肉が研究されており，現在研究されている主な人工筋肉材料・デバイスを表1にまとめる。

本章では，そのような中で著者が開発に関わってきた，イオンゲルを用いたアクチュエータについて解説を行う。イオンゲルとは，イオンを含んだゲルという程度の意味であり，高分子電解質ゲル，あるいは，ポリマーゲルに電解質を含浸させたものがある。これらのイオンゲルにさま

表1　主な人工筋肉材料、デバイス

人工筋肉材料・デバイス	具体例	駆動信号
高分子ハイドロゲル	ポリアクリル酸ゲル，PAMPSゲル	熱,光,電気,溶媒置換,pH
高分子オルガノゲル	ポリビニルアルコールゲル	電気
導電性ポリマー	ポリピロール，ポリアニリン,ポリチオフェン	電気
カーボンナノチューブ	単層カーボンナノチューブペーパー	電気
金属微粒子集合体	金微粒子	電気
イオン導電性高分子·金属複合体	フッ素系イオン交換樹脂・金複合体	電気
エラストマー	シリコン，アクリル，ポリウレタン	電気
強誘電体ポリマー	ポリビニリデンフルオライド—トリフルオロエチレン共重合体	電気
形状記憶合金	チタン—ニッケル合金	熱
静電アクチュエータ		電気
空気アクチュエータ	マッキンベン型人工筋肉	空気圧

＊　Kinji Asaka　㈱産業技術総合研究所　セルエンジニアリング研究部門
人工細胞研究グループ長

ざまな機能電極を接合することで電池や燃料電池，キャパシタ，太陽電池などの電気化学デバイスの開発が進められている。筆者らは，高分子電解質ゲルに貴金属電極を接合したデバイス，およびイオン液体によるイオンゲルにカーボンナノチューブゲル電極を接合したカーボンナノチューブゲルアクチュエータの開発を進めてきた。これらは，いずれも数Vの低電圧で大きく変形し，軽量で成形性のよいアクチュエータである。前者は水中での駆動に適し，後者はドライ環境での駆動に適している。この2種類のアクチュエータの詳細について述べる。

2 イオン導電性高分子電解質金属複合体

2.1 構成と材料

イオン導電性高分子とは，高分子電解質ゲルとも呼ばれ，高分子電解質で架橋構造をもちゲル体となったもので，電場を加えるとカウンターイオンがゲル内を移動できることで，イオン導電性を持つことからイオン導電性高分子とも呼ばれる。その高分子電解質ゲルに金属電極を接合した構造体であり，英語では，Ionic Polymer Metal Composite（IPMC）と呼ばれる[5]。ハイドロゲルを用いたアクチュエータの一種であり，その応答機構は，高分子電解質ゲルの電場応答理論で説明可能である。電極を接合することにより，デバイスとしての応用が可能となり，電気活性高分子（Electroactive Polymer）を用いたアクチュエータ技術の一つの大きな柱となっている。1991年に小黒ら[7]によって，フッ素系イオン交換樹脂であるナフィオンと白金の接合体の電場屈曲応答が発見され，その後，世界的に研究がすすめられてきたものである。

IPMCは図1に示すように，イオン導電性高分子に金，白金などの貴金属を化学めっき法で接合した接合体であり，金属電極間に電圧を加えると，高分子中のカウンターイオンが，電極に引き寄せられ，同時に体積流が生じることによって変形することが，駆動力となっている。通常用いられるイオンポリマーは，フッ素系イオン交換樹脂であり，図2に示すようなスルホン酸膜，カルボン酸膜が用いられる。

電極は，イオン交換樹脂が酸であることから，耐食性があり，かつ導電性がある貴金属を用いる必要がある。金あるいは白金を無電解めっき法で接合する方法が開発され，用いられている。金のほうが，導電性が高く，柔軟で，水素過電圧が大きい，すなわち水の電気分解電圧が大きいことから，白金よりも優れたアクチュエータ電極材料であるといえる。その他の電極材料の開発も報告されているが，後ほど述べる。

2.2 作製法

IPMCは，イオン交換樹脂の成形，電極のパターニングが比較的容易であり，種々の方法で様々

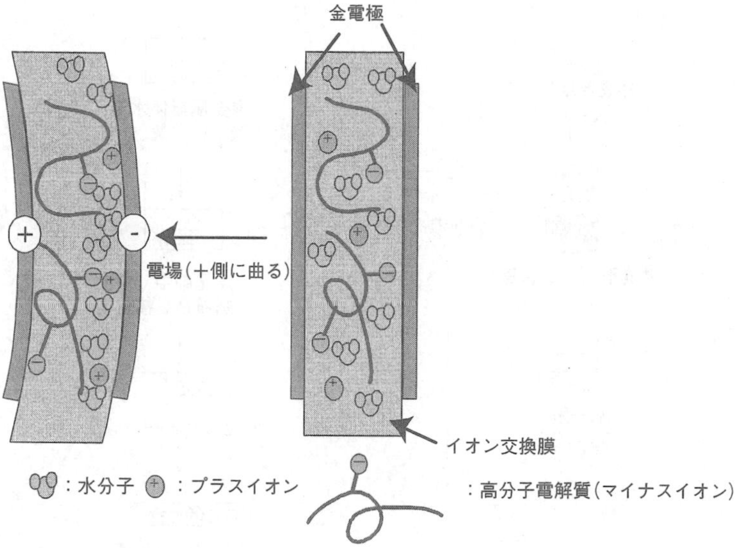

図1　イオン導電性高分子アクチュエータの構成，および，電気浸透による変形応答メカニズムの説明の模式図

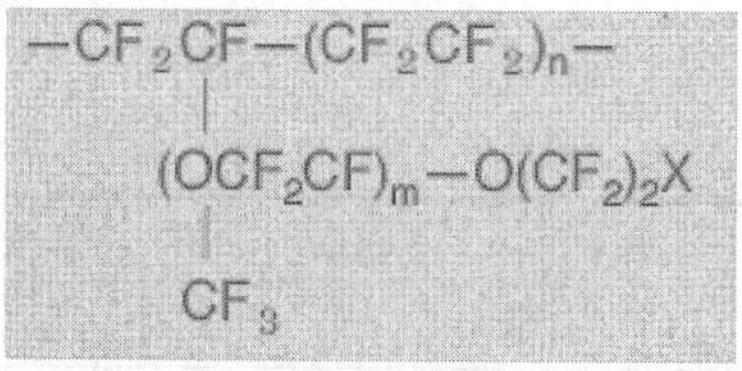

X=COO⁻:Flemion®

X=SO_3^-:Nafion®

図2　フッ素系イオン交換樹脂の化学構造

な形状に成形を行うことが可能である。その樹脂成形からデバイス作製までのチャートを図3に示す。ナフィオンなどの，フッ素系イオン交換樹脂は，その熱成形可能な前駆体ポリマーをビーズの形で入手可能である。それを，熱成形することにより，希望の形に成形することができる。そのあと，加水分解することによって，イオン交換基を導入する。また，ナフィオンの分散溶液も市販されているので，それからキャスティングにより，成形することも可能である。その後，表2に示す条件で，金，あるいは白金を無電解めっき法でめっきを行う。必要に応じて，めっき操作を繰り返すことにより，めっき金属の表面積を大きくすることによって，応答性を向上させることが可能である。ただ，繰り返しめっきの効果は，7回から8回が限度であり，それ以上行っ

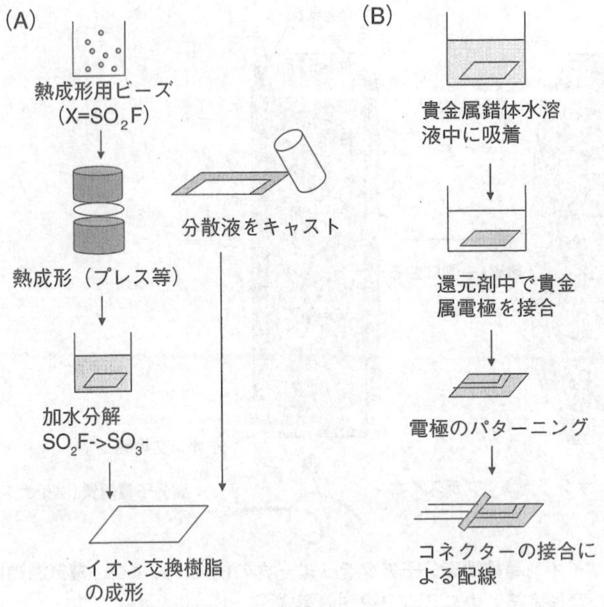

図3　イオン導電性高分子アクチュエータデバイスの作製フロー図
(A) フッ素系イオン交換樹脂の成形 (B) 無電解めっきによる貴金属めっきの接合と電極のパターニング，およびコネクターの接着によるデバイスの作製

表2　ナフィオン膜への白金、金電極の無電解めっき条件

	白金	金
金属錯体	$[Pt(NH_3)_4]Cl_2$	$[Au(phen)Cl_2]Cl$
還元剤	$NaBH_4$	Na_2SO_3
還元温度	40 ～60 ℃	60 ℃

phen：フェナントロリン

ても効果がない。デバイスにするには，電極をレーザー加工などで，パターニングし，コネクターをつけることで行う。

高分子電解質ゲル材料としては，ナフィオン以外にさまざまな材料の検討が進められている。ナフィオンは，スルホン酸膜であるが，カルボン酸膜である旭ガラス社のフレミオンの検討がすすめられ，優れた特性を示すことがわかっている[8)]。また，他のカチオン交換樹脂についても検討が進められているが，ナフィオン，フレミオン以上の特性は示していない[9)]。アニオン交換膜について，同様に金メッキの無電解めっき法が開発され，アクチュエータ特性が調べられた結果，アニオン交換膜の場合は，図1の応答モデルから予測されるとおり，マイナス極側へ屈曲応答することが確認された[10)]。

貴金属以外に銅電極[11]，アルミ電極[12]，酸化ルテニウム微粒子電極[13]等を用いたアクチュエータ素子の報告も行われている。また，IPMC を空中駆動させる目的で，溶媒を水でなく，高沸点の有機溶媒を用いた駆動した研究[14]，あるいは，常温で液体状態を呈する塩として最近，研究が進められているイオン液体をもちいて駆動した研究[15]の報告がある。特にイオン液体を用いて駆動した研究は，すでに述べた，酸化ルテニウムペースト電極を用い[13]，空中において優れた応答性を示す報告が行われている。

2.3　応答モデルと応答特性

IPMC の応答原理は，図 1 に示した様に，基本的には，すでに述べた電気浸透による体積流の効果に，電極／電解質界面に形成される電気二重層内のイオン間に働く力に起因すると考えられる。詳細な応答モデルは様々な研究者によって進められている。それらの主なものについてまとめたものを表 3 に示す。ブラックボックスモデルはアクチュエータの変形のメカニズムを考えずに，入出力の関係を正確に表す応答関数を導きだす考え方であり，ロボティクスなどへの応用に有用なモデルである。高分子電解質ゲル内部の電気／機械エネルギー変換のメカニズムを考えたモデル（マイクロエレクトロメカニカルモデル）の研究も，たくさんの研究者によって進められている。Nemat-Nassair ら[21]は，ナフィオンなどの後ほど述べるイオンクラスター構造内の電場下における，静電反発とイオンの浸透圧，およびポリマーのクラスターを形成するポリマーの弾性力のつりあいを考え，イオンゲル内に発生する応力が電圧に対して，電圧に比例（浸透圧）する項と電圧の 2 乗に比例する項（静電反発）からなることを示している。Leo ら[22]は，Nernst-Plank のイオンフラックスの式を用い，交流電場下における電解質膜内のイオン分布を計算して，Nemat-Nassair らの考え方を用いて，アクチュエータの変形をシミュレートした。また山上ら[23]は，土井[24]の高分子ゲルの変形ダイナミクスの包括的な理論である，Stress Diffusion Coupling 理論をイオンゲルに適用し，Electrtro Stress Diffusion Coupling 理論を展開した。その中で，Onsager の係数を物質パラメータで表すことに成功し，電気浸透モデルに基づいて IPMC ア

表 3　IPMC アクチュエータのモデル

ブラックボックスモデル
Kanno and Tadokoro（1996）[16]
Newbury and Leo（2003）[17]
マイクロエレクトロメカニカルモデル
Tadokoro and Yamagami（2000）[18]
Asaka and Oguro（2000）[19]
de Gennes and Okumura（2001）[20]
Nemat-Nassair（2002）[21]
Leo and Wallmersperger（2005）[22]
Yamaue and Doi（2005）[23]

クチュエータの変形の挙動を，説明することに成功した。大枠は理解できたと考えられるが，電解質ゲルのバルクのプロセスと電極／電解質界面プロセスのカップリングが，その電極構造の複雑さにも起因して，きわめて理解が困難なことが一つの要因となり，細部においてすべて解決したとはいいがたい。

以上の応答モデルから，IPMCの変形応答は，カウンターイオン，溶媒，固定電荷種に大きく依存することがわかっている。実際，ナフィオン，フレミオンに金をめっきした接合体において，カウンターイオンを種々，イオン交換で変えた場合，その膜厚，含水率，イオン導電性が大きくカウンターイオン種に依存して変化するとともに，変形特性も大きく変化する[25,26]。その依存性は，概略，電気浸透モデルと図4に示すようなフッ素系イオン交換樹脂のイオンクラスター構造に基づいた考え方で説明可能である。すなわち，ナフィオン，フレミオンのような，フッ素系イオン交換樹脂は，フッ素骨格の疎水性結晶構造部分が架橋構造をとることによって，ゲル構造をとっている。その中に，固定電荷，カウンターイオン，および吸着水などの親水構造部分が数10 nmのクラスター構造をとって存在し，その親水性クラスターが，10 nm程度のチャンネルで結ばれることで，イオンや水の移動が可能となっている。カウンターイオンが親水性の小さなイオンの場合は，イオン移動に対する抵抗も小さく，かつ，電気浸透も小さい（図4(A)）。そ

(A) 親水性の小さなイオンの場合（ナトリウム，カリウムなど）

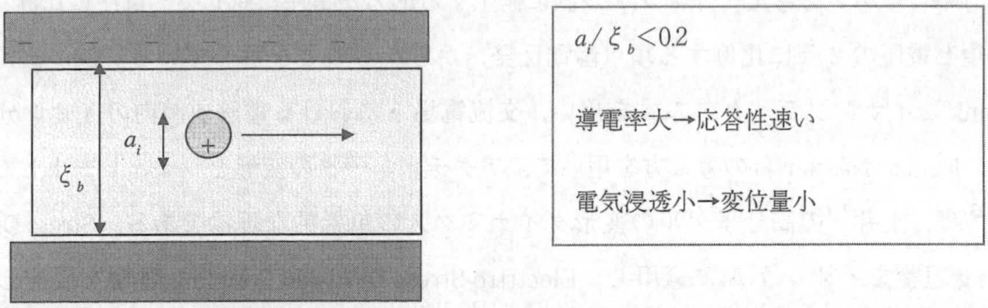

(B) 疎水性の大きなイオンの場合（テトラブチルアンモニウム，テトラエチルアンモニウムなど）

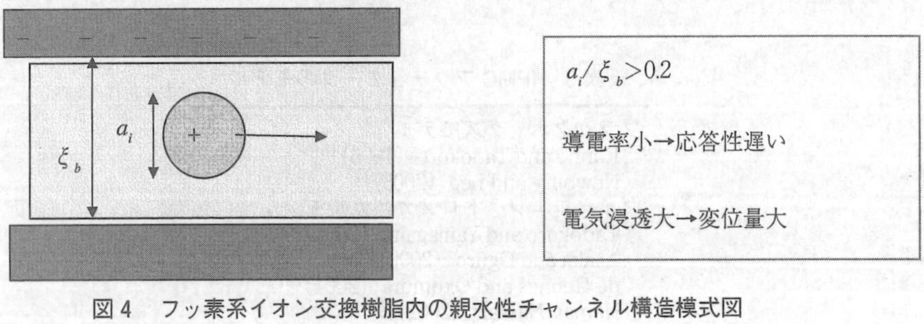

図4　フッ素系イオン交換樹脂内の親水性チャンネル構造模式図
(A) カウンターイオン径が親水性チャンネルイオン系と比較して小さい場合
(B) カウンターイオン径が大きい場合

れに対して疎水性の大きなイオンの場合はその反対となる（図4(B)）。これらは，電圧変形応答に現れ，図4（A）の場合は変形速度が速いが変位量も小さい。図4（B）の場合は速度が遅いが，変形量が大きくなる。また，イオンチャンネル径は，イオン交換樹脂の種類，あるいは同じ電解質膜でも熱処理などにより変化すると考えられる。以上の結果は，カウンターイオンの種類，イオン交換樹脂の種類，あるいは熱処理などにより，応答性能をコントロールすることが可能なことを示している。これらの結果は，電気刺激応答ゲルモデルの理論で説明可能である。

2.4　IPMCの応用[27)]

IPMCアクチュエータはその成形性のよさを生かして，さまざまな運動をするようなデバイスの開発の研究が進められている。また，変形をさせると電圧が発生するセンサー機能を持つことから，アクチュエータとセンサーを一体化したインテリジェントデバイスの研究も進められている。これらについては，他の文献を参照されたい。

3　カーボンナノチューブゲル

3.1　カーボンナノチューブゲルを用いたアクチュエータの開発

カーボンナノチューブは，大きな機械的強度としなやかさ，高い導電性，大きな比表面積など，優れた特性を備えた材料であり，さまざまな応用が期待されている。アクチュエータ材料としては，1999年にBaughmanら[28)]によってはじめての，報告がなされている。それは，カーボンナノチューブの分散液から作製した自立フィルムを電解質水溶液中で対極に対して電圧を加え，変形を観測するというものである。その原理は，ナノチューブと電解質の界面に形成される電気二重層による静電気力と，電荷注入によるナノチューブの伸縮に基づくものと提案されている。酸化還元反応によって伸縮応答する導電性高分子と比較して，原理的に高速応答が可能であり，かつ，電気化学反応を伴わないため耐久性も高いことが最大の特徴であるとのことである。しかしながら，これら純粋にカーボンナノチューブのみからできたアクチュエータ素子は，電解質溶液への浸漬が不可欠であり，幅広い用途へ応用するには現実的に困難な面が多いといわざるをえない。

カーボンナノチューブのポテンシャルを引出すためには，ナノチューブを用いた実用的なアクチュエータ素子の作製法を開拓することが必要である。JST EEATO 相田ナノ空間プロジェクトの福島らは，カーボンナノチューブとイオン液体を乳鉢でこねるとゲル化するという現象を見出し，バッキーゲルと名付けた[29)]。そこで用いたイオン液体は，イミダゾリウムイオンとフッ素を含む無機イオンから構成される代表的なものである（図5）。イオン液体はすでにのべた様に常

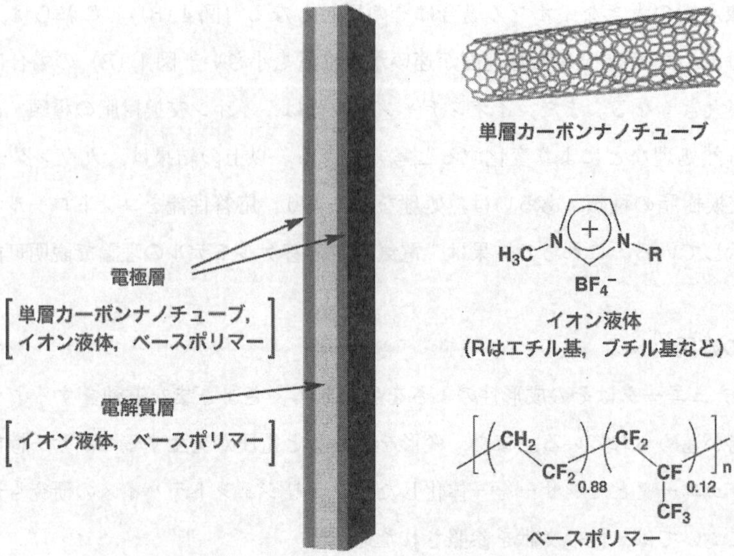

図5　バッキーゲルアクチュエータの構成模式図

温溶融塩として近年広く研究されており，電解質として機能する。すなわちバッキーゲルは，良好な電子導電体（カーボンナノチューブ）が電解質（イオン液体）に分散して複合化したソフトな材料である。そのため，カーボンナノチューブを電極として任意の形状に成形することが可能である。またバッキーゲル中では，ナノチューブ表面と電解質との有効表面積も大きいことが予想される。したがって，これらの利点を生かし，筆者らは相田プロジェクトと共同研究により，バッキーゲルをフッ素系高分子と複合化して固体化することで，新しいアクチュエータ素子（バッキーゲルアクチュエータ，図5）のプロトタイプを開発したところ[30]，①不揮発性電解質と電極の一体化による空中作動性，②プリント法が適用可能な優れた成形性，③大きくしなやかに変形する応答性を兼ね備えた初めてのアクチュエータを誕生させることができた。

3.2　カーボンナノチューブゲルアクチュエータの構成と特徴

バッキーゲルアクチュエータの基本的な構成と，その原料を図5に示した。バッキーゲルを固体化するために必要なベースポリマーとして，イオン液体と相容性が高いフッ化ビニリデン-六フッ化プロピレン共重合体（Kynar FlexR 2801）を用いた。素子の構造は，イオン液体をベースポリマーでゲル化して得られるゲル電解質フィルムの両面に，バッキーゲルをベースポリマーで成型した電極をラミネートした三層からなる。このアクチュエータ素子は極めて簡単な手法で作製できる。電極層と電解質ゲル層の組成を溶媒に良く分散させた液（前駆体液）を用意し，順番にキャストして溶媒を乾燥するだけで良い。電極層と電解質層は，同じベースポリマーからできており，また，キャスト法で積層して一体化させているため，各層間の接着性が良く，イオン移動が素子全体にわたりスムーズに起こる仕組みになっている。

図6（A）には，単層カーボンナノチューブ（20 wt%），1–エチル–3–メチルイミダゾリウムテトラフルオロボレート（47 wt%），ベースポリマー（33 wt%）から構成されるバッキーゲルアクチュエータ素子に，±3.0 V の方形波電圧（0.1 Hz）を印加したときの空中における応答の様子を示した。素子の両電極間に電圧を加えると，ゲル電解質フィルム内のイオン液体の陽イオンと陰イオンが，それぞれ反対の極の電極に引き寄せられる（図6（B））。このとき，電極層内に分散したナノチューブと電解質の界面に電気二重層が形成され，電極層が伸縮して素子が屈曲変形する。空中作動が可能なのは，ナノチューブに注入された電荷を打ち消すための電解質（イオ

（A）

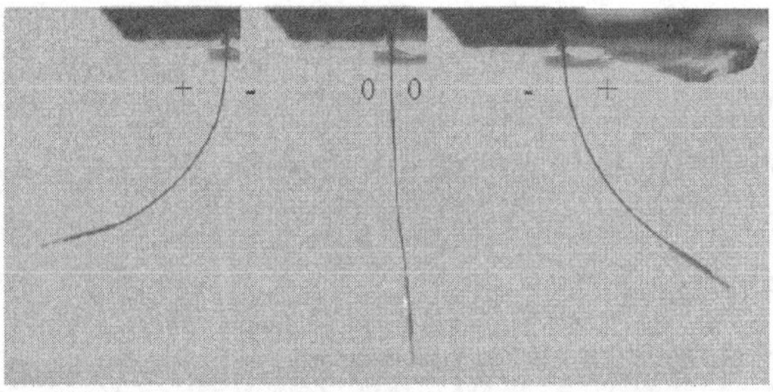

（B）

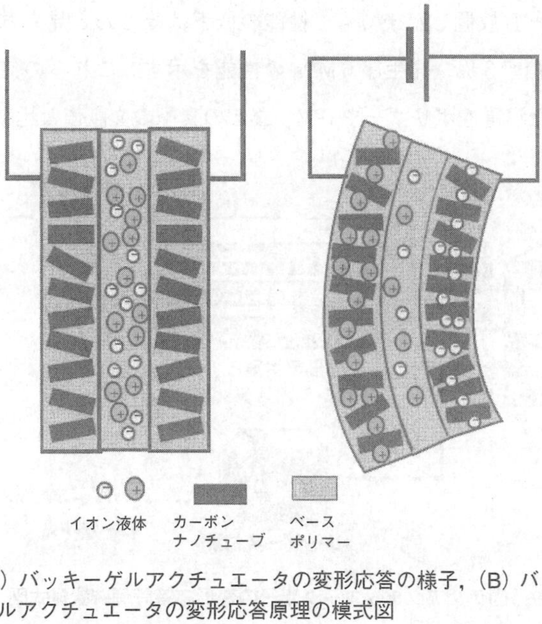

図6　(A) バッキーゲルアクチュエータの変形応答の様子，(B) バッキーゲルアクチュエータの変形応答原理の模式図

ン液体）があらかじめフィルムに内包されており，外部から電解質を補充する必要がないためである。また，屈曲の方向はイオン液体の種類に依らず，全ての場合で陽極側であった。素子が変形するメカニズムとしては，カーボンナノチューブの伸縮や電気二重層形成に伴う静電気力以外に，イオン液体を構成する陽イオンと陰イオンのサイズの違いから生じる体積変化が，協同的に働いているものと考えている。

屈曲運動するアクチュエータ素子の定量的評価は，図７に示すように，小さな短冊上に切り出した素子を金属電極ではさんで片もち梁に吊るし，電圧印加時の定点の変位をレーザー変位計などで測定，あるいは，曲げ力をロードセルで測定することで行える。その際，電圧，電流の電気特性も同時に記録する必要がある。このようにして得られたバッキーゲルアクチュエータの評価結果を図８に示した。方形波電圧を加えた時，電流は瞬間的に流れて減衰する（図８(A)）。この挙動は，いわゆるキャパシタへの充放電と同じであり，イオン液体が分解しない程度の電圧下では，カーボンナノチューブ／電解質界面における電気二重層の形成に必要な電流のみが流れることを示している。電気二重層容量を測定したところ，ナノチューブ１グラムあたりにして50 F以上の大きな値が得られた。この値は，シート状に加工したナノチューブを，イオン液体中に含浸した場合に比べておよそ２倍程度大きく[31]，アクチュエータ素子中でナノチューブが高分散しているためと考えられる。このことは，大きな発生力を生むのにも重要な要素である。バッキーゲルアクチュエータは耐久性にも優れているのも特徴である。応答は安定しており，電圧を維持すると変位も維持される。さらに，大気中で±2.0 Vの電圧（0.1 Hz）を連続的に加え変位の減衰を調べた結果，9000サイクル後も減衰は小さかった（30％以下）。また，このアクチュエータは大気下で２ヶ月放置した後でも，性能の低下はほとんど見られない。変形性能は最大で，電極層の発生伸縮率３％，発生圧６ MPaの性能を示す。これらの値はイオンゲルをもちいた空中駆動可能とした導電性ポリマーやIPMCなどの素子の文献値と比較しても優れている。

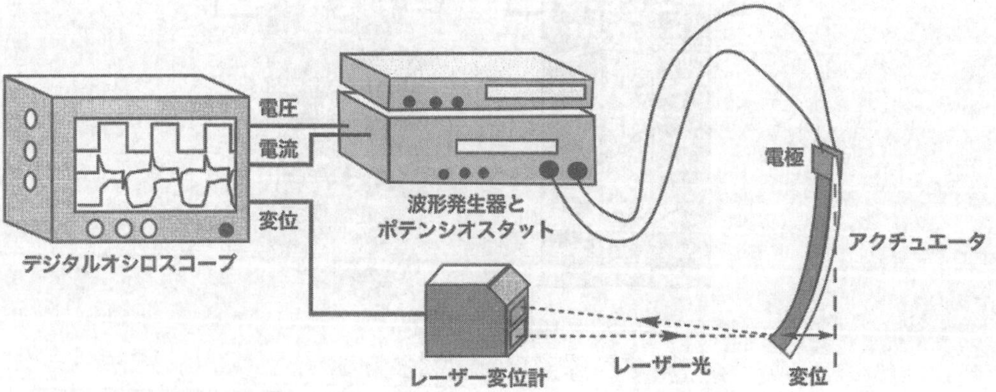

図７　アクチュエータ素子の変形応答評価装置模式図

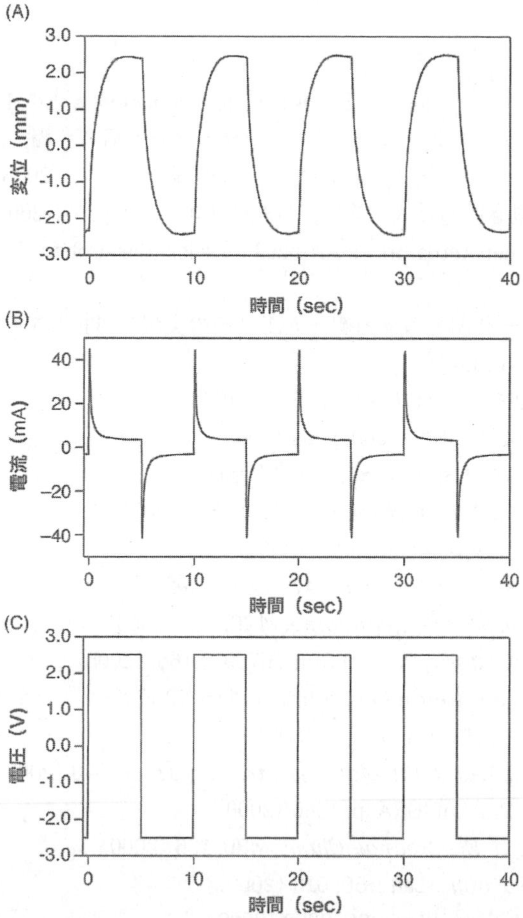

図8　バッキーゲルアクチュエータの応答特性

4　今後の展望

以上，2種類のイオンゲルベースのアクチュエータについて解説した。カーボンナノチューブゲルアクチュエータについては，今後さらに飛躍的に性能が向上することが期待される。有機デバイスや，燃料電池，リチウム電池等のポリマー電池も，プリント技術により作製できるようになりつつあり[32)]，したがって，近い将来，コントロール回路，センサー，アクチュエータなどが一体化したソフトな微小機械を，プリント技術で作製するという夢の技術も現実味を帯びてきたと言えよう。

文　　献

1）Polymer Gels, DeRossi D, Kajiwara K., Osada Y and Yamauchi A, Ed., Plenum Press (1991)
2）ミクロをめざすニューアクチュエータ，アクチュエータ研究会編，工業調査会 (1994)
3）「特集」次世代アクチュエータ，日本ロボット学会誌，**21** (7) (2003)
4）S. アシュレー，動き始めた人工筋肉，日経サイエンス，p. 57 (2004)
5）Electroactive Polymer Actuators as Artificial Muscles ,Bar-Cohen. Y Ed., SPIE Press, 2nd Ed. (2004)
6）ソフトアクチュエータ開発の最前線－人工筋肉の実現を目指して，長田義仁編著代表，エヌ・ティー・エス (2004)
7）K. Oguro *et al., J. Micromachine Soc.,* **5**, 27 (1992)
8）K. Oguro *et al.,* Proc. of SPIE, 3669, p. 64 (1999)
9）B. J. Akle *et al.,* Proc. of SPIE, 5385, p. 413 (2004)
10）K. Asaka, N. Fujiwara, *Electrochim Acta,* **48**, 3465 (2003)
11）M. Uchida, M. Taya, *Polymer,* **42**, 9281 (2001)
12）T. -G. Noh *et al., Eelectrochim. Acta,* **47**, 2341 (2002)
13）B. J. Akle *et al., Sensors and Actuators A,* **126**, 173 (2006)
14）S. Zamani, S. Nemat-Nassir, Proc. of SPIE, 5759, p.165, (2005)
15）M D. Bennett *et al., Sensor and Actuators A,* **115**, 79 (2004)
16）R. Kanno *et al.,* Proc. of ICRA, p. 219 (1996)
17）K. M. Newbury, D. J. Leo, *J. Int. Mat. Sys. Struc.,* p.333, P. 343 (2003)
18）S. Tadokoro *et al.,* Proc. of ICRA, p. 1340 (2000)
19）K. Asaka, K. Oguro, *J. Electroanal. Chem.,* **480**, 186 (2000)
20）de Gennes *et al., Europys. Lett.,* **50**, 513 (2000)
21）S. Nemat-Nassir, *J. Appl. Phys.,* **92**, 2899 (2002)
22）D. J. Leo *et al.,* Proc. of SPIE, 5759, P. 170 (2005)
23）T. Yamaue *et al., Macromolecules,* **38**, 1349 (2005)
24）M. Doi, "Dynamics and patterns in complex fluids", p. 100, Springer (1990)
25）K. Onishi *et. al., Elelctrochim. Acta,* **46**, 1233 (2000)
26）K. Asaka *et al., J. Electroanal. Chem.,* **505**, 24 (2001)
27）安積欣志，日本ロボット学会誌，**21**, 7 (2003)
28）R. H. Baughman *et al., Science,* **283**, 1340 (1999)
29）T. Fukushima *et al, Science,* **300**, 2072 (2003)
30）T. Fukushima *et al., Angew. Chem. Int. Ed.,* **44**, 2412 (2005)
31）J. N. Barishi *et al., Electrochem. Comm.,* **6**, 22 (2004)
32）B. -J. de Gans *et al., Adv. Mater.,* **16**, 203 (2004)

第12章　温度応答性高分子を用いた医薬品・生理活性物質の分離

水谷　文[*1]，金澤秀子[*2]

1　はじめに

ヒトゲノム解析の目覚しい発展により，遺伝子医療は大きく前進しようとしている。遺伝子情報に基づくオーダーメイド医療の実現のためには，生体内で重要な役割を果たしている様々な生理活性物質の解析が必要である。また，それらの多くがペプチドやタンパク質であるという点から，生体高分子物質を効率よく分離・精製する技術の開発は急務となっている。これらの生体高分子物質の分離は，現状では逆相クロマトグラフィーやイオン交換クロマトグラフィーなど種々の手法を組み合わせることによって行われている。しかしながら，このような方法では有機溶媒の使用が不可欠であることから，タンパク質は構造変化による生理活性の低下が懸念され，分析のための分離には用いることができても，成分を回収しそれを再利用するには適しているとは言えない。さらに，二酸化炭素などの地球温暖化ガス排出をはじめとする環境問題や，化学燃料の枯渇に見られる資源問題が全世界的に叫ばれるなか，主に焼却処分される大量の有機廃液が与える環境負荷も無視できない。

図1に示すポリ（*N*-イソプロピルアクリルアミド）（PNIPAAm）は，水中温度刺激に応答し，下限臨界溶液温度（Lower Critical Solution Temperature.；LCST）32℃より低温では水に溶解し

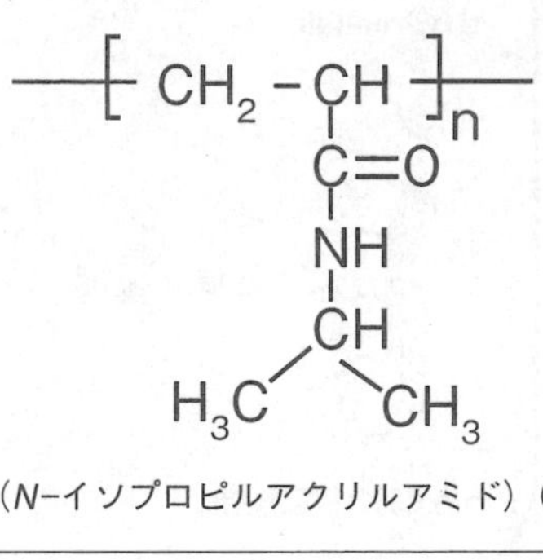

図1　ポリ（*N*-イソプロピルアクリルアミド）（PNIPAAm）

＊1　Aya Mizutani　共立薬科大学大学院　薬学研究科　創薬物理化学講座

＊2　Hideko Kanazawa　共立薬科大学大学院　薬学研究科　創薬物理化学講座　教授

水和伸長状態，高温では水に不溶となり脱水和収縮状態へと構造変化を起こす温度応答性ポリマーである[1,2]。PNIPAAmを固体表面に修飾すると，温度変化により表面の親水性/疎水性が制御可能となる[3~5]。また，温度応答性ポリマー分子中に荷電を有する官能基を導入すると，PNIPAAmの構造変化に応じて，これらの荷電基の解離度を制御することができる[6~8]。

筆者らの研究グループでは，温度応答性ポリマーをシリカゲル微粒子上に修飾して高速液体クロマトグラフィー（HPLC）用充填剤を作製し，既知の方法には無い全く新しい概念による分離システムの開発を行ってきた[6~13]。この分離システムにおいては移動相として有機溶媒を用いず，水系溶媒のみで分離を行うため，環境に優しく，タンパク質の分離にも適していると考えられる。本稿では，温度に応答してカラムの疎水性が変化する温度応答性クロマトグラフィーシステム，さらに疎水性のみならず荷電密度も変化する環境応答性クロマトグラフィーシステムの分離概念，それらを用いたタンパク質や医薬品の分離，最後にクロマトグラフィーシステムのダウンサイジングについて解説する。

2　疎水性相互作用を駆動力とした温度応答性クロマトグラフィーシステム

HPLCにおいて溶質は，固定相との相互作用が強い，または移動相との親和性の弱い物質がカラム中に長く留まり遅く溶出する。一般に疎水性物質等の分離・分析で汎用されている逆相系クロマトグラフィーは固定相としてC_{18}などの疎水性の高い表面，移動相として有機溶媒を含む水溶液を用いて，移動相の組成（極性）を変化させることで溶質の溶出挙動を制御する。一方，筆

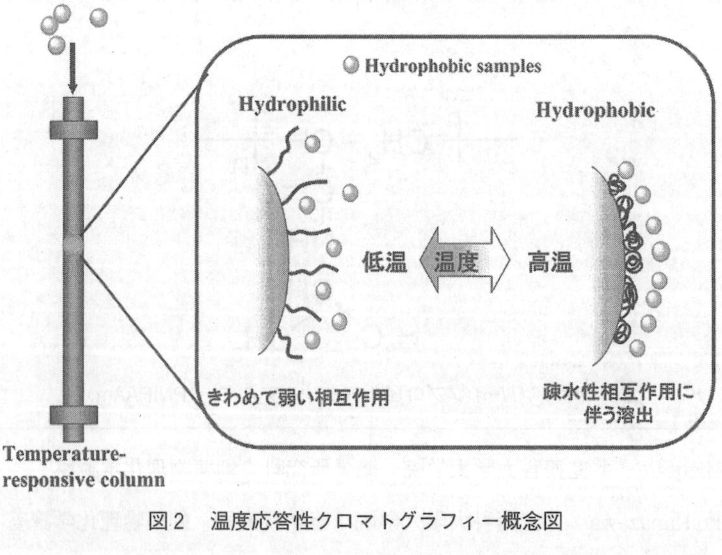

図2　温度応答性クロマトグラフィー概念図

者らが開発した温度応答性クロマトグラフィーシステムは，図 2 に示すように移動相には水系溶媒を用いて，固定相である PNIPAAm が修飾された表面の疎水性度をカラム外部からの温度調節により変化させることで，溶質の溶出挙動を制御する[9,10]。PNIPAAm 修飾担体が充填されたカラムを用いて，水のみを移動相として疎水性度の異なるステロイド類を溶出させた結果を図 3 に示す。図 3 より，温度の上昇により分析したすべてのステロイドにおいて保持時間の延長が確認され，特に，疎水性度を表す log *P* 値（水/オクタノール分配）が大きい試料ほど保持時間も長くなった。また，図 4 にステロイド類の保持と温度の関係（van't Hoff plot）を示す。LCST を

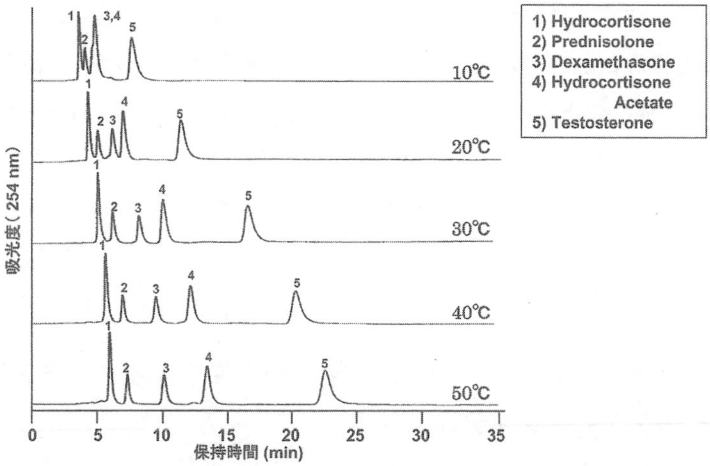

図 3　温度応答性クロマトグラフィーによるステロイド類の分離
移動相に純水のみを用いてステロイドの分離が可能であった。保持時間は温度上昇に伴い延長した。流速 1 ml/min，検出 254 nm。

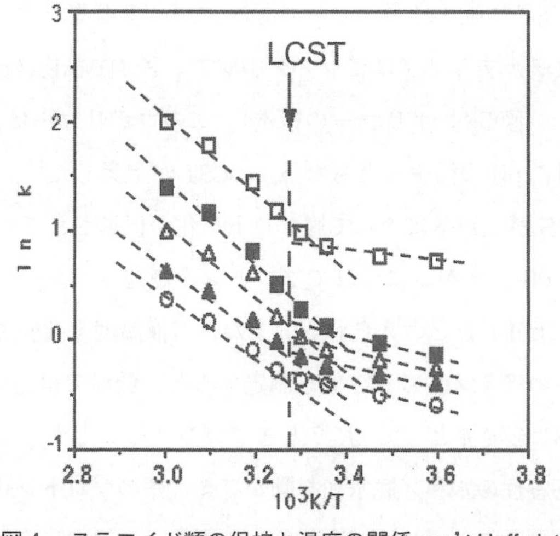

図 4　ステロイド類の保持と温度の関係 van' t Hoff plot

境界としていずれのステロイドも保持時間が不連続に長くなった。さらに，NIPAAmとメタクリル酸ブチル（butyl methacrylate：BMA）の共重合体を修飾したカラムでは，疎水性基としてBMAを導入することにより，修飾ポリマーのLCSTが低温側に降下し，そのため低い温度でも固定相表面の疎水性が強くなり，保持が増大する結果となった。以上より，疎水性の高い試料ほど保持が大きく，保持はLCSTを境界として延長する結果となり，また修飾するポリマーのLCSTを降下させることにより試料の保持時間延長が確認されたことから，本分析システムによる分離には疎水性相互作用が大きく関与していることが分かる。

さらに，本分析システムで分析中に，温度をグラジエントに変化させることで，通常の逆相クロマトグラフィーシステムにおける溶媒グラジエントと同様の効果を得られることを見出した[11,12]。通常の逆相系で用いられる溶媒グラジエントは，初期条件への復帰時間が長いこと，複数の移動相の調製が必要であることなどが短所として挙げられるが，本分析システムにおける温度グラジエントは，短時間で初期条件への復帰が可能，設定温度への追従性が高い，単一移動相で分析可能であるためグラジエント装置が不要であり，再現性，定量性に優れているなどという長所がある。

3 温度およびpHに応答して荷電を有する溶質を分離させる環境応答性クロマトグラフィーシステム

前節までに，水系単一移動相で溶質と固定相表面との相互作用を制御する温度応答性クロマトグラフィーシステムについて説明した。本節では，ペプチドやタンパク質，核酸などの分離に応用するために，親水性／疎水性の相違に加えて荷電の影響も利用した分析システムを紹介する。筆者らは，PNIPAAmの側鎖に疎水性モノマーであるBMA，荷電を有する官能基としてカチオン性モノマーの*N*,*N*-ジメチルアミノプロピルアクリルアミド（DMAPAAm）を導入した三次元共重合体を新たに合成した（図5：コポリマーの構造）。このコポリマーは，pHの増大にともなってLCSTが降下し，反対にpHの減少にともなってLCSTが上昇した[13]。DMAPAAmはアミノ基を有するため，溶媒のpHが上がるにつれて脱プロトン化が促進されてコポリマーは疎水性に傾きLCSTが降下するが，pHが下がるにつれてプロトン化が進み，コポリマーはより親水性へと変化するためにLCSTが上昇したと考えられる。また，溶液温度を変化させながら，DMAPAAmを導入したコポリマー中のアミノ基のpK_a値を測定すると，低温では約pK_a 9.0であったが，温度を上昇させると，LCSTを境界としてpK_a 7.5まで減少することが分かっている[14]。この結果は，ポリマー鎖の温度応答性の水和／脱水和挙動がアミノ基のプロトン化，脱プロトン化に影響していることを示す。またこのコポリマーを修飾した表面は，温度に応答して表面電位も大きく

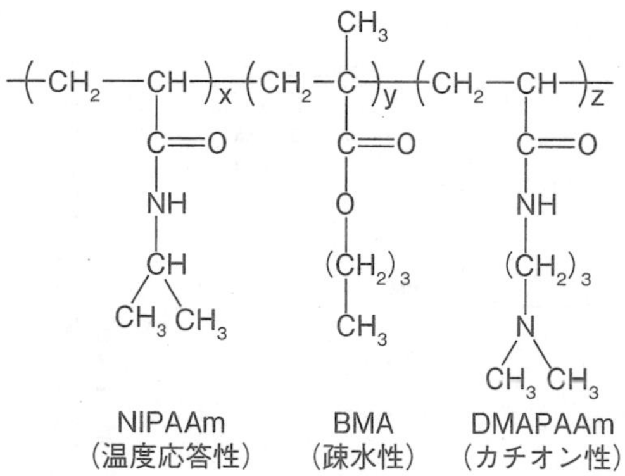

図5　カチオン性温度応答性ポリマーの構造

変化することが確認されている[14)]。以上より，荷電基を導入した温度応答性ポリマー修飾表面は，温度およびpHの変化によって表面荷電密度を制御できると考えられる。筆者らはこの表面をHPLC固定相に応用したシステムを環境応答性クロマトグラフィーシステムと命名し，荷電を有する生理活性物質の分離に応用した（図6）。

環境応答性クロマトグラフィーを用いてアニオン性生理活性物質である核酸類の分離を行った例を図7に示す。試料としては，塩基部とリン酸エステルをn（$n=2\sim5$）個有するオリゴチミジンヌクレオチド$(dT)_n$を用いた。$(dT)_n$はnの数が増すほどリン酸エステル数が増加する

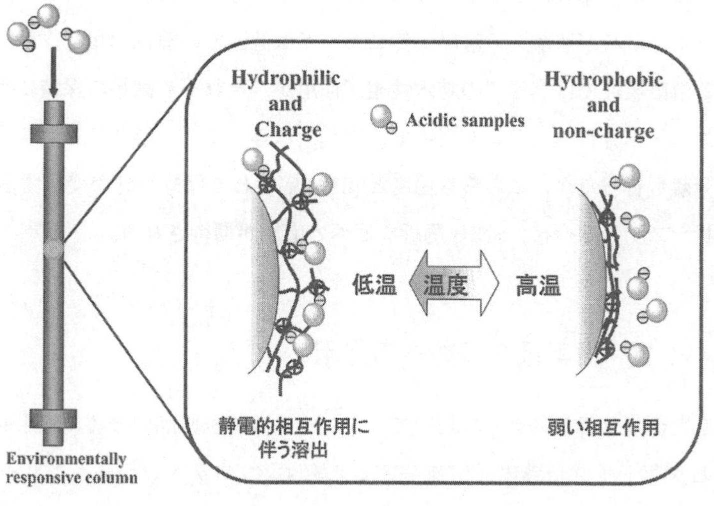

図6　環境応答性クロマトグラフィーの概念図
温度により担体表面の電荷と親水性／疎水性の2つの性質をコントロールすることができる。これにより水系単一移動相で疎水性相互作用と静電的相互作用の2つの異なる相互作用を2つの担体で制御することが可能

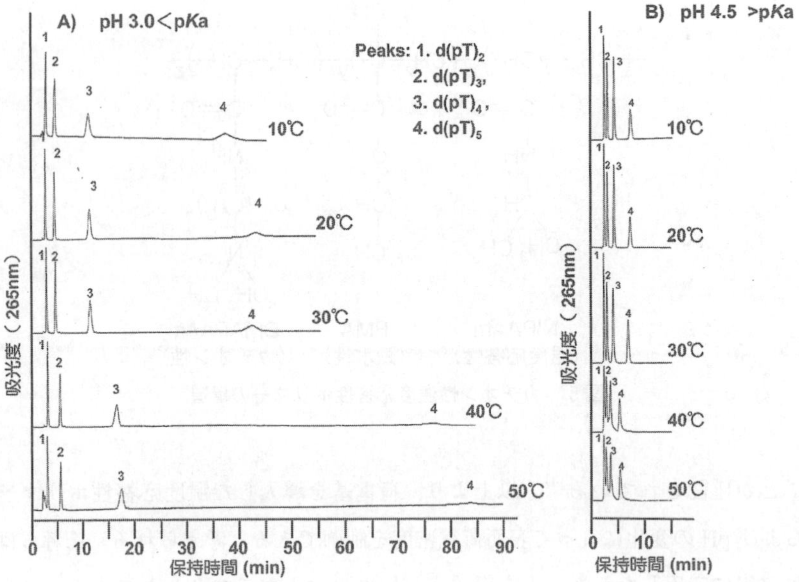

図7　環境応答性クロマトグラフィーによるオリゴヌクレオチドの分離
リン酸エステルの解離状態では疎水性相互作用の増大により温度上昇にともない保持時間が延長するのに対し，解離状態では静電的相互作用の効果により温度上昇による保持時間の短縮が観察された。

ため，カチオン性を有する固定相との相互作用は増大した。さらに，温度変化にともなう保持挙動は，試料が解離する溶離条件と解離が抑制されている溶離条件において異なる機構で制御されることが分かった。試料が解離する溶離条件においては低温での静電的相互作用，試料の解離が抑制されている溶離条件では高温での疎水性相互作用が，それぞれ試料の保持に寄与していると考えられる。また，本分析システムを用いて，塩基数は等しく，一塩基のみが変異したオリゴヌクレオチドの分離も行ったが，こちらも温度とpHに応答して保持挙動が変化することが確認された[15]。本分析システムは今後，SNPs解析などへの応用が期待される。

4　タンパク質，医薬品の分離への応用

以上に紹介した新規分析システムを用いて，タンパク質や医薬品の分離に応用した例を示す。フェニルチオヒダントイン誘導体（PTH）-アミノ酸は，プロテインシーケンサーなどに広く用いられる物質であるが，NIPAAmと疎水性モノマーであるBMAの共重合体が修飾された固定相を用いて，18種類のアミノ酸を温度変化により水系単一移動相で分離することが可能であった[16]。修飾したコポリマーの性質に基づき，温度上昇に伴い表面の性質が親水性から疎水性へと

変化したため疎水性相互作用が増大して保持時間の延長が生じ，LCST よりも少し高い温度で保持時間が一定となることが観察された。これは，表面に固定されたポリマー鎖が，未固定の状態とは異なり，自由度が減少しているために脱水和するのに時間がかかり遅れ時間が生じたことが原因としてあげられる。また，水系の移動相（0.9％塩化ナトリウム水溶液）で，ペプチドであるインスリン A 鎖，インスリン B 鎖，β-エンドルフィン（1～27 アミノ酸残基）の分離が可能であった[10,17]（図 8）。市販の装置を用いて経口避妊薬中に含有される黄体ホルモン（levonorgestrel：log P＝2.871）と卵胞ホルモン（ethinylestradiol：log P＝4.017）について，温度グラジエント法を用いて分析を行った時のクロマトグラムを図 9 示す。Levonorgestrel と ethinylestradiol の保持時間は，15 ℃から 40 ℃に温度を上昇すると 3 倍に延長する。40 ℃から 15 ℃にリニアに温度グラジエントを行ったところ，前半に溶出される Levonorgestrel の保持時間は 40 ℃と同程度で，後半の ethinylestradiol の保持時間のみ大幅に短縮し，良好な分離が達成できた[18]。経口避妊薬は，性周期に合わせ日によって両薬物濃度をコントロールする必要があるため，濃度の異なった錠剤が 1 シート（28 日分）中に配合されている。錠剤中のこれらの薬物の定量や英国などで問題となっている河川水中の経口避妊薬由来成分の検出などへの応用が期待される。さらに，内分泌攪乱物質として知られているビスフェノール A[19] や農薬の成分[20] などについても，良好な分離を達成している。

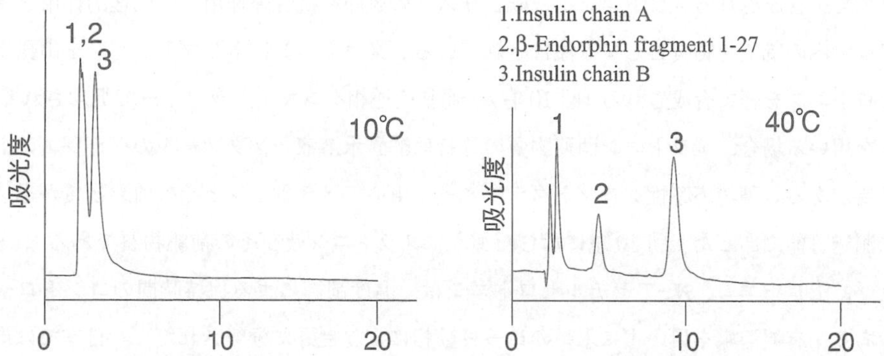

ペプチド	アミノ酸配列
Insulin chain A (M.W.2531)	Gly-Ile-Val-Glu-Gln-Cys(SO_3H)-Cys(SO_3H)-Ala-Ser-Val-Cys(SO_3H)-Ser-Leu-Tyr-Gln-Leu-Glu-Asn-Tyr-Cys(SO_3H)-Asn
Insulin chain B (M.W.3022)	Tyr-Gly-Gly-Phe-Met-Thr-Ser-Glu-Lys-Ser-Gln-Thr-Pro-Leu-Val-Thr-Leu-Phe-Lys-Asn-Ala-Ile-Ile-Lys-Asn-Ala-Tyr
β-Endorphin 1-27 (M.W.3495)	Phe-Val-Asn-Gln-His-Leu-Cys(SO_3H)-Gly-Ser-His-Leu-Val-Glu-Ala-Leu-Tyr-Leu-Val-Cys(SO_3H)-Gly-Glu-Arg-Gly-Phe-Phe-Tyr-Thr-Pro-Lys-Ala

図 8　温度応答性クロマトグラフィーによるペプチドの分離
移動相に 0.9％NaCl を用いた poly（NIPAAm-co-BMA）カラムによる分離。

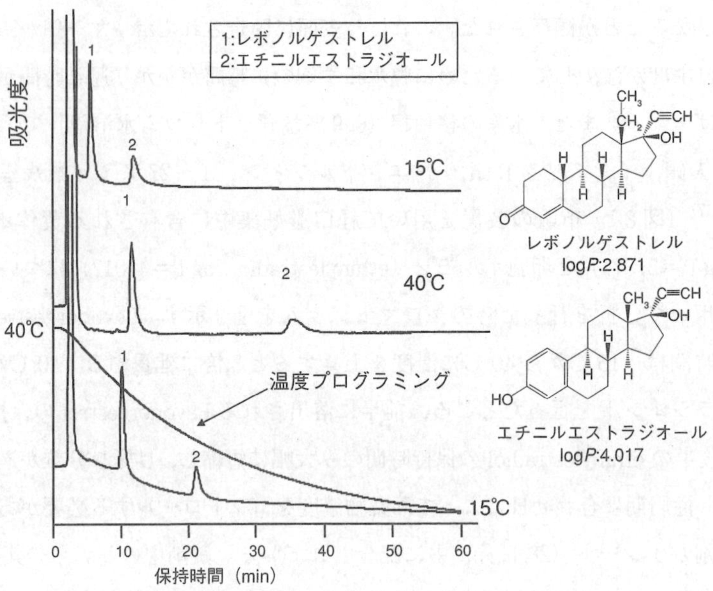

図9　温度応答性クロマトグラフィーによる経口避妊薬の分離
水のみの移動相で経口避妊薬中の性質の異なる2種類のホルモンの分析および温度プログラミング（温度グラジエント法）により分析時間の短縮が可能であった。

松果体で生合成されるメラトニンは，概日リズムの調節や抗性腺作用等の生理的作用を有し，最近では脳内の抗酸化物質としても注目されている。メラトニンはトリプトファンを出発物質としてセロトニンを経て合成される（図10右）。通常の逆相クロマトグラフィーで汎用されるODSカラムを用いる場合，メラトニン関連物質の分析は酢酸水溶液とメタノールのグラジエントで行なう必要がある。環境応答性クロマトグラフィーを用いてメラトニンとその前駆物質が迅速かつ簡便に測定可能であった。図10左に示したようにメラトニン及びその前駆物質であるL-トリプトファン，セロトニン，*N*-アセチルセロトニンは，温度制御による保持時間のコントロールが可能であり，有機溶媒を用いずに水系の単一移動相により良好に分離された[21)]。日本では市販が許可されていないが，インターネットで個人輸入されたサプリメント中のメラトニンの定量への応用を報告している。

5　クロマトグラフィーシステムのダウンサイジング

近年，分析時間の短縮や分析感度の上昇，さらには分析にかかるコストの低減などを目指し，カラム等の分析システムのサイズを縮小することが注目されている。カラムサイズ縮小の例とし

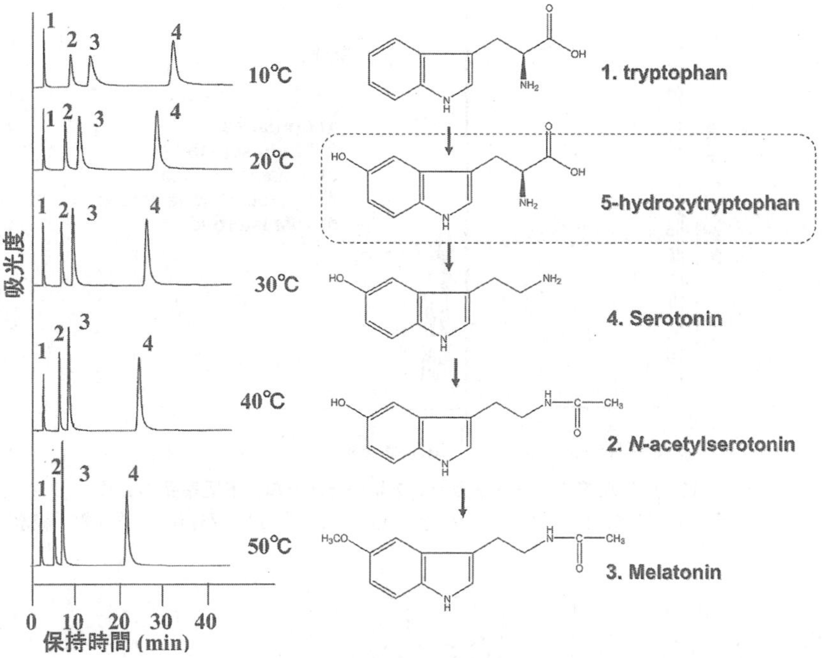

図10　メラトニンとその前駆体の温度応答性クロマトグラフィーによる分離

て，ショートカラムやセミミクロカラム，キャピラリーカラムなどが挙げられる。通常用いられる4.6×150 mmの汎用カラムの長さを短くしたショートカラムは，分析時間を短縮させ，使用溶媒量を減らすことができるなどの利点がある。また，カラム内径が1～2 mmのセミミクロカラムは，断面積に比例して最適流量を大幅に減らすことができ，使用溶媒量を減らすことができることから，試料希釈が減少し，検出感度や分離能を高めることができるなどの利点がある。さらに，使用溶媒量が少ないことから，LC/質量分析（MS）システムなどの高感度分析装置として汎用される。

筆者らは，PNIPAAm修飾シリカゲル微粒子を50 mmのショートカラムに充填し，ベンゼンとステロイド類の分離を行った（図11）。その結果，移動相に水を使ってベンゼンと4種のステロイド類を5分以内に良好に分離することができた。さらに0.15 mm I.D.×100 mmのPEEK-sil™チューブに温度応答性充填剤を充填しマイクロLC[22]を用いて図12に示すように薬物代謝酵素チトクロームP450の分子種CYP 3 A 4による代謝の基質であるステロイド医薬品のテストステロンとその代謝物である6-β-ヒドロキシテストステロンの分析も水のみを移動相として達成された。汎用サイズの温度応答性カラムと同様に温度を上げることで保持時間が延長し，良好な分離が達成された。このことから，キャピラリーカラムにおいても温度上昇に伴い，PNIPAAm修飾シリカ担体表面の性質が親水性から疎水性へと変化し，溶質との間で疎水性相互作用が起こ

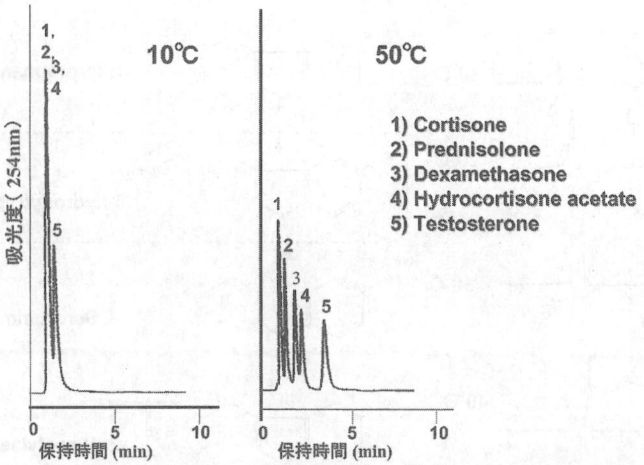

図11　温度応答性ショートカラムを用いたステロイド医薬品の分離
温度応答性カラム（4.6 I.D. ×50 mm），流速 1 mL/min，検出 UV 254 nm，移動相：純水。

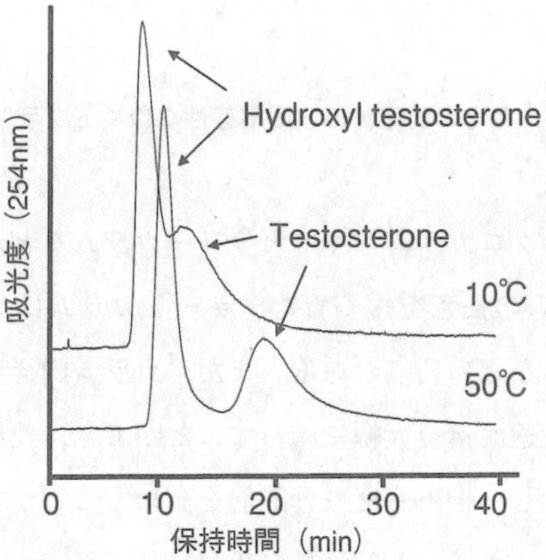

図12　温度応答性キャピラリーカラムによるテストステロンとその代謝物の分離
カラム：キャピラリーカラム（0.15 I.D×100 mm），移動相：純水，流速 2 mL/min。

り，温度変化による分離分析が可能であることが確認された。また，PNIPAAm をガラスキャピラリー内腔に修飾してステロイド類の分離を行った報告[23]も既に発表されており，今後は，カラムのみならずシステム全体のダウンサイジングが期待される。有機溶媒を用いずに分析可能な本分析システムは，患者や医療関係者に対する有機溶媒曝露の懸念がないため医療現場での使用に有用であると考えられる。さらに分析システムを縮小することによって，広いスペースを確保することが困難な手術室，病室といった医療現場にも持ち込める装置の開発が期待される。ベッドサイドで迅速に薬物治療モニタリング（TDM）などの治療行為が行えるようになれば，麻酔薬をはじめ治療域の狭い薬物（有効濃度と副作用発現濃度の幅が小さい薬物）を使用する患者の

QOLは飛躍的に向上すると考えられる。

6　おわりに

本稿では，温度やpHといった外部刺激により固定相の性質を大きく変化させて溶質の分離を達成するという新しい概念による，温度応答性クロマトグラフィーシステムおよび環境応答性クロマトグラフィーシステムについて紹介した。移動相を変化させて分離を最適化するという従来のHPLC分析の概念から，固定相表面の性質を変化させるという新しい発想に基づく本分析システムは，水系単一移動相を用いて温度変化のみで分離を制御し，生理活性物質を分離することができる。本分析システムは，移動相として有機溶媒を使用しないことから環境負荷が小さく，近年注目されるグリーンケミストリーとしても有効な手段であると考えられる。本分析システムが今後，医学や薬学などの様々な分野に役立つ分離技術として，社会に寄与していくことを期待する。

本稿で紹介した研究結果は，東京女子医科大学先端生命医科学研究所の岡野光夫教授，菊池明彦助教授（現所属：東京理科大学基礎工学部）との共同研究による成果である。ここに記し，謝意を示す。

文　　献

1） M. Heskins, J. E. Guillet, E. James, *J. Macromol Sci. Chem., A,* **2**, 1441 (1968)
2） Y. H. Bae, T. Okano, S. W. Kim, *J. Polym. Sci. Polym. Phys.,* **28**, 923 (1990)
3） Y. G. Takei, T. Aoki, K. Sanui, N. Ogata, Y. Sakurai, T. Okano, *Macromolecules,* **27**, 6163 (1994)
4） T. Yakushiji, K. Sakai, A. Kikuchi, T. Aoyagi, Y. Sakurai, T. Okano, *Langmuir,* **14**, 4657 (1998)
5） L. Liang, X. Feng, J. Liu, P. C. Rieke, G. E. Fryxell, *Macromolecules,* **31**, 7845 (1998)
6） J. Kobayashi, K. Sakai, A. Kikuchi, T. Okano, *Anal. Chem.,* **73**, 2027 (2001)
7） J. Kobayashi, A. Kikuchi, K. Sakai, T. Okano, *J. Chromatogr. A,* **958**, 109 (2002)
8） A. Kikuchi, T. Okano, *Progr. Polym. Sci.,* **27**, 1165 (2002)
9） H. Kanazawa, K. Yamamoto, Y. Matsushima, N. Takai, A. Kikuchi, Y. Sakurai, T. Okano, *Anal. Chem.,* **68**, 100 (1996)
10） H. Kanazawa, Y. Kashiwase, K. Yamamoto, Y. Matsushima, A. Kikuchi, Y. Sakurai, T. Okano, *Anal. Chem.,* **69**, 823 (1997)

11) H. Kanazawa, Y. Matsushima, T. Okano, "Advances in chromatography," p. 312. P. R. Brown & E. Grushka, Marcel Dekkdr Inc, (2001)

12) H. Kanazawa, E. Ayano, K. Chiba, A. Kikuchi, T. Okano, *Anal. Sci.*, **17**, 875 (2001)

13) E. Ayano, K. Nambu, C. Sakamoto, H. Kanazawa, A. Kikuchi, T. Okano, *J. Chromatogr. A*, **1119**, 58 (2006)

14) J. Kobayashi : ph. D. Thesis (2002)

15) E. Ayano, C. Sakamoto, H. Kanazawa, A. Kikuchi, T. Okano, *Anal. Sci.*, **22**, 539 (2006)

16) H. Kanazawa, T. Sunamoto, Y. Matsushima, A. Kikuchi, T. Okano, *Anal. Chem.*, **72**, 5961 (2000)

17) H. Kanazawa, Y. Kashiwase, K. Yamamoto, Y. Matsushima, N. Takai, A. Kikuchi, Y. Sakurai, T. Okano, *J. Pharm. Biomed. Anal.*, **15**, 1545 (1997)

18) Ayano E, Okada Y, Sakamoto C, Kanazawa H*, Kikuchi A, Okano T. *J. Chromatogr. A*, **1119**, 51 (2006)

19) K. Yamamoto, H. Kanazawa, Y. Matsushima, K. Oikawa, A. Kikuchi, T. Okano, *Environ. Sci.*, **7**, 47 (2000)

20) E. Ayano, Y. Okada, C. Sakamoto, H. Kanazawa, T. Okano, M. Ando, T. Nishimura, *J. Chromatogr. A*, **1069**, 281 (2005)

21) E. Ayano, Y. Suzuki, M. Kanezawa, C. Sakamoto, Y. Morita-Murase, Y. Nagata, H. Kanazawa, A. Kikuchi, T. Okano. *J. Chromatogr. A*, **1156**, 213 (2007)

22) M. Kanezawa, E. Ayano, H. Kanazawa, Y. Akiyama, T. Okano., *Chromatography*, **27**, 111 (2006)

23) N. Idota, A. Kikuchi, J. Kobayashi, Y. Akiyama, K. Sakai, T. Okano, *Langmuir*, **22**, 425 (2006)

第13章　バイオインスパイアードゲルの再生医療への応用

松崎典弥[*1]，吉田裕安材[*2]，明石　満[*3]

1　はじめに

鳥のように自由に空を飛びたいと思った人間は，鳥のような翼を体につけ飛ぶことを試みた。有名なレオナルドダビンチの羽ばたき飛行機のスケッチが残っている。この試みは成功しなかったが，やがて飛行機が登場して大空を制覇し，ロケットの発明により宇宙へも人間の行動範囲を広げてきた。鳥を模倣することから始めたわけであるが，空間を自由に行き来することを考え，科学の進歩と歩調を合わせて合理的に解決した結果である。

このように，生体分子や細胞，それらの集合体を含め生体系を発想の源とするマテリアルをバイオインスパイアードマテリアルと定義することができる（図１）[1)]。つまり，生体系から様々な相互作用や機能，ミクロおよびマクロな構造を抽出して新しい材料あるいはシステムに応用す

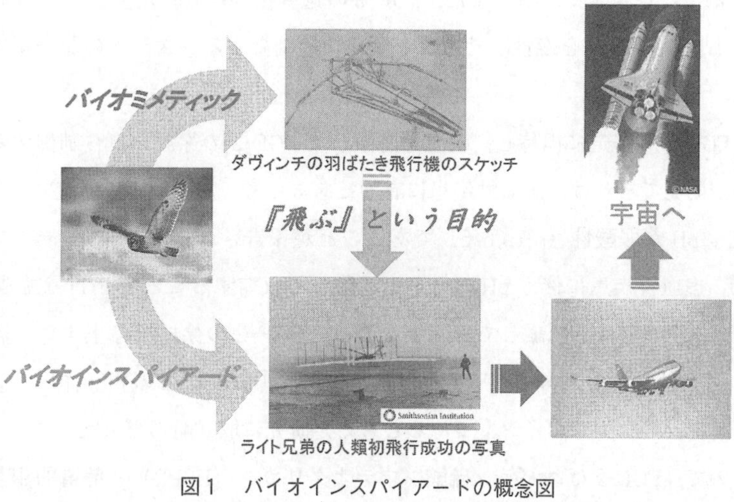

図１　バイオインスパイアードの概念図

＊１　Michiya Matsusaki　大阪大学　大学院工学研究科　助教

＊２　Hiroaki Yoshida　大阪大学　大学院工学研究科

＊３　Mitsuru Akashi　大阪大学　大学院工学研究科　教授

ることを意味する。このコンセプトにより自由な発想で先端科学と材料開発に挑戦することで，生体機能を模倣する（バイオミメティック）従来の材料開発から脱却し，これまでにない新しい材料創製の道が切り開かれると期待される。

本章では，バイオインスパイアードの発想で開発された新しい医療用ゲルに関する著者らの研究を紹介する。

2　ヘパリンインスパイアードゲル
—疾患を認識した細胞増殖因子の徐放制御—

我が国の三大死因の一つである心筋梗塞は，冠動脈の血流量が低下することで心筋が壊死する虚血性心疾患の一種である。薬剤による内科的治療が無効な虚血性疾患に対する従来の治療法として血管再建療法（バイパス手術）が行われてきたが，冠動脈本幹自体が非常に細くなっているため通常の血管再建療法では細胞レベルでの血流を確保することが困難である。そこで近年，再生医療による血管新生療法が注目されている。血管を構成する細胞の増殖を促進する塩基性線維芽細胞増殖因子（FGF-2）をアルギン酸ゲルビーズ[2)]やゼラチンゲル[3,4)]に含浸して投与することで，徐放されたFGF-2が血管新生を誘導することが動物実験により実証されている。しかし，FGF-2は生体寿命が短くpHや熱などの外部環境変化により変性しやすいため，マテリアルに安定に担持させることが困難である。また，FGF-2の過剰投与は副作用を併発する危険性があるため，必要最小量のFGF-2を変性させることなく徐放制御するシステムの開発が求められている。

著者らは，FGF-2を安定に担持し，疾患を認識してFGF-2の徐放を自ら制御する機能性バイオマテリアルが開発できれば，虚血性疾患に有効であると考えた。最近の研究で，虚血性疾患部位や炎症部位はpHが弱酸性（$pH<6.5$）であることが報告されている[5~7)]。そこで，FGF-2を安定に担持し，虚血性疾患に伴うpHの低下を認識して収縮することでFGF-2を選択的に徐放し，回復に伴うpHの上昇を認識して膨潤することでFGF-2の徐放を停止する，機能性バイオマテリアルの開発を試みた。本マテリアルの開発には，①FGF-2との相互作用，②疾患部位認識性，③生分解性，の3つがポイントであると考え，研究に取り組んだ（図2）。

生体内において，FGF-2はヘパラン硫酸プロテオグリカン（HSPG）と静電的相互作用を駆動力としたコンプレックスを形成することで安定化している[8)]。このコンプレックス形成にはHSPGの硫酸基（強酸）とカルボキシル基（弱酸）の割合が重要であり，またHSPGのヘリックス構造が相互作用を誘起していることが報告されている[8,9)]。そこで，生分解性と反応性官能基を有しているポリアミノ酸の電荷とナノ構造を制御することで，FGF-2と相互作用する新規な

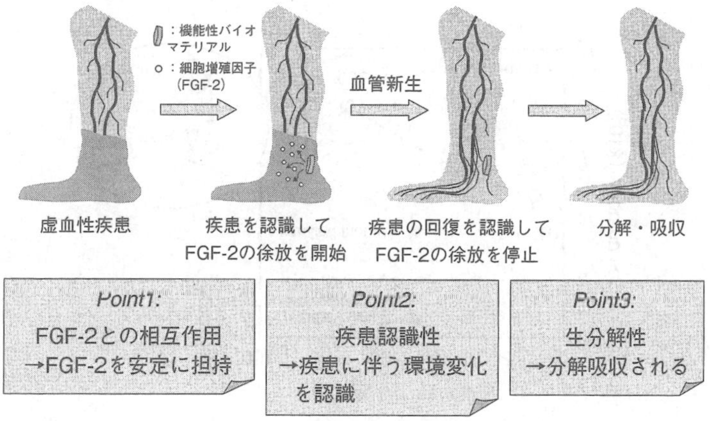

図 2　虚血性疾患を認識して FGF-2 の徐放を制御する機能性マテリアルのイメージ

機能性ポリアミノ酸が開発できると考えた。

ポリアミノ酸としてカルボキシル基を有するポリγ-グルタミン酸（γ-PGA）を選択した。γ-PGA は納豆菌が産生するポリペプチドで，生分解性や生体適合性に優れている[10]。著者らはこれまで，γ-PGA を用いた生分解性ナノ粒子や感熱応答性ハイドロゲルの調製などを報告してきた[11～13]。γ-PGA のカルボキシル基に 2-アミノエタンスルホン酸（タウリン）を縮合することで，γ-PGA にスルホン基（強酸）を導入した[14]。タウリンの導入は，赤外吸収スペクトル（IR）と核磁気共鳴スペクトル（^{1}H-NMR）より確認した。タウリンと縮合剤である水溶性カルボジイミド（WSC）の仕込み量を変えることで，タウリンの導入率を 10～80 %まで制御することが可能であり，スルホン化γ-PGA（γ-PGA-S）のカルボキシル基とスルホン基の割合を制御することができた。

合成したγ-PGA-S のスルホン基（強酸）とカルボキシル基（弱酸）の割合が電荷に与える影響を調べるため，リン酸緩衝生理食塩水（PBS，pH＝7.4）中のゼータ電位を測定した。スルホン基の割合に従いゼータ電位は減少し，スルホン基が 81 %のγ-PGA-S（γ-PGA-S 81）は，FGF-2 とコンプレックスを形成することが知られているヘパリン（−37.7 mV）とほぼ同じマイナス電位を示した（−36.2 mV）。そこで，72 %のスルホン基を有するγ-PGA-S（γ-PGA-S 72）の 1 mg/mL の PBS 溶液に FGF-2 を添加した結果，FGF-2 の濃度の増加に従いゼータ電位は増加し（−11.6 mV），ピークは単峰性であった。FGF-2 は中性環境でカチオン性を示すため（等電点は 9.6），γ-PGA-S 72 と FGF-2 がイオンコンプレックスを形成することが示唆された。γ-PGA-S と FGF-2 のコンプレックス形成を詳細に検討するため，HSPG の生合成を抑制したマウス L 929 線維芽細胞を用いて細胞増殖試験を行った（図 3 (a)）。HSPG の生合成を抑制された細胞は FGF-2 が HSPG とコンプレックスを形成できず，レセプターとの結合力が低下し，

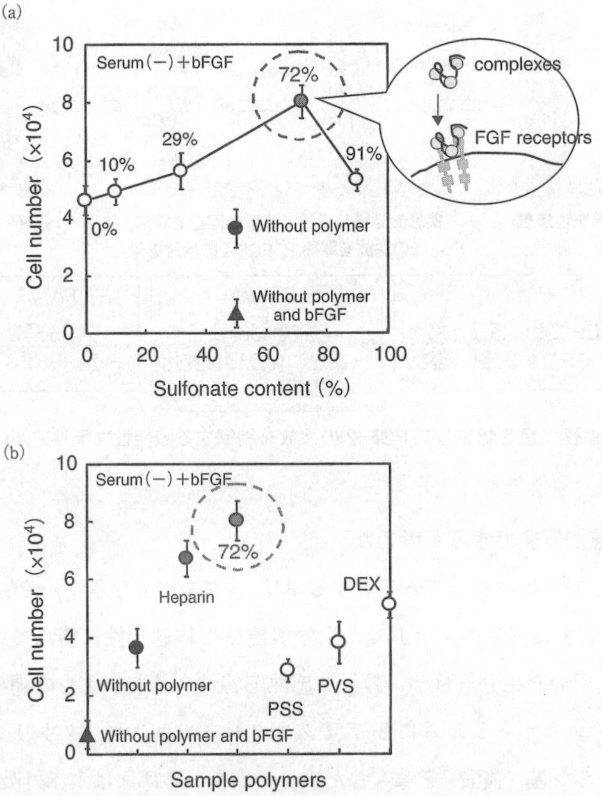

図3　マウスL929線維芽細胞の増殖試験によるγ-PGA-SとFGF-2のコンプレックス形成評価（a）と他のヘパリノイドとの比較（b）

増殖できない[15]。そこで，培地に添加したγ-PGA-SがFGF-2と安定にコンプレックスを形成できれば，レセプターと結合することで増殖シグナルが伝達され，細胞が増殖すると予想される。様々なスルホン化度のγ-PGA-Sについて検討した結果，スルホン化度72％のγ-PGA-S 72が最も高い細胞数を示した。他のヘパリン様硫酸化ポリマー（ヘパリノイド）と比較した結果，驚くべきことに，γ-PGA-S 72が最も高い細胞数を示し，ヘパリンと同程度であることが明らかとなった（図3(b)）。また，γ-PGA-S 72は，酸や熱に対するFGF-2の保護活性を有していることも見出した[16]。

γ-PGA-S 72とFGF-2のコンプレックス形成を解明するため，7分子のγ-PGA-S 72とFGF-2の結合部位との相互作用をMM 2およびMOPAC法による分子モデリングで詳細に検討した。最安定構造を計算した結果，生体内のHSPGと同様にFGF-2のアスパラギン102やリシン27，アルギニン121とγ-PGA-S 72のカルボキシル基やスルホン基が静電的相互作用や水素結合を形成することが明らかとなった[16]。細胞増殖試験とモデリングの結果より，γ-PGA-SとFGF-2

の相互作用にはカルボキシル基とスルホン基のバランスが重要であることが示唆された。また，FGF–2との安定な相互作用にはヘパリンのような糖骨格が必要であるという従来の報告を覆すものであり，大変興味深い。

これまでの報告で，ポリメタクリル酸などカルボキシル基を有するハイドロゲルは，酸性環境下でカルボキシアニオンのプロトン化に伴う収縮を示すことが知られている[17]。そこで，γ-PGAで架橋ネットワークを形成し，γ-PGA–S 72を内包したsemi–IPN様ヘテロゲル（S 72–netgel）を調製した（図4 (a)）[18]。調製されたS 72–netgelは凍結乾燥により約100～500 μmの孔を有したスポンジ状になり，また細胞接着性に優れていることが確認された。

実際の治療で副作用を軽減するためには，回復時（中性環境）においてマテリアルがFGF–2を安定に保持することが重要である。そこで，S 72–netgelが中性条件でFGF–2を保持できるか検討するため，トリス緩衝液（pH＝7.4）中でのS 72–netgelからのFGF–2の徐放量を評価した。比較であるγ-PGAハイドロゲル（直径1 cm，厚さ1 mm）の場合，FGF–2の吸着量はおよそ120 ngであり，6日間のインキュベート後にはほぼ全てのFGF–2が徐放された。一方，γ-PGAと等量のγ-PGA–S 72を含むS 72–netgel（S 72–netgel–36，ゲル全体のカルボキシル基に対して36 %のスルホン基を有する）は，およそ280 ngのFGF–2を吸着し，15日間のインキュベート後も約60 %のFGF–2を保持していることが確認された[19]。これは，γ-PGAの架橋ネットワーク中においてγ-PGA–S 72はその運動性を保持しており，FGF–2と安定に相互作用できるためと考えられる。以上より，S 72–netgel–36は回復環境である中性条件下でFGF–2を保持し，非特異的な徐放による副作用の発現を軽減することが期待される。

また，虚血性疾患環境（酸性環境）でのハイドロゲルの応答性について検討した。γ-PGAハイドロゲルおよびS 72–netgel共にpH＝4.0以下で収縮することが明らかとなった（図4 (b)）。これは，カルボキシアニオンのプロトン化に伴う分子鎖間の水素結合形成に起因すると考えられる。また，各pHにおける収縮率はγ-PGA–S 72の割合に依存して増加する傾向を示し，γ-PGA–S 72の含有割合が最も高いS 72–netgel–36はγ-PGAのpKa（2.27）以上のpH＝6.0（虚血性疾患部位と同じ酸性度）においても約10 %程度収縮することが確認された[19]。これは，γ-PGA–S 72のスルホン基近傍でのプロトン濃縮効果により，架橋ネットワークを形成しているγ-PGAのカルボキシルアニオンがプロトン化されたことが原因と考察される。また，酸性環境に応答して収縮したゲルを中性のトリス緩衝液に浸漬すると，再び膨潤することが確認された。しかしながら，平衡膨潤後の直径は元の直径の約7割程度であった。これは，酸性環境で形成された水素結合による分子間相互作用が，中性環境で完全に解離しないためであると考えられる。以上の結果より，S 72–netgelは回復環境（中性条件）でFGF–2を安定に保持し，虚血性疾患環境（酸性条件）を認識して収縮する機能性ハイドロゲルであることが明らかとなった。

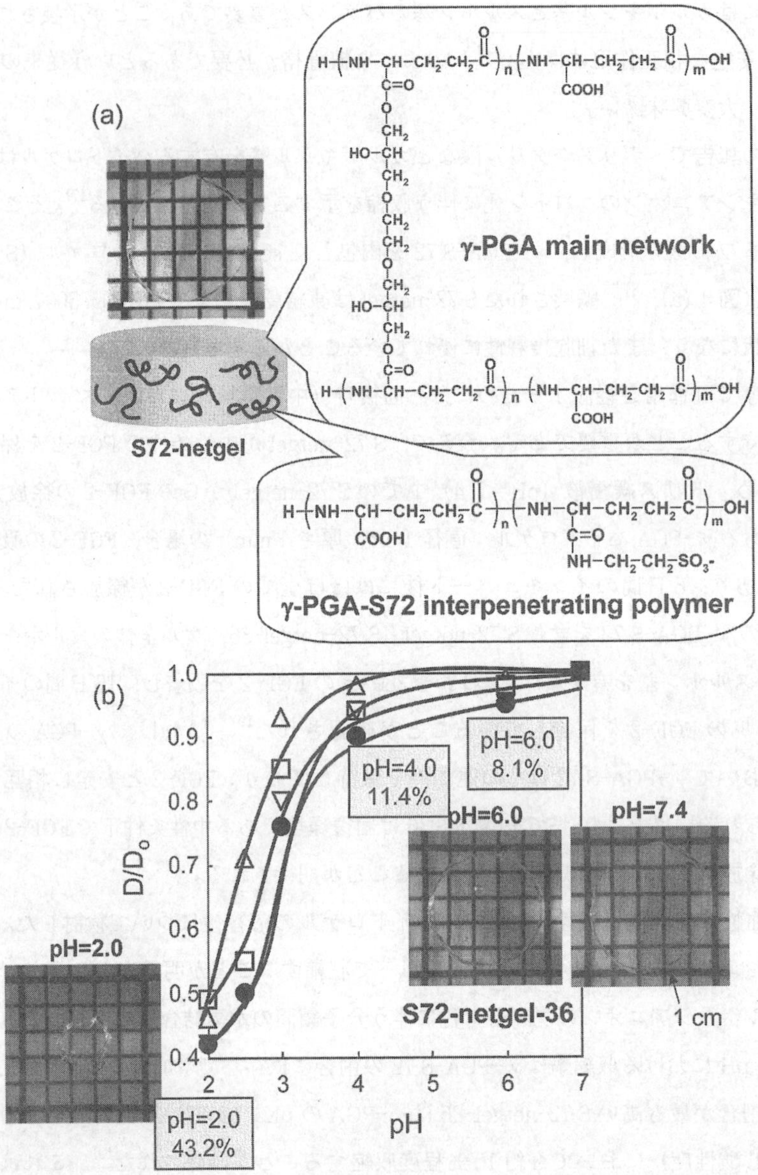

図4　S 72-netgel のイメージ（a）と γ-PGA ゲル（△），S 72-netgel-6.5（□），S 72-netgel-17（▽），S 72-netgel-36（●）の各 pH における 24 時間後の直径の変化率（b）

S 72-netgel-36 が酸性環境を認識して収縮することが確認されたため，この収縮挙動に応答して内包 FGF-2 が徐放されることが期待される。そこで，物理収縮による FGF-2 の徐放制御を検討した。図5（a）は，pH=7.4 での 24 時間のインキュベートと pH=4.0 での 1 時間のインキュベートを段階的に変化させた時の FGF-2 の徐放量を示した[19]。FGF-2 保持能が低い γ-PGA ハ

(a)

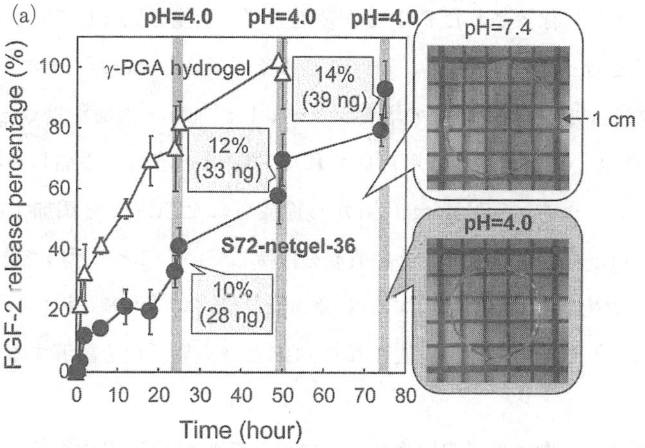

(b)

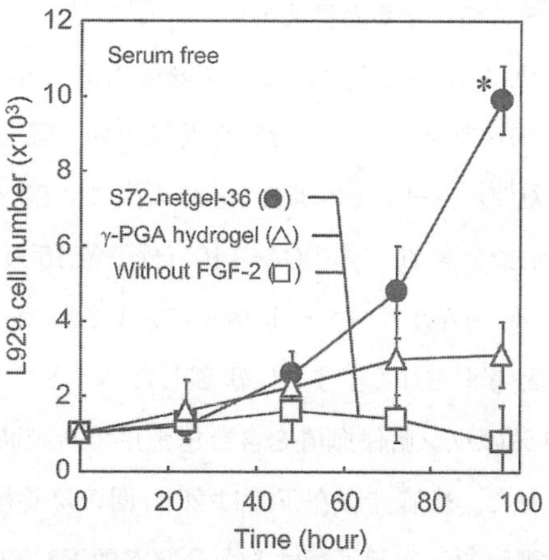

図5　γ-PGAゲル（△）およびS72-netgel-36（●）のpH=4.0に応答したFGF-2の徐放制御（a）pH=4.0でγ-PGAゲル（△）およびS72-netgel-36（●）から徐放されたFGF-2を10ng添加した時の無血清培地中でのマウスL929線維芽細胞増殖試験（b）

イドロゲルは，中性条件下で約70％のFGF-2を徐放し，酸性pHに応答したFGF-2の選択的な徐放を示さなかった。一方，S72-netgel-36は中性条件でFGF-2をほとんど徐放せず（20％以下），pH=4.0の酸性条件での物理収縮に応答して10～15％のFGF-2を徐放することが明らかとなった。さらに，中性から酸性への条件変化を3回繰り返した場合においても，酸性環境を認識してFGF-2を選択的に徐放する興味深い挙動が観察された。また，虚血性疾患環境であるpH=6.0の条件において、およそ6～10％のFGF-2が選択的に徐放されることが明らかとなった。γ-PGAハイドロゲルではFGF-2の選択徐放が観察されなかったことから，酸性環境に応答したFGF-2の徐放制御には，FGF-2との相互作用と酸性環境への応答性の二つの機能が重要であると示唆される。

酸性環境下で選択的に徐放されたFGF-2が変性せず，機能を保持していることを確認するため，細胞増殖試験を行った（図5(b)）。pH＝4.0の条件でS 72-netgel-36から徐放されたFGF-2を回収し，マウスL 929線維芽細胞の培養シャーレに添加して無血清培地を用いて96時間培養を行った。γ-PGAハイドロゲルから徐放されたFGF-2を培地に添加した場合，細胞の増殖は観察されなかった。一方，S 72-netgel-36から徐放されたFGF-2を添加すると細胞の良好な増殖が観察され，FGF-2が変性せず，その機能を保持していることが示唆された。

以上より，酸性環境を認識して収縮するS 72-netgel-36は，その収縮により内包FGF-2を選択的に徐放することが可能であり，徐放されたFGF-2は血管新生を誘導する機能を保持していることが確認された。

本研究の戦略では，虚血性疾患の回復後にはマテリアルがFGF-2の徐放を停止し，分解吸収されることが副作用の軽減につながると考えている。そこで，γ-PGA-Sの分解性について検討した。γ-PGAおよびγ-PGA-S 10を0.2 Mのリン酸緩衝液（pH＝7.4）に溶解させ，80 ℃で加熱することで加水分解の加速試験を行い，所定時間後の分子量をゲル濾過クロマトグラフィー（GPC）を用いて評価した[14]。γ-PGAの場合,48時間後には80 %以上がオリゴマーレベルまで分解されることが確認された。一方，γ-PGA-S 10（分子量15万）はγ-PGAと比較して分解速度が速く，24時間後には80 %がオリゴマーレベルに分解された。これは，スルホン基の導入に伴う親水性の向上によると考えられる。また，調製したハイドロゲルの分解性についても検討した。S 72-netgel-36を10 %のウシ胎仔血清を含む培地中で所定時間インキュベートすることで培地中での分解性を検討した。細胞非存在下では20日間の培養後においても分解は観察されず安定に存在していたが，細胞を三次元培養すると分解が顕著に観察され，およそ15日後にはゲルが完全に分解されることが明らかとなった。これは，細胞が産出する酵素などの作用によりゲルが分解されたと考えられる。

以上より，S 72-netgel-36を構成するγ-PGAおよびγ-PGA-Sは加水分解されることが確認され，S 72-netgel-36は細胞存在下で特異的に分解されることが明らかとなった。S 72-netgel-36は，疾患を認識してFGF-2を徐放するバイオインスパイアードゲルとして有効であることが示唆された。

3　細胞外マトリックスインスパイアードゲル
―生体外での三次元組織の構築―

再生医療において胚性および組織幹細胞による細胞移植が活発に研究されている一方で，移植位置の制御や移植細胞の流出，壊死，広範囲の移植が困難といった問題が指摘されている。移植

細胞を予め *in vitro*（生体外）で三次元的に組織化することが可能であれば，上記問題を解決する新しい移植療法として期待される。これまで，細胞シート法[20]や磁性リポソーム法[21]など，スキャホールドを用いずに単層の細胞シートを回収する手法が提案されているが，移植材料として治療効果がある大きなサイズの組織（ミリメートル以上）を得ることは困難である。高分子材料を基盤とする足場材料（スキャホールド）は，細胞接着のための足場としてだけでなく，分化や組織化，栄養分供給のための空間確保としても有効である。しかし，マテリアルの免疫原性や加水分解時の炎症惹起性など，安全性への課題も多い。

生体内の細胞は，細胞外マトリックス（ECM）と呼ばれる細胞から分泌された多糖（グリコサミノグリカンなど）やコラーゲンなどのタンパク質が構築する複雑な網目構造と結合することで組織化され，機能を発現している。ECMは組織の構造を作る要素として働くだけでなく，細胞の生理活性にも重要な役割を果たしている。ECMの重要な性質としてアルギニン・グリシン・アスパラギン酸（RGD）配列による細胞接着性があるが，もう1つの重要な性質に酵素分解性があげられる。細胞が産出する酵素（マトリックスメタロプロテアーゼなど）によりECMが分解されることで細胞の移動が可能となり，また連続的なECMのリモデリングが行われる[22]。著者らは，特異的な酵素に応答して必要な時のみ速やかに分解されるECMの性質に着目し，ECMインスパイアードスキャホールドを考案した。このスキャホールドを用いて *in vitro* で細胞を三次元培養し，細胞にECMを十分に産生させた後，スキャホールドのみを特異刺激で分解除去することが可能であれば，細胞と細胞から産出されたECM成分のみで構成される三次元組織が得られると考えた（図6）。つまり，スキャホールドを細胞が産出するECM成分に置き換えることができれば，合成化合物を含まず，かつ治療効果が期待される大きなサイズの移植組織が得られると期待される。また，得られる組織の形状はスキャホールドの形状に転写されるため，スキャホールドに依存して大きさ・厚さ・形状を容易に制御される。著者らは，本手法（ハイドロゲルテンプレート法）により生体成分のみで構成される三次元組織の構築が可能であることを見出した[23]。

刺激応答性分解ゲルとして架橋点にジスルフィド結合を有するハイドロゲルを調製した。ジスルフィド結合（-S-S-）はジチオスレイトール（DTT）やグルタチオン（GSH），システイン（Cys）などの還元剤によりチオール基（-SH）へ分解することが知られている[24,25]。ポリγ-グルタミン酸（γ-PGA）を両末端にアミノ基を有し，かつジスルフィド結合を有するシスタミンで架橋することでジスルフィド架橋γ-PGAハイドロゲル（γ-PGA-SSゲル）を調製した（図7(a)）。凍結乾燥したγ-PGA-SSゲルは直径50～100μm程度の孔を有することが走査型電子顕微鏡（SEM）観察より明らかとなった（図7(b)）。リン酸緩衝生理食塩水（PBS）にγ-PGA-SSゲルを浸漬し，DTTやCysを所定濃度添加することでゲルの分解性を評価した（図7(c),

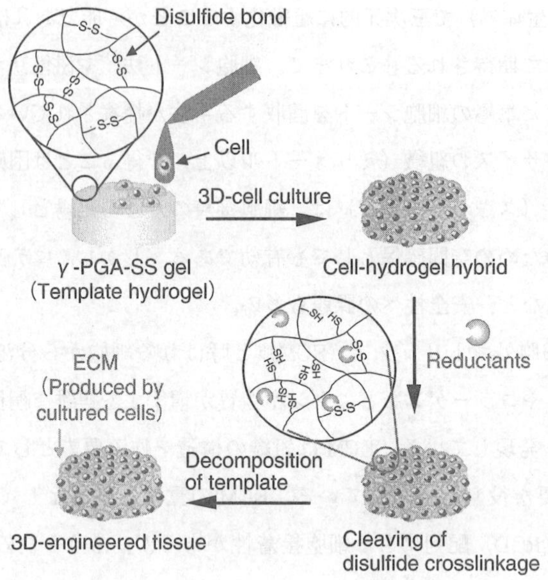

図6　ジスルフィド架橋γ-PGA ゲルを用いた三次元組織の構築イメージ（ハイドロゲルテンプレート法）

(d))。その結果，還元剤の濃度に依存して分解速度が増加し，分解に伴いゲルの重量が減少することが確認された。また，γ-PGA-SS ゲルの膨潤度や還元剤の種類，溶媒の種類に依存して，ゲルの分解時間を数十分から数ヶ月オーダーまで容易に制御できることが分かった。還元剤によるジスルフィド結合のチオール基への解離は，UV-vis スペクトルや FT-IR スペクトル，^{1}H-NMR スペクトル測定により確認した。また，種々の還元剤の細胞毒性をマウス L 929 線維芽細胞の培養により評価した結果，DTT は 1 mM 以上の濃度で細胞毒性を示したが，GSH や Cys は細胞毒性が低く，特に Cys は 20 mM においても細胞毒性を示さないことが確認された。そこで，還元剤として Cys を用いて三次元組織の構築を試みた。

直径 1 cm，厚さ 2 mm の凍結乾燥γ-PGA-SS ゲルに 6.4×10^{6}cell/cm^{3} の濃度で L 929 線維芽細胞を播種し，10 %のウシ胎仔血清を含む Eagle's 培地中で 10 日間培養した。SEM 観察の結果，細胞がγ-PGA-SS ゲルの孔に侵入し，ゲル内部まで接着・進展していることが確認された。10 日後，ゲルを 50 mL の 5 mM Cys を含む培地に 12 時間浸漬することでゲルのみが分解され，ゲルの構造を転写した直径 1 cm，厚さ 2 mm の三次元組織が得られた（図 8）。SEM 観察の結果，得られた組織は細胞と細胞が産出した ECM 成分で構成されていることが確認された。また，組織中に含まれる細胞の生存を確認するため，組織を細胞培養ディッシュに静置して 3 日間培養した。その結果，組織からディッシュへ細胞が移動し，接着・伸展している様子が確認された。さらに，LIVE/DEAD 蛍光染色法や WST-1 法により組織中の細胞の生存が確認された。ま

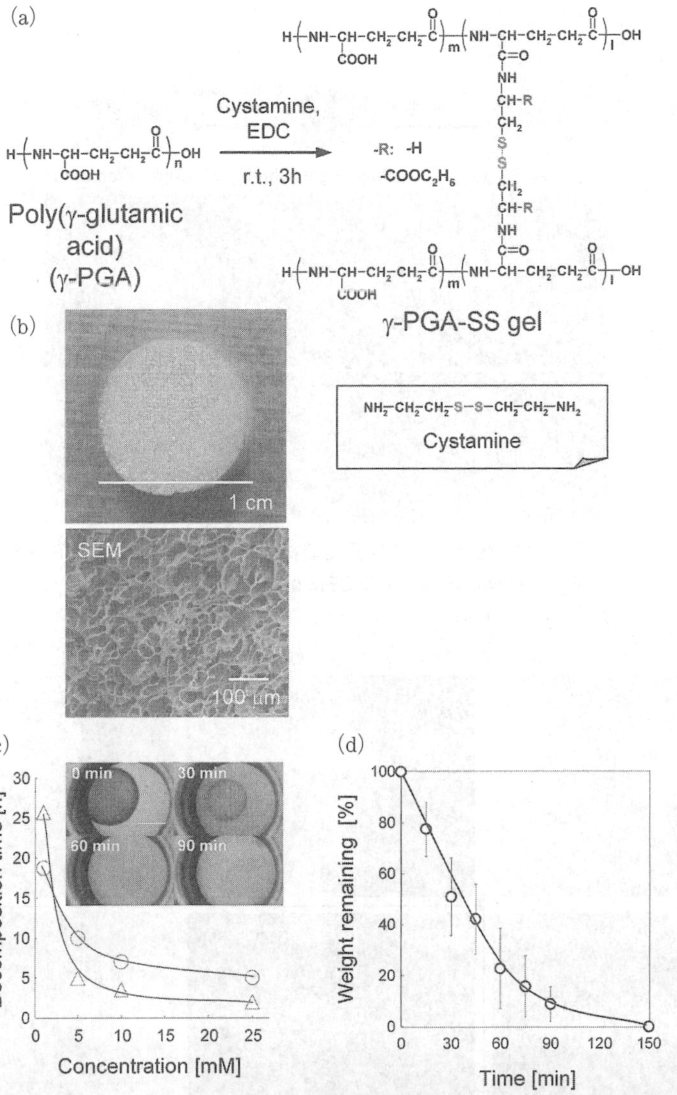

図7　γ-PGA-SS ゲルの合成スキーム（a）と凍結乾燥ゲルの写真および SEM 観察結果（b）DTT（△）と Cys（○）の濃度に依存したγ-PGA-SS ゲルの分解挙動変化と DTT による分解写真（c）DTT による分解に伴うゲルの重量変化（d）

た，組織中の ECM 成分を評価するためコラーゲン染色を行った結果，培養した L 929 マウス線維芽細胞がコラーゲンを産出していることが明らかとなった。得られた組織中へのγ-PGA-SS ゲルの分解成分であるγ-PGA-SH ポリマーの残存を評価する目的で，蛍光ラベル化γ-PGA-SS ゲルを用い，三次元組織を作成した（図9）。三次元培養後に Cys を用いて蛍光ラベル化テンプレートゲルを分解した直後は組織内に蛍光物質が確認されたが（図9(d)），PBS を用いて5回

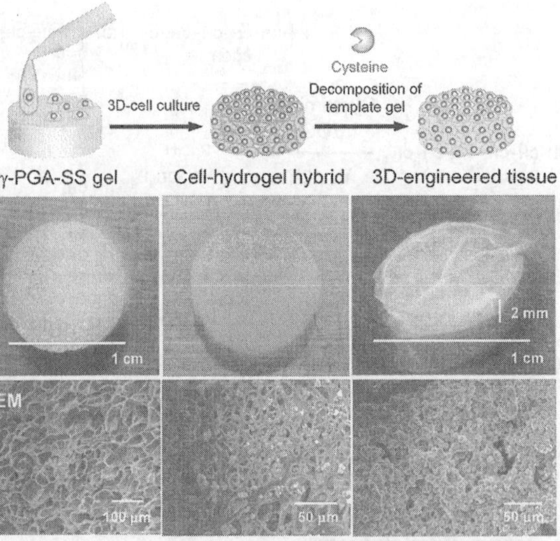

図8　γ-PGA-SS ゲルで三次元培養後，ゲルの分解により得られた三次元組織の写真および SEM 観察結果

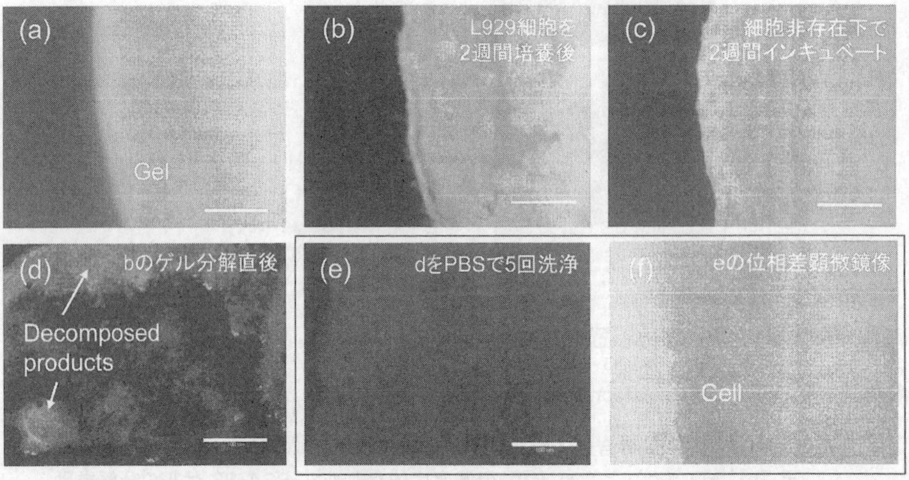

図9　蛍光ラベル化 γ-PGA-SS ゲル（a）と L929 細胞存在（b）および非存在下（c）で 2 週間培養後の写真。Cys による（b）ゲルの分解直後（d）と PBS で 5 回洗浄後の蛍光顕微鏡写真（e）。（e）の位相差顕微鏡写真（f）。

洗浄することで蛍光物質が除去され，分解成分である γ-PGA-SH ポリマーの溶解除去が確認された（図 9 (e)）。以上より，得られた組織はコラーゲンを主成分とする ECM と細胞のみから構成され，ゲル成分は除去されていることが明らかとなった[23)]。

ECM の機能にインスパイアードされ考案されたハイドロゲルテンプレート法により，生体外において細胞由来成分のみで構成された三次元組織を構築できることが見出された。本手法は，ミリメートルサイズ以上の移植用組織を構築するための新しい再生医療技術として期待される。

4　おわりに

バイオインスパイアードゲルの再生医療への応用に関する研究を紹介した。これまでの化学の歴史を振り返ると，タンパク質インスパイアードマテリアルとしてナイロンが生まれ，高強度繊維アラミドから高強度炭素繊維へと発展したように，バイオインスパイアード的発想で新しいマテリアルが生まれてきたことは歴史が証明している。生体の巧みなシステムに着目し，そのシステムを模倣するのではなくヒントとすることによって，これまでにはない新しい材料が生み出されると期待される。

文　　献

1）明石満，未来材料，**3**, 15 (2003)
2）R. J. Laham *et al., Circulation,* **100**, 1865 (1999)
3）Y. Tabata *et al., Adv. Drug Deliv. Rev.,* **31**, 287 (1998)
4）H. Nakajima *et al., J. Artif. Organs,* **7**, 58 (2004)
5）K. Na *et al., J. Control. Release,* **97**, 513 (2004)
6）I. F. Tannock *et al., Cancer Res.,* **49**, 4373 (1989)
7）M. Stubbs *et al., Mol. Med. Today,* **6**, 15 (2000)
8）S. Faham *et al., Science,* **271**, 1116 (1996)
9）M. Kunou *et al., Biomacromolecules,* **1**, 451 (2000)
10）H. Kubota *et al., Biosci. Biotech. Biochem.,* **57**, 1212 (1993)
11）M. Matsusaki *et al., Chem. Lett.,* **33**, 398 (2004)
12）T. Shimokuri *et al., J. Polym. Sci. A Polym. Chem.,* **42**, 4492 (2004)
13）T. Akagi *et al., J. Control. Release,* **108**, 226 (2005)
14）M. Matsusaki *et al., Bioconjugate Chem.,* **13**, 23 (2002)
15）K. M. Keller *et al., Biochemistry,* **28**, 8100 (1989)
16）M. Matsusaki *et al., Biomacromolecules,* **6**, 400 (2005)
17）J. Zhang *et al., Macromolecules,* **33**, 102 (2000)
18）M. Matsusaki *et al., J. Biomed. Mater. Res.,* **73 A**, 485 (2005)
19）M. Matsusaki *et al., Biomacromolecules,* **6**, 3351 (2005)
20）J. Yang *et al., Biomaterials,* **26**, 6415 (2005)

21) A. Ito *et al., Tissue Eng.,* **10**, 833 (2004)
22) J. A. Hubbell, *Curr. Opin. Biotechnol.,* **14**, 551 (2003)
23) M. Matsusaki *et al., Biomaterials,* **28**, 2729 (2007)
24) Y. Kakizawa *et al., J. Am. Chem. Soc.,* **121**, 11247 (1999)
25) N. Hisano *et al., J. Biomed. Mater. Res.,* **40**, 115 (1998)

医療用ゲルの最新技術と開発《普及版》

(B1030)

2008年 1月11日 初 版 第1刷発行
2013年 4月 8日 普及版 第1刷発行

監 修 吉田 亮

Printed in Japan

発行者 辻 賢司

発行所 株式会社シーエムシー出版

東京都千代田区内神田 1-13-1
電話 03 (3293) 2061
大阪市中央区内平野町 1-3-12
電話 06 (4794) 8234
http://www.cmcbooks.co.jp/

〔印刷 株式会社遊文舎〕

ISBN978-4-7813-0712-1 C3047 ¥4600E